Estimula tu nervio vago

Estimula tu nervio vago

La clave para combatir el estrés, mejorar
la digestión y reducir la inflamación

ANTONIO VALENZUELA

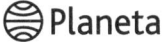

Obra editada en colaboración con Editorial Planeta – España

© Antonio Valenzuela, 2024
Composición: Realización Planeta

© 2024, Centro de Libros PAPF, S.L.U. – Barcelona, España

Derechos reservados

© 2025, Editorial Planeta Mexicana, S.A. de C.V.
Bajo el sello editorial PLANETA M.R.
Avenida Presidente Masarik núm. 111,
Piso 2, Polanco V Sección, Miguel Hidalgo
C.P. 11560, Ciudad de México
www.planetadelibros.com.mx

Primera edición impresa en España: noviembre de 2024
ISBN: 978-84-1344-367-6

Primera edición impresa en México: marzo de 2025
ISBN: 978-607-39-2440-5

No se permite la reproducción total o parcial de este libro ni su incorporación a un sistema informático, ni su transmisión en cualquier forma o por cualquier medio, sea este electrónico, mecánico, por fotocopia, por grabación u otros métodos, sin el permiso previo y por escrito de los titulares del *copyright*.

Queda expresamente prohibida la utilización o reproducción de este libro o de cualquiera de sus partes con el propósito de entrenar o alimentar sistemas o tecnologías de Inteligencia Artificial (IA).

La infracción de los derechos mencionados puede ser constitutiva de delito contra la propiedad intelectual (Arts. 229 y siguientes de la Ley Federal del Derecho de Autor y Arts. 424 y siguientes del Código Penal Federal).

Si necesita fotocopiar o escanear algún fragmento de esta obra diríjase al CeMPro (Centro Mexicano de Protección y Fomento de los Derechos de Autor, http://www.cempro.org.mx).

Impreso en los talleres de Corporación en Servicios
Integrales de Asesoría Profesional, S.A. de C.V.,
Calle E # 6, Parque Industrial
Puebla 2000, C.P. 72225, Puebla, Pue.
Impreso y hecho en México / *Printed in Mexico*

A todo el que alguna vez ha estado perdido.
A veces vagar es la única forma de encontrarse.
Como decía Tolkien, «no todo el que vaga está perdido».
A veces vagar es la única forma de reconciliarse.
Vaga sin rumbo.
Como decía Saramago «siempre acabamos
llegando a donde nos esperan».
Vaguemos juntos.
Mi sueño es vagar siempre contigo.
Caminando bajo el sol de la mañana.
Con la brisa de la primavera.
Con tus ojos que sosiegan.

Índice

Introducción. *Vix medicatrix naturae*: la fuerza curativa de la naturaleza 17

Primera parte
El estrés y sus consecuencias

1. El impacto del estrés en nuestro organismo 25
   1.1. Estrés, homeostasis, alostasis 28
   1.2. ¿Cómo mantenemos la homeostasis? 33
2. El sistema nervioso autónomo (SNA) 35
   2.1. Las tres ramas del SNA 37
   2.2. El hipotálamo, el guardián de la homeostasis . 41
   2.3. El sistema límbico 50
   2.4. Cuando el hipotálamo se inflama 52
3. El elefante y el jinete 55
   3.1. Trabajar en sintonía 56
   3.2. Los marcadores somáticos 59
4. Qué entendemos por estrés 67
   4.1. La clave está en la percepción 68
   4.2. Nuestros leones interiores: una visión evolutiva del estrés 69

4.3. Estrés agudo frente a estrés crónico 73
4.4. Consecuencias del estrés crónico para nuestra salud 78

Segunda parte
No todo el que vaga está perdido

5. Nuestro protagonista, el nervio vago 85
   5.1. Una breve anatomía del vago 86
   5.2. ¿Cuáles son las funciones del nervio vago? ... 87
   5.3. La vía aferente o de entrada 89
   5.4. La vía eferente o de salida 91
   5.5. El tono vagal 94
6. La molécula del *flow* 97
   6.1. La acetilcolina 98
   6.2. Cómo elevar la acetilcolina 101
   6.3. Inhibir la acetilcolinesterasa 103
7. Saborea una vida lenta y sublime 107
   7.1. Más rápido no es mejor 108
   7.2. Saborea la vida 109
   7.3. El poder de los rituales 111
   7.4. Tribu y conexión 114
8. La vida *flâneur* 119
   8.1. Cada paso te acerca a la libertad 120
   8.2. Camina rápido para alejarte de tus fantasmas 122
9. Frenar a tiempo el simpático 125
   9.1. Dejar ir con atención plena 126
   9.2. Demasiado bonito para ser verdad 127

Tercera parte
Los tres cerebros

10. El eje intestino-cerebro: mariposas en el estómago 133
    - 10.1. El cerebro intestinal 134
    - 10.2. El papel de la microbiota intestinal 135
    - 10.3. Intestino y cerebro, un dúo armonioso 141
    - 10.4. Cultivando tu jardín interior sin perder el enfoque holístico 143
11. Sin relajación no hay digestión 147
    - 11.1. Al intestino no le gusta el estrés 148
    - 11.2. Un vago estimulado mejora la digestión ... 150
    - 11.3. Consejos para una alimentación consciente 151
12. La variabilidad de la frecuencia cardiaca (VFC) 157
    - 12.1. Un pequeño cerebro en nuestro corazón .. 157
    - 12.2. ¿Qué es la variabilidad de la frecuencia cardiaca? 159
    - 12.3. Cómo medir la VFC 162
    - 12.4. El corazón, en sincronía con la respiración 164
13. Alimenta tu nervio vago 167
    - 13.1. Enemigos nutricionales de un tono vagal saludable 168
    - 13.2. Sabores amargos y ácidos, aliados del vago 170
    - 13.3. La dieta del nervio vago 175

Cuarta parte
Buenas vibraciones

14. Ondas cerebrales 187
    14.1. Conversaciones entre neuronas 187
    14.2. Ondas cerebrales y estados mentales 188
15. El sueño es la mejor medicación 191
    15.1. Nuestro organismo durante el sueño 191
    15.2. Sincroniza tu reloj interno 193
16. Hablemos de yoga 199
    16.1. El yoga restaurativo 199
    16.2. Yoga nidra, el yoga del sueño 202
17. Ritmos binaurales 207
    17.1. ¿Qué son los ritmos binaurales? 208
    17.2. Elige tu frecuencia 209
18. La música amansa a la fiera 213
    18.1. El sonido como fuerza creadora
          y sanadora 213
    18.2. La música como vibración 215
    18.3. Efectos directos de la música sobre
          el organismo 216
    18.4. Músicas ancestrales 220
19. Nunca dejes de cantar 225
    19.1. Cantar estimula el nervio vago 227

Quinta parte
Los cuatro elementos

20. Vuelve a casa: pasa más tiempo en
    la naturaleza 231
    20.1. La naturaleza en una maceta 234
    20.2. *Shinrin-yoku* 235
    20.3. Cómo ser uno con el entorno 237

21. Hormesis: devolver la coherencia evolutiva
    al estrés 243
    21.1. Actividad física 245
    21.2. Ayuno intermitente 248
    21.3. Los desafíos térmicos 250
22. El estado *totonou* 255
    22.1. Un alegato al hedonismo 256
23. El reflejo de inmersión 259
    23.1. ¿Qué es el reflejo de inmersión? 259
    23.2. Cómo estimular tu reflejo mamífero 261
24. Todo lo que no sabías sobre respirar 263
    24.1. La forma en que respiras es la forma
          en que vives 264
    24.2. Pasajero o conductor de tu vida 267
25. Optimiza tu respiración 271
    25.1. La nariz 272
    25.2. El diafragma 272
    25.3. Aprende a respirar 274
    25.4. Hackea tu SNA con la respiración 279
    25.5. Tonifica tus técnicas de respiración 284
    25.6. Técnicas de hiperventilación cíclica con
          retención 286

SEXTA PARTE
El enfoque somático

26. Conociendo las técnicas somáticas 295
    26.1. La vía directa para estimular el nervio
          vago 296
    26.2. Dos enfoques son mejor que uno 298
    26.3. Movimiento somático 299
27. La sabiduría salvaje 303
    27.1. Llora y ríe para sacar el estrés de tu cuerpo .. 304

27.2. Usa tus movimientos innatos 307
28. El sistema fascial 313
    28.1. El papel clave de la fascia en las técnicas somáticas 314
    28.2. Fascia, postura y emociones 315
    28.3. Estiramientos 323
29. Técnicas somáticas miofasciales 329
    29.1. ¿Por qué funcionan las técnicas? 329
    29.2. El rodillo de masaje 331
    29.3. El masaje del nervio vago 334
    29.4. Masaje de percusión o *tapping* 338
    29.5. La lemniscata, el movimiento de liberación de la fascia 339

Séptima parte
Medita con el cuerpo

30. Estados elevados de consciencia 345
    30.1. La neurobiología de los estados elevados de consciencia 346
    30.2. Cómo inducir estados elevados de consciencia 347
31. Respiración holotrópica 349
    31.1. Técnica e indicaciones 350
    31.2. Mis experiencias holotrópicas 352
32. Meditación dinámica: catarsis y celebración 355
    32.1. Meditación activa por etapas 357
    32.2. La técnica del doctor Gordon 358
33. Viaje chamánico hacia la gratitud 361
    33.1. Mi experiencia con la chamana del monte sagrado 361
    33.2. La gratitud cura 363

Un día en extremo vago	369
Agradecimientos	373
Bibliografía	375

Introducción

Vix medicatrix naturae: la fuerza curativa de la naturaleza

Allá por el siglo v a. C., Hipócrates de Cos, el padre de la medicina occidental, dijo que «las fuerzas naturales que se encuentran dentro de nosotros mismos son las que de verdad curan nuestras enfermedades». Así nació el concepto «*vix medicatrix naturae*», que se refiere a esa fuerza curativa de la naturaleza.

Aún recuerdo cómo, en una de mis primeras conferencias, un farmacéutico me dijo que en todos sus años de experiencia nunca había visto que ningún compuesto natural hubiera curado a nadie. Yo respondí que estaba totalmente de acuerdo, ya que quien se cura es la propia persona. El papel de la medicina debería ser el de atender a este proceso dando soporte y acompañamiento. Ya lo afirmaba Voltaire al decir que «el arte de la medicina consiste en entretener al paciente mientras la naturaleza cura la enfermedad».

Seguro que has oído hablar alguna vez del efecto placebo, pero ¿te has parado a pensar en lo que esto significa? Cuando pensamos en un placebo, tendemos a imaginarnos medicamentos falsos desembolsados por personas sin escrúpulos que se aprovechan de la credulidad del paciente. Sin embargo, si atendemos a la definición de placebo según el diccionario de la Real Academia Española, se trata de una «sustancia que, careciendo por sí misma de acción terapéutica, produce algún efecto favorable en el enfermo, si este la recibe convencido de que esa sustancia posee realmente tal acción». No es el placebo el que cura o alivia, es la *vix medicatrix naturae* impulsada por la creencia, la voluntad y la mentalidad de la persona.

Aunque no lo creas, nuestro cerebro posee incontables aptitudes. Tiene la capacidad de orquestar un sinfín de procesos que regulan el cuerpo día tras día, puede metabolizar en el momento preciso moléculas antiinflamatorias, analgésicas o antidepresivas, es capaz de movilizar el sistema inmunitario para detener los ataques de patógenos y células cancerígenas o convencerlo de que deje de atacar a nuestro propio cuerpo, como ocurre en las enfermedades autoinmunes. Y así podríamos seguir hasta ocupar todo este libro solo con lo que nuestro cerebro puede lograr.

Entiéndeme, no estoy diciendo que los fármacos no sirvan para nada. Por supuesto que hay situaciones en las que existe un riesgo importante para el paciente, como en las infecciones severas que requieren antibióticos, pero la mayoría de las veces reducimos la praxis médica a un intervencionismo centrado en el síntoma y no en la causa. Al basar la medicina en el tratamiento del síntoma, la convertimos en la antimedicina o medicina de los antis. ¿Tienes inflamación? Toma un antiinflamatorio. ¿Tienes hipertensión? Te recetamos un antihipertensivo. ¿Diabetes? Vamos con un medicamento antidiabético. Y así un largo etcétera.

Cuando nos centramos en los síntomas, nos convertimos en profesionales de la enfermedad en vez de en profesionales de la salud. Por supuesto que hay que aliviar el síntoma; ni podemos ni debemos dejar sufrir a las personas, ni que su tensión arterial se dispare o que tengan los niveles de glucosa por las nubes, pero el fármaco siempre debería ser la medicina complementaria. El tratamiento principal debería centrarse en impulsar cambios en el estilo de vida.

El síntoma no es algo que silenciar, sino una llamada que escuchar. Es tu cuerpo pidiendo ayuda y avisando de algo que no funciona. Si ignoras su llamada, se repetirá cada vez más fuerte. El síntoma te grita que te alejes de todo aquello que te enferme. Como dice nuestro amigo Hipócrates, «las enfermedades no nos llegan de la nada; se desarrollan a partir de pequeños pecados diarios contra la naturaleza. Cuando se hayan acumulado suficientes pecados, las enfermedades aparecerán de repente».

Y es que:

- Los médicos no te curarán.
- Los nutricionistas no te harán adelgazar.
- Los entrenadores no te pondrán en forma.
- Los filósofos no te harán pensar.
- Los psicólogos no te calmarán.

En última instancia, tienes que asumir la responsabilidad. Si no tomas las riendas de tu salud, nadie lo hará por ti.

Cualquier mejora que queramos lograr en nuestra vida requiere de un compromiso total de nuestra parte, ya que solo nosotros podemos modificar nuestros hábitos, que son los que nos definen como personas. En una frase atribuida a Hipócrates (prometo no citarlo más... por ahora), el médico griego decía: «Antes de curar a alguien, pregúntale si está dispuesto a renunciar a las cosas que lo enfermaron».

Con esto no quiero caer en el mensaje *flower power* de que podemos lograr todo aquello que nos propongamos, pero sí creo que tenemos la capacidad de mejorar dentro de las posibilidades de cada uno. Aunque, seamos realistas, es cierto que transitar en solitario por caminos inhóspitos es bastante jodido. Todos necesitamos la compañía de alguien que nos impulse a avanzar, y en eso sí puedo ayudarte.

Es posible que leas este libro porque tienes algún problema que suma sufrimiento a tu vida, aunque espero que no sea así. No obstante, si es así, me encantaría que, a medida que vayas avanzando, comprendas que además del problema tienes varias soluciones que quizás no conocías. Y que todas pasan por activar la fuerza curativa de la naturaleza.

Mi objetivo es dotarte de herramientas para que pongas tu cuerpo en modo sanación, equilibrando tu sistema nervioso autónomo usando el nervio vago.

Ignorar la capacidad regenerativa de nuestro organismo nos hace pasar por alto propuestas terapéuticas que ayudan a activar los recursos sanadores de los que disponemos, tanto a nivel biológico y psicológico como social. Fruto del desconocimiento, se minusvalora y se tachan de moda o pseudociencia intervenciones muy poderosas como bañarnos en agua fría (y también disfrutar de un baño caliente), comer como nuestros bisabuelos, caminar descalzos, valorar a nuestra tribu, ver la naturaleza y no las ciudades como nuestro verdadero hogar, usar nuestro cuerpo como gimnasio, disfrutar del sol, no temer a los ayunos, acercarnos a nuestras sombras para darles luz, bailar, cantar, escuchar música chamánica... En definitiva, quienes nos interesamos por estos métodos somos vistos como locos por la mayor parte de la sociedad. En este libro voy a pedirte que no tengas miedo a ser visto como un bicho raro o como un loco. Recuerda las palabras de Jiddu Krishnamurti: «No es signo de buena salud el estar bien adaptado a una sociedad profundamente enferma». Yo te animo, citando a Mahatma Gandhi, a que seas «el cambio que quieras ver en el mundo».

Voy a confesarte un secreto. Durante la mayor parte de mi tiempo en este mundo he sentido que no encajo. Durante mi niñez, me sentía solo, un bicho raro. Ahora sigo sintiéndome un bicho raro, un loco que no encaja, pero, gracias a personas como tú, ya no me siento solo. *Namasté*.

Por eso, para terminar con esta parte, me gustaría dedicar unas palabras a todos los bichos raros como tú y como yo, a todos esos locos que campan por el mundo siendo ellos mismos. He querido usar el mítico anuncio de Apple en el que nos animaban a pensar diferente, un poco *tuneado* por mí. Espero que te guste.

Esto es para los locos, para los inadaptados, los rebeldes, los alborotadores, para los que sienten que no encajan, para aquellos que ven las cosas de forma diferente.

Ellos no siguen las reglas, no tienen respeto por el *statu quo*, desafían lo establecido. Los puedes citar, puedes estar de acuerdo con ellos, puedes glorificarlos o vilipendiarlos, pero lo que seguramente no puedes hacer es ignorarlos.

Porque son los que cambian las cosas. Ellos inventan, imaginan, curan, exploran, crean, inspiran.

Ellos son los que impulsan a la humanidad.

Mientras algunos los ven como los locos, nosotros conocemos su genialidad.

Quizás tienen que estar locos. ¿Cómo si no puedes enfrentarte a un lienzo vacío y ver una obra de arte? ¿O sentarte en silencio y escuchar una canción que nunca ha sido escrita? ¿O contemplar un planeta rojo y ver un nuevo hogar?

Solo quienes están tan locos para pensar que pueden cambiar el mundo son aquellos que lo consiguen.

Con todo mi cariño,

Antonio Valenzuela,
orgulloso de estar loco, de ser un bicho raro
y de que tú también lo seas

Primera parte

EL ESTRÉS Y SUS CONSECUENCIAS

1
El impacto del estrés en nuestro organismo

Empecé este libro apelando a la *vix medicatrix naturae*, una declaración de intenciones en toda regla. Para los estoicos, la verdadera felicidad estaba en vivir conforme a la naturaleza. Naturaleza, felicidad y salud. Qué tres palabras tan bonitas y cómo escasean en la vida moderna.

Aunque parezca lo contrario, la sociedad actual es más segura y próspera que la de cualquier época anterior. Y, aun así, las enfermedades crónicas y los niveles de ansiedad y depresión se han disparado, especialmente entre los más jóvenes. El uso de opiáceos, antidepresivos y ansiolíticos se ha multiplicado en pocos años. Vivimos en una sociedad hiperconectada en la que, paradójicamente, nos sentimos más solos, aislados y divididos que nunca.

Vivimos en la sociedad del cansancio y del estrés. Y aunque no paremos de gritar a los cuatro vientos lo estresados y cansados que nos sentimos, no hacemos (casi) nada al respecto. Como si diéramos por descontado que este es el peaje por vivir en la actualidad. Aunque el precio sea nuestra salud y, demasiadas veces, nuestra propia vida.

Del cansancio y la energía ya te hablé largo y tendido en *Activa tus mitocondrias*.[1] Allí también mencionamos el estrés, pero ahora hay que desarrollarlo con profundidad, porque las emociones y el estrés pueden enfermarnos e incluso matarnos. Así lo certifica la obra del doctor Gabor Maté, que gira en torno a la conexión entre las emociones, el estrés y la enfermedad. Maté ha explorado cómo el estrés, tanto el evidente como el oculto, juega un papel protagonista en el desarrollo de trastornos y enfermedades tan prevalentes como el alzhéimer, la demencia, la artritis, el cáncer, la diabetes, el síndrome del intestino irritable, las enfermedades autoinmunes como la esclerosis múltiple o la psoriasis y, por supuesto, las cardiopatías.

La enfermedad cardiovascular, de la que el infarto agudo de miocardio es su máximo exponente, es la primera causa de mortalidad en el mundo moderno. Pues bien, según la Fundación Española del Corazón, a través de la Encuesta ESFEC de 2021, en términos generales el estrés (17.4%) ya tiene más prevalencia como factor de riesgo cardiovascular que, por ejemplo, el tabaquismo (15.9%). El estudio, conocido como Interheart, demostró que el estrés psicológico es un factor de riesgo independiente para los infartos de miocardio, tan nocivo para el corazón como los otros riesgos cardiovasculares que se evalúan con mayor frecuencia.

Estos datos son tan alarmantes que deberíamos poner el grito en el cielo. Sin embargo, callamos, tragamos, agachamos la cabeza y seguimos delante. Te diría lo que opino de todo esto, pero Aldous Huxley lo expresó mucho mejor en *Un mundo feliz*.

Una dictadura perfecta tendría la apariencia de una democracia, pero sería básicamente una prisión sin muros de la que los

---

[1] Valenzuela, Antonio, *Activa tus mitocondrias*, Alienta Editorial, Barcelona, 2023.

presos ni siquiera soñarían con escapar. Sería esencialmente un sistema de esclavitud en el que, gracias al consumo y el entretenimiento, los esclavos amarían su servidumbre.

ALDOUS HUXLEY, escritor

Nuestro cerebro es el timonel de nuestra salud, un concepto que leerás varias veces en este libro, y, sin embargo, el estrés provoca que solo atienda lo urgente y que abandone lo importante. Cuando estamos sometidos a unos niveles elevados de estrés crónico, nuestro cerebro se centrará en sobrevivir a los leones imaginarios que nos acechan, en vez de ocuparse de construir unos pilares sólidos para nuestra salud.

La triste realidad es que vivimos en una sociedad dopada con antidepresivos, con cafeína y azúcar por la mañana porque ya nos despertamos cansados, con una dosis continua de redes sociales para soportar el día, con alcohol y series para evadirnos por la noche y con ansiolíticos para poder dormir.

Quizás la clave de todo esté en la frase del biólogo y pensador Edward O. Wilson, que dijo que «el verdadero problema de la humanidad es el siguiente: tenemos emociones del Paleolítico, instituciones medievales y tecnología propia de un dios. Y eso es terriblemente peligroso». Si pudiera, yo añadiría que, además de emociones, nuestra genética también viene del Paleolítico, y a los problemas del presente les sumaría que consumimos comida industrial.

El problema es ese: unos cerebros paleolíticos que viven en la era de los ansiolíticos, en la que el estrés crónico está amenazando su homeostasis generándoles una gran carga alostática. ¿No entendiste nada de la frase anterior? No te preocupes, es lo normal. De estrés, homeostasis y alostasis hablaremos ahora. Pero te adelanto que el nervio vago deberá ser un actor principal si queremos que esta historia de terror acabe con nosotros viviendo felices por siempre. O *Cordyceps*, si eres una persona vegana. Hay un final feliz esperándonos a todos.

1.1. Estrés, homeostasis, alostasis

Homeostasis

Uno de los saberes más arraigados en el acervo popular es la relación entre la virtud y el equilibrio. Ya lo decía Aristóteles en su *Ética a Nicómaco*:

> La Virtud busca el equilibrio, la armonía, porque no la tiene de forma natural, espontánea. Y si la busca es porque tiene la capacidad de encontrar ese punto de moderación, ese no inclinarse ni al exceso ni el defecto.
>
> Aristóteles, filósofo

Nuestro organismo no se libra de esta máxima universal. Ansía el equilibrio, ya sea bioquímico como emocional, y por ello hace todo lo que puede para mantenerlo, evitando tanto los excesos como los defectos. Nuestra temperatura interna, la presión sanguínea del sistema circulatorio, la concentración de iones, el pH o los niveles de glucosa y lípidos sanguíneos, por poner algunos ejemplos, tienen que mantener sus niveles en equilibrio si no queremos que nuestro organismo se resienta. A esta tendencia a mantener un ambiente interno estable y en equilibrio se le llama «**homeostasis**».

La homeostasis, por lo tanto, es la capacidad que tiene un sistema biológico de mantener un equilibrio dinámico ante los cambios internos y externos. Es el estado ideal al que aspira todo organismo y, aun así, en realidad, es una quimera. Igual que la felicidad, la homeostasis no es una meta a la que se llega como una especie de nirvana bioquímico, sino un estado muy variable que requiere un enorme esfuerzo por mantenerlo. ¿Y qué es lo que desafía continuamente la homeostasis de todos los organismos? Adivinaste: el estrés.

Estrés

El término *estrés* viene de la ingeniería, donde se refería a la medida de las fuerzas internas inducidas por la deformación de un cuerpo. En el año 2000, fue definido por el neurocientífico Bruce McEwen como «toda amenaza a la homeostasis del organismo tanto real (física) como esperada (psíquica) creada por factores tanto endógenos como exógenos que resulta en una respuesta fisiológica y/o conductual».[2]

El estrés se refiere a amenazas reales de la homeostasis de un organismo o a la anticipación de estas.

Una de las cosas que más me gusta de esta definición de estrés es que no solo hace referencia al estrés psicológico (factores sociales, personales o profesionales), sino también a desequilibrios bioquímicos internos. Para nuestro organismo, la falta de sueño, una mala alimentación, la contaminación, el sedentarismo, la carencia de luz solar o el poco

---

[2] Cuando escribo estas líneas no puedo evitar acordarme de que ya Séneca nos recordaba hace más de dos mil años que «sufrimos más en nuestra imaginación que en la realidad». Cuando nos pasamos todo el día preocupados por posibles problemas que muchas veces no llegan a ocurrir, no solo sufrimos con anticipación, sino que dirigimos nuestra energía hacia el punto en el que menos la necesitamos.

contacto con la naturaleza también son factores que disparan la respuesta al estrés, ya que atentan contra nuestra homeostasis. De ahí que la vida moderna, con independencia de los factores emocionales a los que estemos sometidos, sea una fuente de estrés. ¿Cuántas veces hemos escuchado decir: «¿Cómo puedo estar estresado si todo va bien?». La razón es que esa persona vive en una ciudad, encerrada en cajas llamadas coches, metro o edificios, respirando un aire contaminado, durmiendo poco, moviéndose menos y alimentándose a base de comida precocinada.

Alostasis

Cuando se rompe la homeostasis entra en juego la alostasis. Esta palabra, que viene de *alo* ('variable') y *stasis* ('estabilidad'), significa algo así como mantener la estabilidad a través del cambio. El término fue acuñado por el neurocientífico Peter Sterling, para quien la salud no depende tanto de la capacidad de mantener siempre el equilibrio interno de nuestro cuerpo, sino de la capacidad de proporcionar una respuesta adecuada a un entorno cambiante.

Quédate con ese concepto: la salud no es mantenernos constantes en un entorno cambiante, sino adecuarnos a ese entorno. La salud es flexibilidad y debemos, por ejemplo, elevar la presión arterial cuando hacemos ejercicio y reducirla cuando dormimos. O, lo que es lo mismo, es necesario que la presión sanguínea varíe adecuándose a los cambios del entorno. La alostasis es el esfuerzo que hace nuestro cuerpo por alcanzar la homeostasis óptima para cada situación específica e incluye todos los ajustes que realiza para volver al equilibrio.

En este sentido, el estrés es cualquier estímulo que induce la alostasis en nuestro organismo. Si los estresores son muy potentes, los consideramos traumáticos y, si se vuelven muy repetitivos, los consideramos crónicos. En ambos casos, la recuperación de los niveles homeostáticos ideales puede ser incompleta. Como resultado, nuestro cuerpo puede quedar cautivo en un estado de activación constante, lo que provoca ese típico estado de sentirse tenso, agitado o acelerado, sin que en ese momento esté ocurriendo nada estresante. Cuando ocurre esto, el cuerpo queda en un estado de base alterado. La diferencia entre el punto de referencia ideal y el nuevo, más elevado, refleja una carga acumulativa de nuestro organismo por una mala adaptación al estrés, es decir, una carga alostática.

Figura 1.1. Conducta acumulativa de la carga alostática

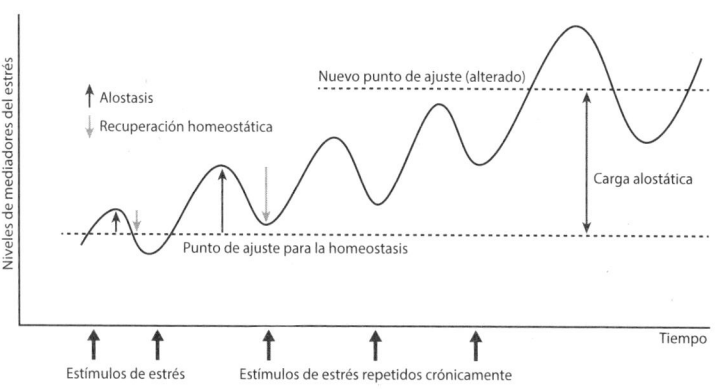

Fuente: © Salomart a partir de Lee, D., Kim, E., y Choi, M. H., «Technical and clinical aspects of cortisol as a biochemical marker of chronic stress», *BMB Reports*, 48 (2014).

La carga alostática es, por tanto, la suma de todos los desafíos estresantes a los que nos enfrentamos. Cuando es muy elevada, nuestro cuerpo no puede reequilibrarse y, como consecuencia, su funcionamiento se ve alterado.

La alostasis es la capacidad de sobrevivir adaptándonos al medio a través del cambio. La carga alostática es el precio que pagamos.

Veamos un ejemplo con los niveles de azúcar en sangre. Un dulce sería un estresor en toda regla, porque altera la homeostasis de la glucosa en sangre al generar una elevación que tiene que ser compensada por nuestro organismo produciendo insulina (alostasis). No obstante, si nos pasamos el día comiendo dulces, llegará un momento en el que nuestro organismo será incapaz de mantener estables los niveles de glucosa sanguínea, por lo que estos se mantendrán elevados (carga alostática) y llegarán a dañar el sistema de regulación homeostática, produciéndose la diabetes.

Algo muy interesante es que la homeostasis de la glucosa no se altera solo ante un estresor interno, como al meter más glucosa de la que podemos manejar a nivel sanguíneo, sino que también puede ocurrir por estresores emocionales externos, por ejemplo, ante un evento estresante agudo. En ese caso, como respuesta alostática, nuestro organismo libera glucosa a la sangre desde las reservas de glucógeno del hígado, para que nuestro cerebro y nuestros músculos tengan el combustible necesario para sacarnos del apuro. Sin embargo, cuando el estrés se vuelve crónico, la liberación continua de glucosa a la sangre puede derivar en una resistencia a la insulina, un estado en el que nos predisponemos a sufrir diabetes. A este segundo estado disfuncional en el que el nivel basal de glucosa en ayunas se ha fijado en un nivel más alto de lo saludable como consecuencia de la reacción de nuestro cuerpo ante el estrés lo denominaremos «(sobre)carga alostática».

1.2. ¿Cómo mantenemos la homeostasis?

Nuestro cerebro es el principal encargado de mantener nuestra homeostasis. Como ya vimos, su misión es salvaguardarla mediante una serie de respuestas alostáticas, para las que usa el sistema nervioso autónomo, del que el nervio vago es un actor principal.

El cerebro funciona como el director de orquesta de nuestra vida. Controla las funciones vitales, como los latidos del corazón, la respiración y la digestión, las sensaciones y los movimientos de nuestro cuerpo. Es la base de nuestra consciencia, nuestra cognición, nuestro comportamiento, nuestros recuerdos y nuestros sentimientos.

En esencia, nuestro cerebro recibe la información del exterior a través de los sentidos y la del interior de nuestro organismo por mediación de los nervios de entrada o aferentes. La procesa y genera las instrucciones, que viajan a través de nervios de salida o eferentes, indicando a los diferentes tejidos del cuerpo cómo responder y funcionar. Estas instrucciones abordan tanto las funciones involuntarias como las voluntarias, desde la respiración hasta el pensamiento.

El cerebro consciente y el subconsciente

Si tomamos en cuenta cómo funciona el cerebro, podemos dividirlo en dos partes muy bien definidas. El cerebro consciente es la zona más externa, conocida como «corteza cerebral» o «córtex cerebral». Por otro lado, hay un conjunto de estructuras más internas, llamadas «subcorticales», que se sitúan bajo la corteza y albergan el subconsciente. El cerebro superior (cortical) es racional, planificador y consciente y lo consideramos el cerebro voluntario. El cerebro inferior (subcortical) es impulsivo, reactivo y subconsciente y es considerado el cerebro involuntario.

- El **cerebro superior** comprende las diversas partes de la corteza cerebral y el córtex prefrontal es su región más destacada. Es responsable del pensamiento de alto nivel y la toma de decisiones, lo que le permite razonar sobre el contexto, las consecuencias y el impacto que las acciones pueden tener en los demás, siempre y cuando funcione como debería funcionar.
- El **cerebro inferior** abarca el tronco encefálico, el tálamo y la región límbica o emocional, formada principalmente por el hipocampo, la amígdala y el hipotálamo. Controla las funciones básicas, así como las reacciones automáticas e instintivas, entre las que se encuentran las emociones. Nos permite actuar antes de pensar, lo que puede ser crucial para la supervivencia y la seguridad, aunque a veces nos trae uno que otro problema.

Del mantenimiento de la homeostasis se encarga el cerebro inferior, usando para ello el sistema nervioso autónomo. ¡Vamos a conocerlo!

2
El sistema nervioso autónomo (SNA)

Tendemos a pensar que somos seres conscientes, pero la realidad es que la mayor parte de las funciones de nuestro cuerpo están controladas por una especie de piloto automático. Vivimos a las órdenes del sistema nervioso autónomo, al que también conoceremos a partir de ahora como «SNA».

El SNA se origina en un área ubicada en lo más profundo de nuestro cerebro inferior, **el tronco del encéfalo**, también conocido como **«tronco encefálico»** o **«tallo cerebral»**. Esta área es la más primitiva, evolutivamente hablando, de nuestro cerebro. De hecho, no dista mucho en cuanto a estructura y función de la de los reptiles, de ahí que también se la llame «cerebro reptiliano». Es el puente entre la médula espinal, los nervios periféricos y el cerebro, y es de aquí de donde nace nuestro sistema nervioso autónomo.

El sistema nervioso autónomo, formado por nervios, es el responsable de mantener la homeostasis interna del organismo, coordinando y controlando el funcionamiento de todos los órganos. Es el responsable del control de la musculatura lisa,[3] los vasos sanguíneos, las glándulas y los órganos

---

[3] El músculo liso es un tipo de tejido muscular especializado en contracciones lentas y relativamente débiles que pueden mantenerse duran-

internos, y se encarga de acciones involuntarias e inconscientes como la respiración, los latidos del corazón, la digestión, la presión sanguínea, la producción de hormonas, los niveles de inflamación y el grado de tensión muscular, entre otras. También es el responsable de nuestras emociones, así como de estresarnos y relajarnos.

Figura 2.1. El SNA nace en el cerebro y afecta a multitud de áreas

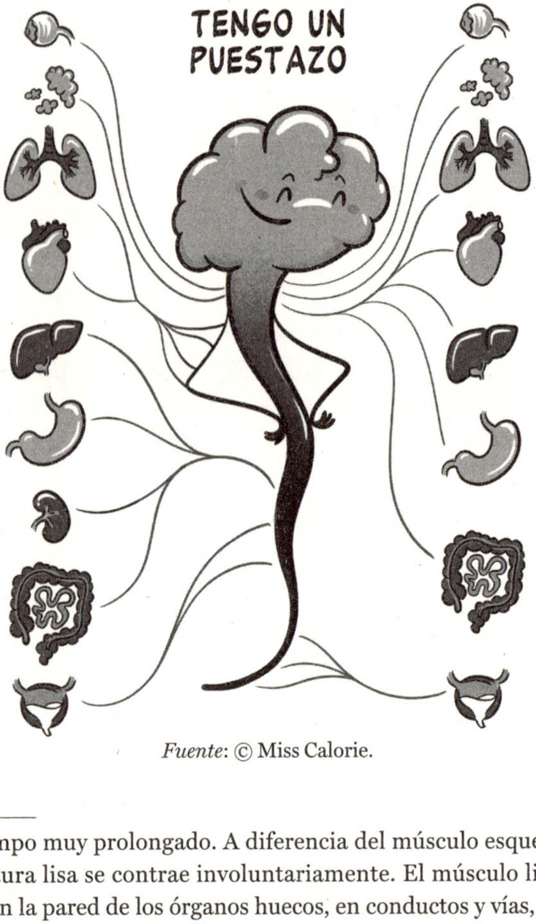

Fuente: © Miss Calorie.

te un tiempo muy prolongado. A diferencia del músculo esquelético, la musculatura lisa se contrae involuntariamente. El músculo liso se encuentra en la pared de los órganos huecos, en conductos y vías, como los vasos sanguíneos y linfáticos, y en los ojos, la piel y la fascia.

2.1. Las tres ramas del SNA

El SNA se divide en tres ramas: simpática, parasimpática y entérica. Dos de ellas, el sistema nervioso autónomo simpático y el sistema nervioso autónomo parasimpático, funcionan como dos contrarios que se complementan con el fin de mantener la homeostasis. La mayor parte de los órganos corporales está regulada tanto por la rama simpática como por la rama parasimpática, lo cual garantiza un equilibrio saludable de nuestro organismo. La homeostasis es el equilibrio dinámico de las dos respuestas.

Existe una tercera rama del SNA conocida como el «sistema nervioso entérico», o también como segundo cerebro. Esta tercera rama está muy influenciada por impulsos provenientes del simpático y del parasimpático y es la encargada de controlar el peristaltismo dentro del sistema digestivo, un proceso normal de contracciones y relajaciones del que hablaremos más delante.

Sistema nervioso simpático: lucha o huye

El sistema nervioso simpático te prepara para la lucha, el esfuerzo y la huida; en definitiva, es responsable de la respuesta de la acción y el movimiento. Activa la inflamación en tu cuerpo y la liberación de hormonas de estrés, como la adrenalina y el cortisol, a la sangre. Dilata las pupilas y hace focalizar la mirada en el peligro a través de la visión túnel, eleva el ritmo cardiaco y respiratorio, tensa los músculos y aumenta el flujo sanguíneo hacia ellos e inunda la sangre de combustibles (glucosa y triglicéridos) para que generen energía rápidamente. Al mismo tiempo, paraliza otras funciones que en ese momento resultan innecesarias, como la libido, los procesos digestivos, la secreción salival, la secreción de los jugos gástricos, la actividad intestinal y cualquier proceso que tenga que ver con la regeneración de nuestro organismo. Por eso se nos seca la boca o tenemos mala digestión cuando nos sentimos estresados, porque estamos en el momento de quemar las naves, no de reparar la flota.

Sistema nervioso parasimpático: descansa y repara

El parasimpático es el opuesto del simpático. Se activa en entornos seguros y relajados, entornos en los que no existen riesgos, en los que el organismo puede comer, hacer la digestión, tener relaciones sexuales o descansar sin miedo a que lo ataquen. La activación del parasimpático disminuye la presión arterial, ralentiza los latidos de nuestro corazón y el ritmo respiratorio, aumenta la tolerancia al dolor, mejora la función digestiva y reduce el tamaño de la pupila para generar una visión de campo más amplia. Además, favorece la recuperación, la regeneración y la socialización y nos ayuda a conciliar el sueño. El sistema nervioso parasimpático también está involucrado en la excitación sexual y la secreción lagrimal.

El gran protagonista de la respuesta parasimpática y, sin duda, el componente más importante del sistema nervioso autónomo es el nervio vago o neumogástrico. Es el décimo de entre los pares de nervios que salen del cráneo, llamados «nervios craneales», una especie de superhéroe que regula el parasimpático gracias a un neurotransmisor fundamental: la acetilcolina. Cuando estimulamos el nervio vago, aumentamos la liberación de acetilcolina que, cuando se activa, nos rescata del estrés y nos devuelve a un estado de paz mental al ralentizar el ritmo de respiración y los latidos cardiacos, activar los movimientos gástricos e intestinales y los procesos de regeneración en todas las células de nuestro organismo.

Tabla 2.1. Simpático y parasimpático, dos antagónicos que se complementan

TAREAS DEL SNA SIMPÁTICO	TAREAS DEL SNA PARASIMPÁTICO
Agitación - Inflamación - Irritabilidad - Tensión muscular – Disminución del umbral del dolor - Movilización de recursos energéticos (glucosa y triglicéridos) - Aumento de la capacidad cardiorrespiratoria – Paralización de la función digestiva	Relajación - Sueño - Desinflamación - Capacidad analgésica - Menor esfuerzo del corazón - Reducción de la tensión sanguínea - Mejora de la digestión – Elevación de la fertilidad

Fuente: Elaboración propia.

Simpático frente a parasimpático

La salud implica adaptarnos a las exigencias del entorno organizando nuestros recursos de forma dinámica. Por ejemplo, cuando vemos que se nos escapa el autobús y tenemos que correr para no perderlo, necesitamos que nuestro SNA tense nuestros músculos, que acelere el corazón y que haga trabajar más a nuestros pulmones. Una vez que estemos sentados camino al trabajo, el SNA tiene que volver a llevarnos a la calma. Un SNA regulado no significa que esté en continua calma, porque no aspiramos a ser hongos, sino que es capaz de activar y relajar nuestro cuerpo en función de la necesidad de cada momento. Orquestar la respuesta adecuada en el momento adecuado es salud. En cambio, la inacción cuando tenemos que actuar y la agitación cuando debemos estar calmados están más relacionadas con la patología que con la salud.

Figura 2.2. Los dos modos del SNA

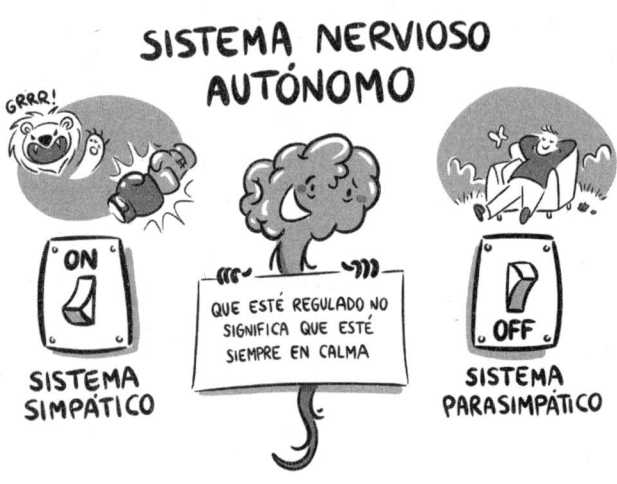

Fuente: © Miss Calorie.

Como puedes ver, la estabilidad y el cambio del organismo humano los marcan las relaciones dinámicas existentes entre las dos ramas del sistema nervioso autónomo.

El SNA simpático activa el sistema de lucha o huida ante amenazas, mientras que el parasimpático nos lleva de vuelta a la calma tras la amenaza.

La función de nuestros órganos está regulada por la acción conjunta y equilibrada de las ramas simpática y parasimpática del SNA. No obstante, cuando el entorno ejerce una gran presión y aumenta el estrés, ambas ramas pueden actuar de forma desequilibrada. Si el simpático se activa en exceso y el parasimpático se inhibe demasiado, se altera la correcta función del SNA, lo que nos vuelve más vulnerables a la patología. Cuando la rama simpática se mantiene hiperactiva durante un tiempo prolongado, el sistema está exigiendo demasiada energía y eso puede perjudicar al organismo.

2.2. El hipotálamo, el guardián de la homeostasis

Ahora ya sabes que el sistema simpático y el parasimpático se encargan de responder ante el estrés, pero también de regular nuestra homeostasis cuando estamos en reposo, acelerando y desacelerando las funciones del organismo para afinar toda la maquinaria molecular que nos permite estar vivos.

Así, podríamos definir perfectamente la salud como la capacidad de recuperar el equilibrio homeostático a su debido tiempo. Para ello nos valemos de las dos ramas antagónicas del SNA, que representan el yin y el yang de nuestro funcionamiento.

Figura 2.3. El yin y el yang del SNA

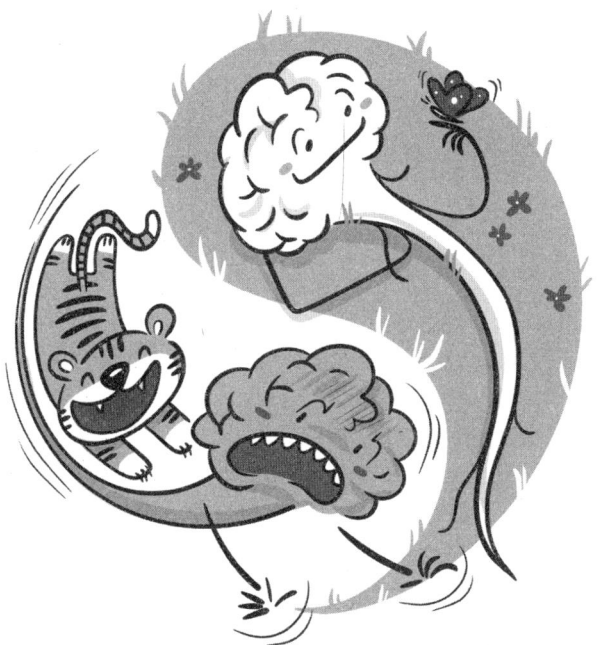

Fuente: © Miss Calorie.

El SNA, con todas sus ramas, es autónomo, pero no independiente. Está regulado por otra área del cerebro inferior conocida como «hipotálamo», el guardián de la homeostasis, que a su vez forma parte del conocido como «cerebro emocional» o «sistema límbico». Hablar de homeostasis y de su monitorización es hablar del hipotálamo.

Esta pequeña área cerebral, de apenas cuatro gramos, tiene un peso mayúsculo en nuestra fisiología, ya que es uno de los centros más importantes de comunicación entre el cerebro y el cuerpo. Para que te hagas una idea de su complejidad, debes saber que en su minúsculo tamaño existen hasta once núcleos diferentes. Y no es para menos, ya que esta diminuta pero poderosa zona del cerebro es la encargada de **medir la homeostasis del organismo y actuar cuando se desajusta, es decir, ante la alostasis**.

El hipotálamo funciona como una especie de termostato. Cuando la temperatura de tu habitación cambia con respecto a la fijada como ideal, el termostato transporta esa información hacia el aire acondicionado para que caliente o enfríe según la necesidad hasta alcanzar la temperatura deseada y, en ese momento, ordenar al climatizador que deje de funcionar hasta que la temperatura vuelva a sufrir alguna variación. Justo esto es lo que hace el hipotálamo, no solo con la temperatura, sino también con cualquier alteración de la homeostasis, como el hambre, la sed y muchas otras cosas.

De esta forma, el hipotálamo es el encargado de la regulación de la frecuencia cardiaca, la temperatura corporal, la presión arterial, la tensión muscular, el hambre y la saciedad, la sed, el ritmo circadiano, la respuesta al dolor, los niveles de placer, el impulso y la satisfacción sexual, la ira, el comportamiento agresivo, el sentimiento de pertenencia...

El hipotálamo y sus funciones

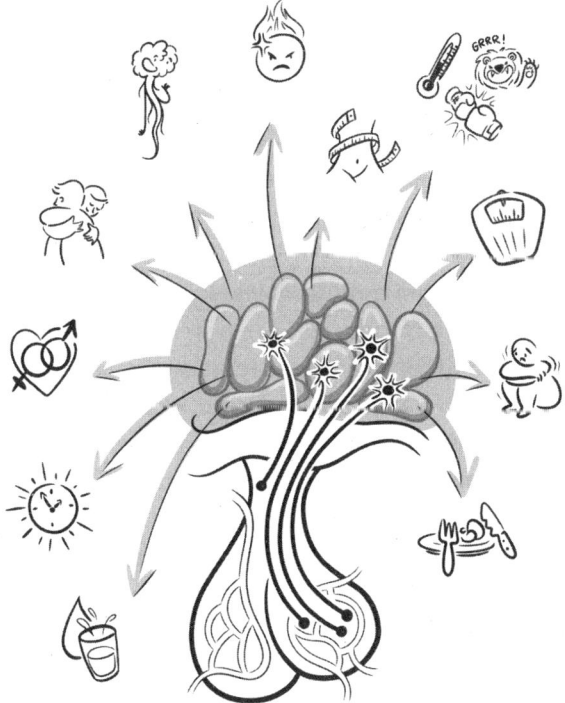

Figura 2.4. Funciones del hipotálamo

Fuente: © Miss Calorie.

Exterocepción e interocepción

El hipotálamo recibe entradas de información desde varias fuentes. Para controlar los niveles de homeostasis, nuestro cuerpo se sirve de los seis sentidos. Los cinco sentidos externos (olfato, gusto, tacto, audición y visión) sirven para medir el ambiente a través de la exterocepción y un sexto sentido interno, la interocepción, mide el ambiente interno.

Exterocepción

La exterocepción recoge las sensaciones que provienen del exterior, tanto de la superficie corporal como del entorno, percibidas a través de los sentidos. La información del exterior llega al hipotálamo desde el tálamo, la estación receptora de la información, a través de los nervios periféricos sensitivos. Las únicas excepciones son los datos recogidos por el olfato, que le llegan directamente desde el bulbo olfatorio.

Interocepción

La interocepción recibe las sensaciones que provienen del interior del cuerpo, percibidas principalmente a través del nervio vago. El cuerpo aporta al cerebro una valiosa información acerca de las demandas homeostáticas (hambre, sed, peligro) para que este responda generando una conducta (comer, beber, huir) y una emoción (alegría, ira, miedo). Nuestro sistema nervioso debe percibir y procesar la información que le llega del organismo cada instante para responder ante ella. Para ello, emplea una serie de mecanismos con el fin de recabar la información del cuerpo y brindársela al cerebro. Dentro de los espías del cerebro que recopilan pistas sobre el cuerpo, el nervio vago es el protagonista absoluto.

Desde el nervio vago, el cerebro adquiere la información sobre la presión sanguínea y la distensión abdominal o, lo que es lo mismo, cuán lleno está nuestro estómago, y también sobre los niveles de inflamación de nuestro organismo, especialmente, desde el intestino, la composición de nuestra microbiota y muchos otros registros. El hipotálamo tiene también sensores interoceptivos propios que le dan información sobre el contenido en nutrientes de la sangre, la oxigenación y el balance de minerales, la insulina y la leptina.

Según la neurocientífica Nazareth Castellanos, «la interocepción podría definirse como el proceso por el que el sistema nervioso detecta, interpreta e integra las señales que se originan en el organismo con el fin de generar un mapa constante y dinámico, consciente e inconsciente».[4] De esta forma, el organismo puede responder a las alteraciones de la homeostasis y encargarse de regresar a ella.

Podemos dividir la interocepción en:

- **Viscerocepción.** Información que llega desde los órganos gracias al nervio vago.
- **Propiocepción.** Información que llega de la posición corporal y del grado de tensión muscular.
- **Cinestesis.** Información que nos llega del movimiento de nuestro cuerpo.

Los ejes neuroendocrinos

¿Cómo se encarga el hipotálamo de la regulación de la homeostasis? Envía las señales al resto del cuerpo para la regulación de la homeostasis de dos formas mediante el SNA, alterando el nivel de activación simpática y parasimpática y regulando la producción de hormonas de nuestro organismo.

Las hormonas son los mensajeros químicos del cuerpo. Producidas en las distintas glándulas endocrinas, como la hipófisis o pituitaria, la glándula pineal, el timo, la tiroides, las glándulas suprarrenales, el páncreas, los testículos y los ovarios, viajan a través del torrente sanguíneo hacia los tejidos y órganos, regulando distintas funciones de nuestro cuerpo. Entre ellas, destacan las siguientes:

[4] Castellanos, Nazareth, *Neurociencia del cuerpo: Cómo el organismo esculpe el cerebro*, Kairós, Barcelona, 2022.

- Crecimiento y desarrollo.
- Metabolismo.
- Función sexual.
- Reproducción.
- Estado de ánimo.

Las neuronas (neuro) y las hormonas (endocrino) son las mensajeras clave para la transmisión de las señales necesarias para el mantenimiento de la homeostasis. Mientras que las neuronas son rápidas y su efecto es más pasajero, el efecto de las hormonas es más lento y mantenido en el tiempo. Todo este conjunto de señales recibe el nombre de «sistema neuroendocrino» o «ejes neuroendocrinos», de los que el hipotálamo es el director de orquesta.

Entre los ejes más importantes destacan tres:

- **Eje hipotálamo-pituitario-adrenal.** Es considerado el eje de estrés que regula la respuesta del organismo al medio, así como la respuesta de estrés de lucha o huida.
- **El eje hipotálamo-hipofisario-gonadal.** Es el eje de hormonas sexuales, cuya función se centra en la maduración y el desarrollo sexual, así como en la función reproductiva.
- **El eje hipotálamo-hipofisario-tiroideo.** Es el eje fundamental de nuestro metabolismo energético.

El eje neuroendocrino del estrés

La respuesta de nuestro organismo al estrés se basa en una compleja interacción entre diferentes vías. Se inicia en los centros de estrés en el sistema nervioso central y es comunicada al cuerpo mediante la activación, en primer lugar, del sistema nervioso simpático y, posteriormente, del eje hipotalámico-pituitario-suprarrenal (HPA). Pero el verdadero responsable de toda la neurobiología del estrés es el hipotálamo, esa pequeña área cerebral de apenas cuatro gramos de peso, pero tremendamente poderosa.

Cuando percibimos un peligro potencial, nuestro cerebro da la orden al hipotálamo para que orqueste la respuesta de lucha o huida, activando el sistema nervioso simpático, que responderá a la amenaza liberando **catecolaminas**. La adrenalina y la noradrenalina, también conocidas como «epinefrina» y «norepinefrina», no se pueden entender de forma separada, ya que son sustancias mensajeras que actúan de manera conjunta poniéndonos en alerta en cuestión de segundos para protegernos de un peligro elevado. Para ello, alteran la respiración, la frecuencia cardiaca y la presión arterial y los niveles de glucosa en sangre e inducen mayores niveles de excitación y estado de alerta, acelerando, por ejemplo, la respiración, la frecuencia cardiaca y la presión arterial y aumentando los niveles de glucosa en sangre.

Los mensajeros químicos que orquestan la respuesta al estrés agudo son las catecolaminas: adrenalina y noradrenalina.

Mientras que la adrenalina asume principalmente el papel de hormona para transmitir la señal de alerta al organismo a través de la sangre, la noradrenalina actúa como un neurotransmisor y se comunica con el resto del cuerpo usando las fibras nerviosas del sistema simpático. La noradrenalina se produce en el cerebro, concretamente en el *locus coeruleus* del tronco del encéfalo, en respuesta a la orden del hipotálamo. Entre otras funciones, viaja a velocidad supersónica usando la autopista de las fibras nerviosas simpáticas hasta las glándulas suprarrenales que, ubicadas en la parte superior de los riñones, son las encargadas de producir hormonas en respuesta al estrés. Cada una de nuestras dos glándulas suprarrenales consta de un área central llamada «médula», donde se produce la adrenalina, y un área exterior, la corteza, donde se producirá el cortisol.

La acción de las catecolaminas tiene efectos a corto plazo que no superan los cinco minutos, ya que se libera la cantidad justa para poder reaccionar sin que nuestros órganos se vean muy afectados. Por ello, a esta primera reacción se le considera la **primera oleada del estrés**.

La **segunda oleada** del estrés, en cambio, vendrá comandada por el cortisol, e implica la entrada en escena del eje HPA. El hipotálamo envía a la glándula pituitaria un mensajero químico conocido por sus siglas en inglés como «CRF» (factor liberador de cortisol) que hará que esta libere a la sangre la hormona estimulante de las suprarrenales, la adrenocorticotropina o ACTH. La ACTH viaja hasta la corteza de las glándulas suprarrenales y activa la producción de cortisol, que proporciona una respuesta al estrés más lenta y de acción más prolongada en el tiempo. Al contrario que las catecolaminas, el cortisol puede sostener la respuesta al estrés de forma indefinida y crónica. Eso sí, a costa de un tremendo desgaste de nuestro organismo.

Gracias a estos mecanismos, el eje de estrés nos permite escapar de forma aguda ante un peligro. Sin embargo, no podemos escapar toda la vida de un peligro. Una vez superado el evento estresante, el sistema nervioso simpático y el eje HPA deben bajar su activación para dar paso al sistema nervioso parasimpático que, mediante el nervio vago, conducirá a nuestro organismo a un modo de descanso y digestión. Si esto no sucede y la activación de este eje se vuelve crónica, nuestro organismo ni descansa ni digiere. No hace falta decir que el estrés crónico influirá negativamente en el resto de ejes neuroendocrinos, por ejemplo, alterando la función reproductiva y de las hormonas sexuales. Es lógico: primero priorizamos la supervivencia del individuo y, luego, la supervivencia de la especie.

Figura 2.5. Respuesta al estrés a corto y largo plazo

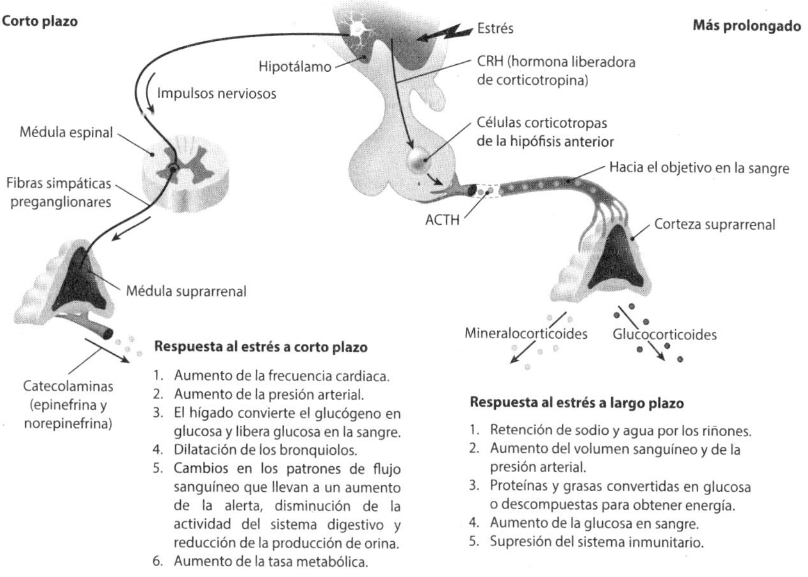

Corto plazo

Hipotálamo
Impulsos nerviosos
Médula espinal
Fibras simpáticas preganglionares
Médula suprarrenal
Catecolaminas (epinefrina y norepinefrina)

Respuesta al estrés a corto plazo
1. Aumento de la frecuencia cardiaca.
2. Aumento de la presión arterial.
3. El hígado convierte el glucógeno en glucosa y libera glucosa en la sangre.
4. Dilatación de los bronquiolos.
5. Cambios en los patrones de flujo sanguíneo que llevan a un aumento de la alerta, disminución de la actividad del sistema digestivo y reducción de la producción de orina.
6. Aumento de la tasa metabólica.

Más prolongado

Estrés
CRH (hormona liberadora de corticotropina)
Células corticotropas de la hipófisis anterior
Hacia el objetivo en la sangre
ACTH
Corteza suprarrenal
Mineralocorticoides Glucocorticoides

Respuesta al estrés a largo plazo
1. Retención de sodio y agua por los riñones.
2. Aumento del volumen sanguíneo y de la presión arterial.
3. Proteínas y grasas convertidas en glucosa o descompuestas para obtener energía.
4. Aumento de la glucosa en sangre.
5. Supresión del sistema inmunitario.

Fuente: © Salomart a partir de Lee, D. Y., Kim, E., y Choi, M. H., «Technical and clinical aspects of cortisol as a biochemical marker of chronic stress», *BMB Reports*, 2015, 48 (4), pp. 209-216.

Al mismo tiempo, esta sobreactivación del eje de estrés frenará al eje tiroideo, reduciendo nuestro metabolismo con el fin de ahorrar la mayor cantidad de energía posible para enfrentarnos al peligro constante que nos acecha. Con esto, corremos el riesgo de caer en un hipotiroidismo crónico.

2.3. El sistema límbico

Somos seres emocionales, y eso se nota. Antes de responder al estrés, nuestro hipotálamo pide consejo a su consultora emocional, la amígdala, y datos sobre sus experiencias anteriores a su bibliotecario, el hipocampo. Como ves, el hipotálamo no actúa en solitario, sino que forma parte del **sistema límbico**, el responsable de nuestras emociones.

La amígdala es la parte del cerebro encargada de procesar y almacenar nuestras reacciones emocionales. Es el motor de nuestras emociones, una especie de consultora emocional de nuestro cerebro que se encarga de decirle si lo que nos sucede es familiar o no familiar, amigo o enemigo, agradable o desagradable, bueno o malo, excitante o aterrador... En definitiva, su misión es incorporar la emoción a aquello que nos ocurre. **Para la amígdala, la vida moderna, desconectada de la naturaleza y aislada de los demás, es algo muy poco familiar**, de ahí que la tengamos sobreestimulada de base.

Por su parte, el hipocampo es el bibliotecario del cerebro, el guardián de nuestros recuerdos, que nos permite aprender, recordar y orientarnos espacialmente. Dentro del hipocampo existen rutas neuronales específicas para cada recuerdo. Cada vez que evocamos uno, activamos dicha ruta. Cuando el hipocampo almacena información, le pregunta a la amígdala si le gusta o no lo que está sucediendo, y ahí es donde unimos la emoción a la memoria. En función de la experiencia y la vivencia, vamos seleccionando recuerdos y los catalogamos como buenos o malos.

El hipotálamo es el gran responsable de la comunicación entre el cerebro y el cuerpo. Se percata de sensaciones homeostáticas esenciales, como la sed, el hambre, el frío, el calor, la libido, el cansancio o el peligro, que, moduladas por nuestra memoria y las experiencias previas, generan las emociones. Además, es el encargado de poner el cuerpo en consonancia con ellas, modificando parámetros como el pulso, la presión sanguínea, la respiración, la tensión muscular, etcétera.

E-moción

Las emociones se generan en el cerebro inferior y pertenecen a los dominios del subconsciente. En su conjunto, representan una especie de **sistema operativo primitivo** que nos permitía la supervivencia en el mundo salvaje, motivándonos a comer, procrear o protegernos ante agresiones. En realidad, las emociones no son más que una proyección de nuestras necesidades (sensaciones) homeostáticas. La palabra *emoción* viene de latín *emovere*, 'lo que saca el cuerpo y te saca de donde estás', y *moción* significa 'acción y efecto de mover o ser movido'. Las emociones son precisamente esas sensaciones que nos mueven a hacer, ya sea amar, huir, comer, pelear, luchar, llorar... Son, literalmente, el motor de nuestras acciones.

Nuestro cerebro está diseñado para responder con movimiento a la emoción y, para eso, el sistema límbico necesita estar muy conectado con áreas motoras. Si ante una emoción no hay movimiento o acción, las emociones aumentan para forzarnos a movernos, hasta el punto de llegar a enfermarnos. En el pasado, teníamos que movernos para satisfacer nuestras emociones al comer, beber, escapar o pelear. Hay un sentido evolutivo en el miedo, la ira o el enojo, ya que todas eran gritos de tu cuerpo para que corrieras, pelearas o actuaras de cualquiera otra forma. Esa es la razón de que el ejercicio sea una de las mejores herramientas para devolver la homeostasis a nuestro sistema nervioso, ya que otorga coherencia entre el estímulo y la respuesta.

Como ves, nuestras emociones pueden guiarnos bien, aunque a veces nos hacen descarrilar, irrumpiendo en nuestra vida de manera intempestiva. Por ello, necesitan de un guía que las module y atempere, y ese guía es nuestra corteza o córtex prefrontal, que veremos en el próximo capítulo.

2.4. Cuando el hipotálamo se inflama

Ya vimos que la función del hipotálamo es medir los cambios en la homeostasis a través de información de nuestro medio interno y del exterior. Es el director de orquesta que percibe el frío, el calor, la luz del día y la oscuridad de la noche, el hambre, la sed o el peligro, entre muchísimas otras señales y, en función de todas estas sensaciones esenciales, crea emociones para responder ante ellas. Es el gran responsable de la comunicación entre el cerebro y el cuerpo, pero, como todo gran poder, este también tiene sus consecuencias.

Dado que la vida es un continuo cambio, la monotonía eterna no es el estado más adecuado para nuestro cuerpo. Cuando vivimos desconectados de los estímulos propios de los seres vivos, en entornos antinaturales y contaminados; inmóviles en una continua normotermia, sin conocer el frío ni el calor; sobrealimentados por productos ultraprocesados de baja calidad ricos en azúcar, sal y aceites vegetales refinados; con niveles crónicos elevados de glucosa y grasa en sangre; con días oscuros y noches iluminadas que nos sumen en un baño de luz tenue desde que nos levantamos hasta que nos acostamos, nuestro organismo se aleja del contexto en el que sabe funcionar.

Ante la continua amenaza de un peligro que nunca se manifiesta y que intentamos acallar a base de alcohol, tabaco, series, redes sociales y azúcar, esta vida moderna, monótona, estresante y aburrida se convierte en una bomba atómica para los sensores de nuestro hipotálamo. Como resultado, el hipotálamo llega a inflamarse hasta dar lugar a un proceso de neuroinflamación hipotalámica que nos conduce a un trastorno hipotalámico funcional.

Trastorno hipotalámico funcional

Cuando el hipotálamo se inflama, dejamos de ser sensibles a las señales homeostáticas. Esto se traduce en que perdemos la sed (de agua) y solo se nos antojan bebidas como refrescos, jugos o cervezas, o en que aumenta el hambre y nos cuesta mucho saciarnos, por lo que tendemos a comer de más. Además, los antojos por alimentos dulces, salados y grasientos cada vez son mayores. También perdemos la capacidad de termorregular, por lo que nos volvemos más sensibles tanto al frío como al calor y vivimos somnolientos por el día, pero insomnes por la noche, lo que hace que estemos todo el día cansados.

La inflamación del hipotálamo conlleva una alteración en la función de las áreas cerebrales con las que tiene una estrecha relación, como la corteza prefrontal, la amígdala y el hipocampo. Nuestra capacidad de pensar con claridad y nuestra memoria se resienten, a la vez que nuestro nivel de alarma y agitación se disparan. Como resultado, padecemos neblina mental, irritabilidad, dificultad para concentrarnos, lentitud en el pensamiento, falta de motivación, somnolencia, cansancio... **Todos son síntomas de un hipotálamo inflamado.**

Por fortuna, contra la neuroinflamación podemos recurrir a una serie de hábitos saludables que pondrán freno a esa activación simpática crónica que arruina la funcionalidad de nuestro nervio vago. Desde los ayunos cortos hasta los suplementos de magnesio, las grasas omega 3 o el té verde, pasando por el ejercicio, el sueño reparador, la inmersión en la naturaleza o algo aparentemente tan sencillo como reírnos de lo absurdo de la vida, existen mil métodos para reencauzar tu hipotálamo. Todo lo que equilibra tu sistema nervioso autónomo disminuirá la neuroinflamación de tu hipotálamo, y viceversa.

3
El elefante y el jinete

La metáfora del jinete y el elefante o el caballo salvaje es tan antigua como la filosofía. Hace más de dos milenios, Platón ya decía que en nuestra cabeza tenemos un auriga que debe montar un caballo desbocado y, en la actualidad, especialistas como el psicólogo social Jonathan Haidt emplean un símil parecido. En su libro *La mente de los justos*,[5] Haidt escenifica la relación entre nuestro cerebro superior (consciente) e inferior (inconsciente) echando mano de esta metáfora milenaria que habla sobre el equilibrio entre la emoción y el raciocinio.

En ella, el elefante representa a nuestro sistema límbico: es poderoso y ancestral, pero actúa propulsado por las emociones, lo que lo convierte en impulsivo e irracional. Dejarnos llevar en exclusiva por ese elefante implica que la mayoría de nuestras acciones se conviertan en reacciones automáticas de nuestro sistema nervioso en respuesta al entorno. En la práctica, esto supone, por ejemplo, que cuando nos enfurecemos decimos algo que no queríamos decir.

Por el contrario, el jinete, nuestra corteza prefrontal, es racional y más calmado. Esta corteza o córtex prefrontal ac-

---

[5] Haidt, Jonathan, *La mente de los justos*, Ediciones Deusto, Barcelona, 2019.

túa como el CEO de nuestro cerebro, el mayor regulador de la conducta. Nos hace capaces de retrasar gratificaciones, de planificar a largo plazo, de razonar con una lógica compleja, de reflexionar sobre nuestras emociones y nuestros pensamientos y de controlar nuestros impulsos. Este jinete piensa en las consecuencias de nuestros actos y es capaz de poner en contexto lo que nos ocurre, pero requiere más tiempo y esfuerzo para actuar. En resumen:

- El elefante es el subconsciente que opera desde las sensaciones y emociones → Es impulsivo y reactivo.
- El jinete es el consciente que actúa desde los pensamientos y el razonamiento → Es racional y reflexivo.

3.1. Trabajar en sintonía

El jinete atempera los impulsos y las emociones fuertes del elefante, mientras que el elefante contribuye con emociones, recuerdos e instintos viscerales a la toma de decisiones del jinete. **No elegimos nuestras emociones, pero sí cómo las gestionamos y respondemos ante ellas**.

Ambas partes trabajan en sinergia para construir nuestra realidad y actuar según las necesidades del momento. En su conjunto, funcionan como un timonel de nuestra vida, virando el timón en función de las predicciones que hacen con base en la valoración de la información que recaban a través de la interocepción y la exterocepción.

Toda esa información es modulada por nuestro sistema límbico, que recurre a las emociones y los recuerdos, y pasada por el filtro de nuestras experiencias previas, donde entran los conocimientos acumulados, la percepción de apoyo social, la percepción de soledad, de amenaza socioeconómica, política, etcétera. También nuestra cosmovisión, cultura heredada y nuestras expectativas tienen su peso a la hora de valorar los datos recabados. Con esa información, nuestra corteza prefrontal decide un tipo de respuesta u otra... A no ser que hayamos reaccionado sin pensar en todo lo anterior y nos hayamos dejado llevar por el elefante de nuestras emociones.

Ten por seguro que es más fácil reaccionar de forma exagerada ante un evento estresante si no hemos dormido bien, estamos inflamados, nuestro cerebro está poco oxigenado y mal nutrido, si estamos enojados, no llegamos a fin de mes o sentimos que estamos solos en un mundo hostil. En ese contexto explosivo, cualquier pequeña chispa puede hacernos estallar.

El jinete: de arriba hacia abajo

Sin nuestro jinete, actuaríamos solo con base en nuestros impulsos, reaccionando ante cualquier emoción o deseo. Esta área es capaz de generar un mecanismo conocido como «arriba hacia abajo» (*top down*) que permite regular la respuesta del cuerpo mediante el pensamiento consciente. Sirve de freno para que no se dispare el sistema nervioso simpático cuando no le toca y de impulso para que se despliegue la acción del nervio vago en todo su potencial. En otras palabras, hará que no sientas que te lleva el diablo por encontrar varios semáforos en rojo.

Sin embargo, un jinete desorientado puede conducirnos al desastre. La corteza prefrontal también tiene su lado oscuro y puede llegar a convertirse en esa voz interna tan molesta, ese runrún pesimista y derrotista que nos persigue a todas horas diciéndonos lo mal que va todo. Con sus pensamientos apocalípticos, pesimistas y derrotistas, puede mantener activado al simpático de manera continuada.

Estos pensamientos tóxicos activan la respuesta al estrés de nuestro organismo a modo de leones imaginarios. No hace falta ver un peligro con tus propios ojos si tu cerebro es capaz de convencerte de que está delante de ti. En este sentido, los científicos Jonathan Cohen y Daniel Kaplan demostraron en un artículo publicado en la prestigiosa revista *Cell* en 2021 cómo los pensamientos pueden activar la respuesta inflamatoria de nuestro organismo, afectando de manera muy especial a nuestro intestino. El título del artículo no pudo ser más descriptivo: **«Los pensamientos inflamatorios pueden alterar tus entrañas»**.[6]

Para prevenir esta posibilidad, podemos entrenar nuestra corteza prefrontal con meditación, terapia psicológica, *coaching* o libros de desarrollo personal. De esta forma, convertiremos esa voz interna que nos sabotea en una conversación con nuestro sabio interior que nos empodera.

El elefante: de abajo hacia arriba

¿Por qué, a veces, actuamos sin pensar? La respuesta está en la amígdala, la responsable de los actos heroicos y de los crímenes más atroces. Cuando estamos en una situación estresante, la amígdala accede a una vía directa de comunicación con la corteza prefrontal. Esto es lo que se denomina «mecanismo de abajo hacia arriba» (*bottom up*), que nos infunde miedo, desconfianza y agitación y provoca que actuemos sin pensar.

Todas estas emociones son necesarias cuando nuestra vida está en peligro, sí, pero el problema aparece cuando el estrés se cronifica. Entonces, se produce **el secuestro amíg-**

---

[6] Cohen, J. A.; y Kaplan, D. H., «Inflammatory thoughts can upset your guts», *Immunity*, 11, 55 (1) (2022), pp. 11-13.

dalino de la corteza, por el que el cerebro de abajo toma el control del de arriba, generando en nuestra mente la percepción de que algo está mal. Nos sentimos confundidos y agitados continuamente porque nuestro simpático se activa para protegernos de ese peligro desconocido que la amígdala le está susurrando directamente a nuestra corteza. Alterada por el estrés, esta es incapaz de pensar o razonar.

El estrés crónico estimula una neuroplasticidad nada buena en nuestra amígdala que fortalece las conexiones que generan emociones negativas, hasta el punto de que la amígdala crece de tamaño. Cuando estamos ante un secuestro amigdalino, cuya máxima expresión bien podría ser una crisis de ansiedad, es imposible calmarnos desde la razón. En estos casos, para salir del bucle de nuestra mente, debemos entrar en nuestro cuerpo. ¿Cómo se logra esto? Prestando atención a la interocepción más que a la cognición y empleando técnicas somáticas, que enseguida te explicaré.

Otra manera de usar el mecanismo de abajo hacia arriba a nuestro favor es llevando nuestra amígdala a casa, al terreno de lo conocido, a reconectar con la luz del sol, los sonidos sanadores, la naturaleza, el aire fresco, el descanso o el agua.

3.2. Los marcadores somáticos

> El cuerpo sabe lo que la mente aún no se ha dado cuenta.
>
> António Damásio, neurocientífico

El neurocientífico portugués António Damásio acuñó el término *marcadores somáticos* para referirse a las señales del interior de nuestro organismo (interoceptivas) que, ya sea desde los órganos (viscerocepción) o desde el resto del cuerpo (propiocepción y cinestesis), se expresan hacia el exterior. La postura de nuestro cuerpo, la tensión de nuestros músculos y la expresión de nuestra cara son reflejos de lo que pasa dentro de nuestro cerebro. A este fenómeno, Damásio lo denomina la «mente corporizada».

Dos áreas de la corteza cerebral son las encargadas de llevar a la consciencia la información no consciente. **La corteza insular o ínsula y la corteza cingulada anterior o giro cingular anterior forman la parte del cerebro consciente (cortical) donde se recibe y se procesa toda la información interna del hipotálamo y se expresa hacia el exterior.**

Estas dos estructuras son las encargadas de que podamos percibir las sensaciones homeostáticas que el hipotálamo genera en el cuerpo. Gracias a ellas, los marcadores somáticos emergen a la consciencia. Por ejemplo, cuando el hipotálamo se percata de que tenemos el estómago vacío y unos niveles de glucosa bajos en el organismo, estas dos sensaciones homeostáticas emergen en la consciencia generando un marcador somático que llamamos «hambre».

Estas áreas son las responsables de la autoconsciencia, del sentimiento de libertad, de la sensación de felicidad subjetiva y del bienestar, pero también percibimos a través de ellas los marcadores somáticos del estrés y la sensación de dolor. Como vemos, la corteza insular y la corteza cingulada anterior representan el yin y el yang en estado puro.

Marcadores somáticos agradables y desagradables

Como ya vimos, las sensaciones homeostáticas corporales inducidas por el hipotálamo son recogidas por el cerebro, que en su respuesta genera emociones que van acompañadas de una experiencia somática. **Le damos a la emoción un lugar en nuestro cuerpo, que será el marcador somático, y un lugar en nuestro cerebro, que será el sentimiento.**

Las experiencias somáticas pueden ser tanto agradables como desagradables. La sensación de comodidad, la sensación corporal que tenemos cuando estamos felices, la sensación del cuerpo relajado tras un masaje, la sensación de acariciar algo suave como un cachorrito o un bebé dormido o la sensación al percibir el aroma de las flores o el café recién hecho son estados agradables de los que no se nos ocurre quejarnos. No obstante, también existen las experiencias somáticas desagradables, como los marcadores somáticos propios del estrés. Si alguna vez has padecido muestras inequívocas del estrés en nuestro cuerpo, como una actitud de tensión con los hombros elevados, la respiración agitada en el pecho, un pellizco en el estómago, el paso pesado, el ceño fruncido, la mandíbula apretada, los ojos entrecerrados o unas manos frías o sudorosas, sabrás que no son las sensaciones más placenteras que existen.

Según António Damásio, cuando estamos bajo el secuestro amigdalino, tanto la ínsula como la corteza cingulada anterior se centran únicamente en las señales negativas. Las experiencias somáticas positivas pasan de largo y, en su lugar, se aumentan las reacciones de miedo. Si no le damos salida, el estrés del día a día se queda grabado en nuestro cuerpo, más aún si cargamos en nuestra mochila con experiencias traumáticas del pasado no resueltas. Puedes ver esto reflejado en la postura de alguien que camina como si llevara un peso insoportable que incluso le impide avanzar en la vida.

Ser conscientes de lo inconsciente

Lo que ocurre en la mayoría de las ocasiones es que ante una emoción se produce tal estallido de sentimientos, cuya responsable es la amígdala, y de creencias y pensamientos, desde el hipocampo, que la mezcla genera tal estruendo que nos hace imposible escuchar a nuestro cuerpo. Como resultado, le damos más valor a lo que está en nuestra cabeza que a aquello que reside en el cuerpo. Sin embargo, antes de hacer consciente una emoción mediante pensamientos y sentimientos, debemos saber que esta se manifiesta en forma de sensación corporal mostrando **marcadores somáticos**. El cuerpo sabe aquello que ha percatado nuestro subconsciente y de lo que la mente consciente aún no se ha dado cuenta.

- Pensamiento → Hipocampo
- Sentimiento → Amígdala
- Sensaciones → Hipotálamo

Seguro que conoces a alguien que afirma sentirse bien o que piensa que está relajado y, sin embargo, su cuerpo nos transmite el mensaje de que está muy pero que muy estresado, ya sea porque tiene los hombros perennemente encogidos, el ceño fruncido, la mandíbula apretada, porque se exalta con lo más mínimo o lleva tiempo durmiendo mal. Y, si no conoces a nadie, quizás seas tú.

Como vemos, antes de hacer consciente la emoción, se manifiestan las sensaciones corporales. El encargado de hablar a través del cuerpo es el hipotálamo y lo hace mediante la frecuencia cardiaca, la respiración, las contracciones musculares y la postura. El hipotálamo traduce el lenguaje neuronal subconsciente al idioma del organismo y la ínsula y la corteza cingulada anterior nos lo comunican.

Los marcadores somáticos son marcadores conscientes del subconsciente

Por nuestra falta de costumbre, nos resulta muy difícil describir las sensaciones que se derivan de una emoción. Si alguna vez lo has intentado, te habrás dado cuenta de que es casi una misión imposible expresar cómo se siente nuestro cuerpo cuando estamos estresados, agobiados o preocupados. Es una verdadera pena, porque las sensaciones corporales podrían ser el hilo que nos guiara por el laberinto de las emociones, antes de que el minotauro nos atrape de lleno.

Ahora te invito a que hagas una sencilla práctica para escuchar a tu hipotálamo percibir tus marcadores somáticos. Lo primero que voy a pedirte es que revisites algún momento en el que te hayas sentido estresado y, con esa sensación en el cuerpo, trates de responder a estas preguntas:

- ¿Cómo notas la tensión en tu cuello y hombros?
- ¿Cómo sientes tu cara, tu frente y tu mandíbula?
- ¿Cómo es tu respiración?
- ¿Cómo está la frecuencia cardiaca?
- ¿Cómo notas la tensión en la columna lumbar?
- ¿Qué sensación en tu cuerpo percibes ante el estrés?

Desarrollar una consciencia corporal es muy importante, ya que te permitirá estar conectado con las sensaciones de tu cuerpo y, con ello, adelantarte a las emociones negativas asociadas al estrés o darte cuenta de que el simpático está ganando la batalla, por más que quieras negarlo.

Las sensaciones del cuerpo disparan las emociones que guían la toma de decisiones. El cuerpo percibe cosas antes de que nuestra mente consciente, lo que percibes como «tú», se dé cuenta. Son como susurros a nuestro cerebro consciente de lo que se cuece en el subconsciente. **El pro-**

blema es que no escuchamos el cuerpo cuando nos susurra, solo cuando nos grita.

Paciente y tratamiento a la vez

El cuerpo no es solo la vía de diagnóstico de nuestra mente, sino que podemos usarlo como el mejor de los tratamientos. Para salir de nuestra mente, debemos entrar en nuestro cuerpo. Por eso, las técnicas somáticas, que nacen en el cuerpo, son tan importantes para estimular nuestro nervio vago. Estas prácticas basadas en el movimiento consciente y en la escucha activa de las sensaciones de nuestro cuerpo regulan el sistema nervioso y deshacen las restricciones en el cuerpo y la mente. Acciones como mejorar la postura y pacificar nuestra cara nos llevan a un estado de paz, porque una postura relajada o un rostro calmado apaciguan nuestro cerebro.

Uno de los pilares de las técnicas somáticas es centrarnos en los marcadores somáticos positivos y no aversivos. La sensación de una mano gentil sobre nuestro pecho o de una respiración calmada lleva al SNA y el sistema límbico a un estado menos temeroso, además de mejorar la conexión del cerebro de abajo con el de arriba y viceversa.

La corteza insular y la corteza cingulada anterior recuerdan el dolor del cuerpo, pero también las sensaciones positivas, así que aférrate a ellas y esfuérzate por estimularlas con sensaciones agradables, como un masaje o un abrazo. Te aseguro que estas áreas son capaces de inhibir la respuesta al estrés y estimular la función del nervio vago por un mecanismo de arriba hacia abajo.

Mejorar la función de las cortezas insular y cingulada anterior es aumentar la sensación de felicidad y disminuir la de dolor.

Al igual que las técnicas somáticas, los métodos tradicionales de movimiento meditativo que se enfocan en la consciencia del cuerpo, como el yoga, el taichí y el qigong, mejoran el funcionamiento y la conectividad insular y del córtex cingular y aumentan la interocepción. También las técnicas de respiración, ya estén basadas en respiración lenta y consciente como en la hipoxia intermitente, resetean las cortezas insular y cingulada anterior.

Por último, también son muy interesantes las técnicas de meditación basadas en corporizar las emociones agradables, es decir, en evocar en nuestro cuerpo los momentos de sentirnos seguros, poderosos, capaces, cómodos, felices u optimistas. Recordar instantes en los que nos hayamos sentido así, traer ese momento al ahora y recuperar esa sensación en nuestro cuerpo, ejerce un efecto muy beneficioso en nuestra ínsula y corteza cingulada anterior. Este método puede conducirnos a la regulación del sistema límbico y a una restauración del equilibrio de nuestro SNA, calmando al simpático y estimulando el nervio vago.

4
Qué entendemos por estrés

Quizás veas la respuesta de nuestro cuerpo al estrés como algo inútil, como algo que te sabotea y evita que seas feliz o como la consecuencia lógica de la vida que llevas, una especie de condena perpetua que te ha tocado vivir. Hay quien piensa que el estrés siempre es su peor enemigo, pero, créeme, el estrés no existe para joderte la vida, sino para salvártela.

Si no fuera por él, no estarías leyendo este libro ahora. Y no, no me refiero a que tu principal motivo para leerlo es aprender a regular tus niveles de estrés. Piensa que somos el fruto de un largo proceso evolutivo en el que, durante decenas de miles de años, tuvimos que hacer frente a peligros que ponían en riesgo nuestra vida, como tribus enemigas, falta de agua y comida, depredadores, frío, calor, etcétera. Si tú y yo podemos estar aquí hoy es porque nuestros ancestros aprendieron a preparar su cuerpo para responder ante ellos, y no habrían podido hacerlo sin el estrés.

Todavía hoy, responder de forma efectiva al estrés puede salvarte la vida. Imagina que estás cruzando un paso de peatones y el coche que tenía que parar se despista y sigue de largo. Seguramente agradeces que tu SNA orqueste una respuesta rápida, automática y efectiva que te haga pegar un salto y librarte de ser atropellado, ¿verdad? Tu SNA puede hacer que el cuerpo pise el acelerador para rendir más ante una competencia deportiva, a la hora de enfrentarte a un examen importante o cuando la fecha de entrega de un trabajo se aproxima. O cuando tienes que terminar de escribir un libro; te hablo con conocimiento de causa. El problema aparece cuando los eventos estresantes se cronifican o se superponen tan seguidos que el estado de activación de tu cuerpo se convierte en tu *modus vivendi*, poniendo en peligro tu salud, por ejemplo, costándote dos cólicos nefríticos por esa entrega de un nuevo libro que se alarga...

El estrés prepara el cuerpo para responder de manera automática, rápida y potente ante un peligro que podría costarnos la vida, sin importar las consecuencias que tenga para nuestra salud a corto plazo. Lo único que importa en ese momento es sobrevivir. Es por ello que, en fisiología, a la respuesta del cuerpo ante el estrés dominada por el sistema nervioso simpático se la denomina, como ya vimos, «lucha o huida». Justo está pensada para eso: impulsarnos a pelear o correr.

El estrés lo es todo y a la vez es nada. Lo que para unos puede ser un evento altamente estresante como hablar en público, para otras personas es una experiencia de la que disfrutan. No es tanto lo que nos ocurre sino cómo respondemos ante ello, si activamos la respuesta de supervivencia o de superación.

4.1. La clave está en la percepción

Hace casi dos mil años, el filósofo griego Epicteto ya nos advertía que **«lo que importa no es lo que te sucede, sino cómo reaccionas a lo que te sucede»**. Como decíamos, es tras la percepción de un estímulo como estresante cuando el cerebro da la orden al hipotálamo para que ejecute la respuesta de lucha o huida. Una de las claves está, precisamente, en qué percibimos como estresante y qué no. Aquí te hablo de tráfico, retrasos, filas de espera, el incremento de las hipotecas, conflictos en zonas lejanas del planeta, la situación socioeconómica mundial y así un larguísimo etcétera.

En función de cómo nuestro cerebro procese la información y el contexto, la misma respuesta corporal puede ser muy excitante o tremendamente desagradable. ¿No me crees? Seguramente te suena el término *subidón de adrenalina*, que se produce al subir a una montaña rusa o al atreverse a saltar en paracaídas. Tanto en un ataque de ansiedad como en un estado de euforia máxima se nos saldrá el corazón del pecho, hiperventilaremos y tendremos los nervios a flor de piel, pero la sensación que proyecte nuestra mente ante ello será totalmente diferente. Puede que las sensaciones corporales sean parecidas, pero de seguro prefieres correr practicando ejercicio que huyendo despavorido de un apocalipsis zombi, ¿verdad?

Por todo esto es tan importante que nuestro jinete nos guíe en la dirección correcta.

4.2. Nuestros leones interiores: una visión evolutiva del estrés

Ahora ya sabes que el estrés nos prepara para responder de manera rápida y potente ante un peligro que podría costarnos la vida. La respuesta al estrés opera bajo la ley universal de la acción y la reacción. Está diseñada para responder ante el león que nos sorprende desprevenidos en medio de la sabana. Nuestro sistema simpático evolucionó para activarse ante las amenazas ancestrales que ponían en riesgo nuestra vida, peligros que solían ser muy intensos, pero con desenlaces rápidos. La activación puntual del simpático nos permitía orquestar una respuesta en la que nuestro cerebro pensaba velozmente y nuestro cuerpo se movía intensamente, gastando una gran cantidad de energía para responder ante la amenaza con lucha, huida o búsqueda, según la naturaleza del peligro. **Ahí, en su contexto, el estrés es una respuesta salvadora.** El simpático se activará y, una vez superado el peligro, el parasimpático tomará las riendas para ponerlo todo en su lugar.

Una vez solucionada la amenaza, nuestro cuerpo nos premia con la activación del sistema nervioso parasimpático, responsable de la calma y el bienestar. ¿Reconoces esa sensación de relajación que notas después de hacer deporte? Es tu sistema parasimpático poniéndose manos a la obra. Además de calmarnos, es ahora cuando comienza la reparación de los posibles daños acontecidos mientras lidiábamos con la amenaza.

El estrés es una respuesta universal y automática que se dispara de la misma forma ante cualquier evento que consideremos estresante y esto es un problema, porque los estresores de la vida moderna no son los de antaño.

El entorno en el que vivimos en la actualidad ha cambiado de modo radical con respecto al de nuestros ancestros. Por suerte, es mucho más seguro. Ya no tenemos que salir corriendo o pelear por nuestra vida cada poco tiempo, ni pasar horas buscando alimentos bajo el frío o el calor extremos. Sin embargo, nuestro cerebro aún no se ha enterado de esto. Para él, el pago de la hipoteca representa una amenaza tan real como ser perseguido por un león. Por inútil que sea, nuestro cerebro sigue activando al simpático ante las amenazas modernas, como los problemas en el trabajo, el tráfico, los conflictos familiares, las estrecheces económicas o las preocupaciones sobre la sociedad y la política.

Figura 4.1. Diferencias entre amenazas ancestrales y modernas

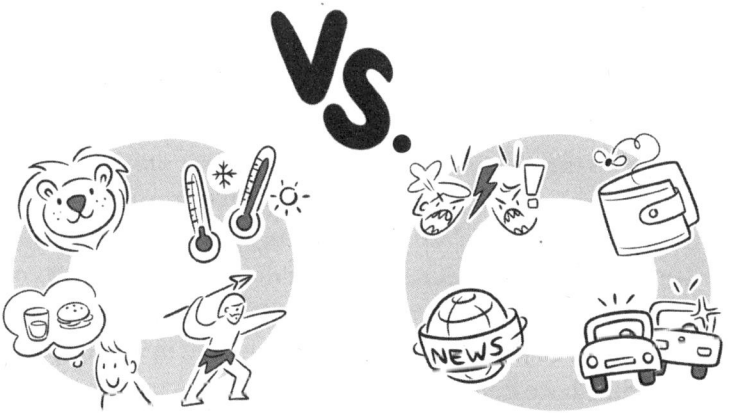

Fuente: © Miss Calorie.

Tabla 4.1. Amenazas ancestrales y modernas

AMENAZAS ANCESTRALES	AMENAZAS MODERNAS
Características	
Agudas	Crónicas
Conocidas por nuestros genes	Desconocidas
De corta duración	De larga duración
Intensas	Menos intensas
Habitan el cuerpo	Habitan la mente
Se solucionan con movimiento	Difícil solución
Ejemplos	
Falta de comida (ayuno)	Familiares
Búsqueda de comida (caza/recolección)	Sociopolíticas
Estrés térmico (frío, calor)	Económicas
Amenaza física (depredadores/otros humanos)	Laborales

Fuente: Elaboración propia.

En la vida ancestral existía un predominio del parasimpático con ráfagas de activación simpática. En la vida moderna vivimos bajo el yugo crónico del simpático, que no deja al parasimpático expresarse.

Cuando algo en tu vida te debilita, es como estar encerrado en una habitación con un león. Tu SNA, como un guardián vigilante, entrará en acción para protegerte, agitando profundamente tu cuerpo desde dentro y activando áreas motoras que te preparen para actuar. Tu cerebro interpreta esa situación como una amenaza, por lo que operará desde el subconsciente disparando una alarma en tu sistema nervioso. Ocurrirá lo mismo que si te estuvieras enfrentando a un león real, cuando en realidad te bates contra leones imaginarios, llámense hipotecas, discusiones de trabajo y/o de pareja, atascos, etcétera.

Tu organismo solo sabe que hay algo poniendo en riesgo tu vida, por lo que el simpático liberará adrenalina y cortisol suficientes como para inundar tu cuerpo. Como consecuencia, tu ritmo cardiaco se acelerará para bombear más sangre a tus arterias, por lo que tu tensión aumentará, respirarás más rápido, liberarás glucosa y grasa a la sangre para que tus músculos, que se habrán tensionado, no se queden sin energía, y enfocarás tu mente exclusivamente en el león, con el único fin de empujarte a encontrar una solución, una vía de escape para salvar tu vida. Por si fuera poco, todo tu cuerpo se inflamará como respuesta defensiva a un posible ataque del león.

Esta respuesta es un maravilloso ejemplo de nuestro imperativo biológico de sobrevivir a cualquier costo, pero también de cómo elegimos ignorar a nuestros leones internos, buscando infinitas explicaciones, generando teorías complejas de por qué nos sentimos como nos sentimos, echando la culpa al gluten, a la fructosa o a la almohada, cuando en realidad tenemos la verdad que no queremos ver delante de nuestros ojos. Quizás todo lo que nos ocurre sea la proyección de una sombra que apaga nuestra luz.

4.3. Estrés agudo frente a estrés crónico

Nuestro sistema simpático se diseñó para pasar de cero a cien en pocos segundos, no para estar en constante ralentí. Estamos diseñados para responder ante el estrés físico agudo característico de las amenazas evolutivas agudas e intensas **tomando decisiones con la cabeza y moviéndonos con el cuerpo**. Estos desafíos, lejos de ser perjudiciales, son tremendamente beneficiosos, ya que sirven de poderosos estímulos de fortalecimiento de nuestro organismo.

Una correcta respuesta al estrés implica acción, movimiento y solución. Por el contrario, si permaneces en la misma situación demasiado tiempo, parado mientras el león ruge en tu habitación, la respuesta natural al estrés continuará intensificándose hasta llegar a agotarte. Es así como vivimos hoy, habitando en exceso la mente y olvidando nuestro cuerpo.

Las amenazas evolutivas se han transformado en amenazas modernas que son crónicas, menos intensas y de difícil solución. Ante ellas teorizamos, sobrepensamos, nos quejamos y protestamos, pero no actuamos. Vivimos sometidos a la continua influencia de un sistema simpático siempre activo a un nivel suficiente como para interferir en los procesos de relajación, reparación, recuperación y socialización del sistema parasimpático. Esto, mantenido en el tiempo, tiene consecuencias nefastas para nuestra salud.

En este contexto, entra en escena un actor que hemos conocido antes: el cortisol, la hormona del estrés crónico. Cuando nuestro cerebro percibe que el evento estresante va para rato (algo que, hace miles de años, podría ser una sequía duradera, por ejemplo), empieza a liberar, en mayor cantidad, cortisol a la sangre. No te confundas: el cortisol no es el malo de la película. Sin él no podríamos vivir, ya que desempeña un papel protagonista en la mayoría de los procesos fisiológicos que hacen que tu cuerpo funcione, desde despertarte hasta liberar glucosa y triglicéridos a la sangre como combustible, pasando por la regulación del sistema inmunitario.

Sin embargo, como todo en la vida, el problema llega con los excesos. Demasiado cortisol o su presencia continuada resulta tóxico para nuestro organismo, porque esta hormona también desempeña un papel protagonista en la respuesta al estrés al activar el modo ahorro para no gastar más de lo necesario y poder hacer frente así a un estresor de difícil solución que se va a mantener en el tiempo. Este modo solo nos deja realizar las funciones estrictamente necesarias, apagando nuestro metabolismo para que ahorremos hasta la última caloría almacenándolas con ansia en forma de grasa corporal. Mientras tanto, nos mantiene en un modo de continua activación, tensión e hipervigilancia.

Uno de los efectos más devastadores del cortisol ocurre sobre nuestra memoria. Sabemos que, ante un evento muy estresante, la liberación masiva de cortisol hace que al hipocampo, la región del cerebro encargada de la memoria, le resulte muy difícil fijar el recuerdo. De ahí que, por ejemplo, a las víctimas de un atraco les resulte muy difícil recordar el rostro del ladrón. Estas fallas de memoria que acontecen ante un evento estresante agudo cobran todavía más relevancia en el estrés crónico.

El estrés crónico o, lo que es lo mismo, el cortisol crónico liberándose en nuestro organismo como consecuencia de la vida moderna, erosiona la estructura del cerebro y lo vuelve más vulnerable y propenso a un envejecimiento precoz, especialmente de las zonas relacionadas con la memoria (hipocampo) y el pensamiento racional (neuronas corticales). Además, aumenta la capacidad de la amígdala para recrearse en las emociones negativas y pasar por alto las positivas.

La vida moderna hace que nuestra sangre sea una sopa continua de cortisol con aderezos puntuales de adrenalina, como cuando vamos tensos desde que nos levantamos (cortisol) y nos encontramos con un atasco en la carretera (adrenalina).

Cuando nos encontramos ante una situación de estrés que se prolonga en el tiempo o cuando los eventos estresantes suceden tan seguidos que no nos da tiempo a recuperarnos, el periodo de hiperactivación del sistema simpático también se prolonga. Como consecuencia, el nervio vago deja de emitir señales que conduzcan a la relajación y la dominancia del sistema nervioso simpático incrementa el nerviosismo y la agitación. **Sin la activación del nervio vago no hay regeneración de nuestro organismo.**

Lucha, huye o congélate

Como ya sabes, el sistema parasimpático se activa en situaciones de tranquilidad y relajación. Pero existe un parasimpático más primitivo responsable de la respuesta de «no respuesta». Ante un evento muy estresante (traumático), podemos quedarnos muy tensos, fruto de la activación simpática, pero también tan inmóviles como si estuviéramos congelados, lo que nos impide luchar o huir.

Esta respuesta defensiva, heredada evolutivamente de los reptiles, induce al organismo a la inmovilidad tensa y se activa, según la teoría polivagal de Porges, el director del

Figura 4.2. Acción del SNA con estrés puntual o crónico

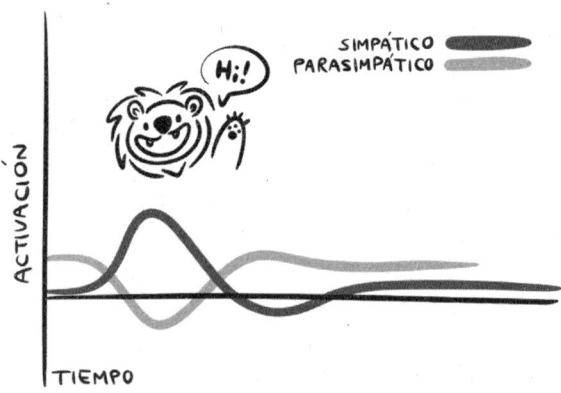

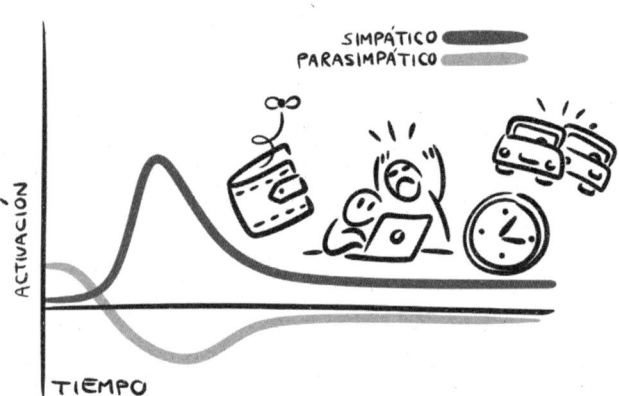

Fuente: © Miss Calorie.

Brain-Body Center y profesor de psiquiatría de la Universidad de Illinois, por una rama del nervio vago llamada «dorsal». Según Porges, el vago tiene dos partes: la parte antigua, no mielinizada, denominada «vago dorsal», es responsable de la congelación, y la parte nueva, mielinizada, denominada «vago ventral», es responsable de la socialización. Así, bajo un estrés extremo e ineludible, cuando nos sentimos indefensos ante una situación que percibimos tan peligrosa que sobrepasa nuestros recursos para superarla, el SNA responde de forma paradójica, al manifestar una activación extrema simultánea de las ramas simpática y parasimpática primitiva.

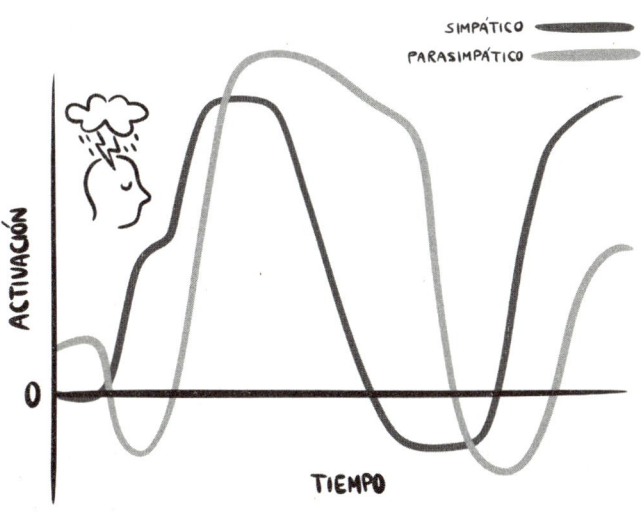

Figura 4.3. Respuesta traumática al estrés

Fuente: © Miss Calorie.

La congelación es la respuesta del cuerpo que con más frecuencia se da ante el trauma. Al igual que con estrés, el término *trauma* se usa de diferentes maneras en diferentes contextos. En este caso, nos referimos al trauma como un evento que causa una desregulación a largo plazo en el sistema nervioso autónomo.

El trauma ocurre tanto en la cabeza como en el cuerpo y su definición depende más de la persona que lo sufre que del evento en sí. Un evento que es muy traumático para una persona puede no serlo para otra, ya que las personas difieren ampliamente en su capacidad para manejar diversos tipos de situaciones desafiantes, debido a factores que van desde su condición genética hasta cómo se fraguó su infancia.

Los traumas pueden producirse en cualquier etapa de la vida a través de experiencias como una ruptura sentimental, la sensación de abandono, un cambio de vida importante, la muerte de un ser querido, la infidelidad en una relación, la pérdida de un empleo o una experiencia de violencia, discriminación o racismo. La activación crónica de los sistemas simpático y parasimpático primitivo (el vago dorsal) se expresa con una elevada tensión nerviosa acompañada de la sensación de parálisis o congelación. Ante ella, ni reaccionamos, ni actuamos. El trauma puede manifestarse como un cierre depresivo alternado con ansiedad o ira extrema, que a menudo se observan en el trastorno de estrés postraumático.

4.4. Consecuencias del estrés crónico para nuestra salud

Estamos perfectamente adaptados para tolerar el estrés físico agudo, pero para lo que nunca estaremos preparados será para lidiar con el estrés mental crónico. Nuestro cuerpo no sabe responder a un estrés que no habita en el terreno real, ni a un peligro que no puede ver, oír, oler o sentir en la piel. No sabe responder a un estrés al que no podemos hacer frente con nuestro cuerpo, del que no podemos huir ni enfrentarnos. Las amenazas de la vida moderna son de menor intensidad pero de mayor duración y generan una sobrecarga alostática de tal envergadura que mantienen el sistema nervioso simpático continuamente activado. A su vez, el sistema parasimpático, al no ser capaz de activarse, va perdiendo fuerza y estará cada vez más bajo. Con el tiempo tendremos más facilidad para estresarnos y mayor dificultad para relajarnos porque viviremos instalados en un estado de **dominancia simpática**.

En este contexto de estrés moderno, es posible que sufras de fatiga crónica con la paradoja de que la glucosa y la grasa, combustibles para generar la energía que necesitas, colapsen tus arterias. Tus músculos del cuello, la espalda y la mandíbula estarán tan tensos y a la defensiva que llegarán a contracturarse esperando entrar en un combate que nunca llega. Tu sistema inmunitario se centrará en inflamar como defensa a una posible herida que nunca se producirá, mientras que se olvidará de defendernos contra los virus y los patógenos, generando un estado de inflamación crónica e inmunosupresión que nos hará más susceptibles a las enfermedades.

Además, el estrés constante paraliza las funciones digestivas y genera digestiones pesadas, intolerancias a determinados alimentos, sensación de inflamación, acidez y un largo etcétera. También puede alterar el equilibrio hormonal, provocando cambios de humor, ansiedad, pérdida de la libido, problemas de concentración y alteraciones del sueño. A largo plazo, esta presión implacable puede incluso contribuir a problemas de salud más graves, como depresión, demencia, cáncer, enfermedades cardiacas, hipertensión y trastornos metabólicos como la dislipidemia y la diabetes.

Los marcadores somáticos del estrés crónico

Un estado de dominancia simpática tiene una serie de marcadores somáticos propios, que reflejan el exceso de cortisol que está asimilando tu cuerpo. Algunos de ellos son los siguientes:

- Aumento de tensión muscular (sobre todo, cervical, lumbar y mandibular).
- Temblores y sensación de debilidad.
- Manos frías y/o sudorosas.
- Malestar digestivo: sensación de ardor, mala digestión, inflamación, etcétera.
- Mareos, desmayos, niebla mental.
- Alteración de la tensión arterial y del pulso cardiaco.
- Hiperventilación y respiración superficial.
- Insomnio o problemas del sueño.

Otros signos de que el estrés te está ganando la partida incluyen los siguientes:

- Hiperreactividad a situaciones cotidianas.
- Agotamiento y disminución de los niveles de energía.
- Pensamientos obsesivos.
- Hipersensibilidad a sonidos, luces y olores.
- Irritabilidad, nerviosismo y cambios de humor.
- Más infecciones o infecciones más persistentes.
- Inflamación y dolor inexplicable en articulaciones.
- Disminución de la libido.
- Desequilibrio hormonal.
- Ganancia de grasa visceral.
- Edemas.

Una epidemia moderna

Hoy día podemos afirmar, sin miedo a equivocarnos, que **el estrés es una epidemia moderna**. En un momento u otro, a la mayoría de nosotros nos toca lidiar con sensaciones de estrés. Según los estudios, más de un 60% de la población adulta afirma sentirse estresada de manera cotidiana, y yo últimamente tengo la impresión de que ese porcentaje se queda pequeño.

La evidencia científica se acumula y muestra los efectos perniciosos del estrés crónico en nuestra vida, que nos impacta de manera similar al sedentarismo, a una mala dieta o a la falta de sueño. De hecho, según el doctor Bruce Lipton, **entre el 75 y 90% de todas las visitas al médico están relacionadas con afecciones causadas por el estrés**.

Si queremos dejar de vivir bajo la tiranía de la dominancia simpática, tenemos que rebajar la activación del simpático y estimular la acción del parasimpático. Debemos fortalecer a nuestro jinete y calmar al elefante y por eso los objetivos de este libro son dotarte de herramientas para que aportes claridad al jinete y calmes al animal desbocado. Ambas cosas las conseguiremos al aumentar los niveles en nuestro organismo de una maravillosa molécula llamada acetilcolina, que depende directamente de nuestro nervio vago.

La actividad del nervio vago está relacionada con el estado emocional. Cuando estamos tranquilos interiormente, cuando tenemos sentimientos compasivos, se activa el nervio vago que nos procura tranquilidad. Cuando nos alcanza el estrés, el sistema simpático dispara una respuesta de nerviosismo que puede conducir a la ansiedad y la depresión que termina por agotarnos.

Mediante intervenciones adecuadas de estimulación del nervio vago, nuestro sistema nervioso autónomo puede regresar a un estado normalizado y completamente funcional que nos permitirá navegar las turbulencias de la vida moderna. Esto lo conseguiremos tanto usando vías descendentes (actuando desde los pensamientos) como ascendentes (desde el cuerpo), pero, para poder actuar sobre algo, primero tenemos que conocerlo en profundidad. Y eso es justo lo que vamos a hacer ahora.

Segunda parte

NO TODO EL QUE VAGA ESTÁ PERDIDO

5
Nuestro protagonista, el nervio vago

Llegados a este punto, es momento de hablar del protagonista de este libro, nuestro nervio vago. Quizás te preguntes si es tan importante como para escribir (y leer) un libro dedicado a él, pero espero que, después de leer estas líneas, se despejen todas tus dudas sobre la gran importancia de este nervio para tu salud y tu bienestar. Comprender cómo funciona el nervio vago te ofrecerá poderosas herramientas sanadoras para tu día a día.

J. R. R. Tolkien, autor, entre otros libros, de *El Señor de los Anillos*, decía que «no todo el que vaga está perdido». No me extrañaría que estuviera pensando en nuestro protagonista a la hora de pronunciar esas palabras, ya que el nervio vago se llama así porque deambula. La palabra latina *vagus* significa 'deambular', y eso es precisamente lo que hace este nervio por gran parte del organismo, extendiéndose a todos los órganos principales. No obstante, no está perdido, ni mucho menos, porque tiene un gran propósito, una misión bien definida: la de conectar el cerebro, concretamente la corteza prefrontal, el tronco del encéfalo y el sistema límbico, con el resto del cuerpo. A causa de esto, el nervio vago es responsable de diversas funciones corporales, incluida la digestión (empezando por tragar y terminando por... digamos defecar), la respiración o las pulsaciones.

5.1. UNA BREVE ANATOMÍA DEL VAGO

Al nervio vago también se le conoce como «neumogástrico» por su estrecha relación con los sistema cardiorrespiratorio y digestivo. Es el décimo par craneal, el más largo y el que más ramificaciones tiene, con lo que genera una intrincada red de espías que recaban una tremenda cantidad de información valiosa para nuestro cerebro.

Nace en una región del tronco del encéfalo conocida como «bulbo raquídeo», concretamente en el núcleo ambiguo, de donde sale por el agujero yugular o rasgado posterior. Junto al nervio glosofaríngeo y el espinal, abandona el cráneo y se extiende hasta el abdomen atravesando el cuello y el tórax, no sin antes mandar proyecciones sensitivas auriculares, meníngeas y faciales. Tiene una íntima relación con la musculatura suboccipital y cervical, ya que baja por el cuello entre la arteria carótida y la vena yugular interna inervando la laringe. ¿Qué significa esto? Que tener relajada la musculatura del cuello y la nuca será muy importante para que el nervio vago no se quede atrapado en la tensión muscular y pueda funcionar correctamente.

Aunque nos referimos al nervio vago en singular, en realidad es un par de nervios que emergen del lado izquierdo y derecho del bulbo raquídeo y descienden por ambos lados del cuello. En la base del cuello, el vago ingresa al tórax entrando tras las clavículas, cerca del esternón, razón por la que los golpeteos suaves en esta región lo estimularán. A partir de este punto, el nervio vago izquierdo y el nervio vago derecho tomarán caminos diferentes. El vago izquierdo viajará al lado del esófago proyectándose hacia el pulmón izquierdo y el corazón izquierdo. Mientras, al otro lado del esófago, el vago derecho se proyectará hacia el pulmón derecho.

Posteriormente, tanto el nervio vago izquierdo como el derecho entran en la cavidad abdominal a través del hiato esofágico del diafragma, de ahí la importancia de tener un diafragma relajado para que no atrape al vago, y continúan su camino de manera individual hasta alcanzar sus ramos terminales, que llegan hasta parte del colon. En el abdomen, el vago izquierdo inerva el estómago, mientras que el resto de órganos abdominales (el páncreas, los riñones, el bazo, los intestinos y el hígado) son responsabilidad exclusiva del vago derecho.

El vago derecho también conforma, bajo el reborde de las costillas, una estructura llamada «plexo solar» que a nivel energético coincide con el tercer chakra (manipura). Masajear suavemente, de forma circular, esta zona es una poderosa forma de relajar nuestro organismo.

5.2. ¿Cuáles son las funciones del nervio vago?

El nervio vago se comporta como una especie de superautopista bidireccional de la información a través de la cual el cerebro y el cuerpo se comunican entre sí. Por un lado, recoge la información referente al ambiente interno de nuestro organismo y, por otro, se encarga de orquestar la respuesta del cuerpo en momentos de descanso, digestión y relajación.

El nervio vago desempeña un papel clave en la función del sistema nervioso autónomo, responsable de diversas actividades que realizamos de forma inconsciente, al controlar la función motora de distintos órganos y músculos responsables de la respiración, la actividad cardiovascular y la digestión. Por ello, si el vago se desregula, la tensión arterial sube, el corazón estará acelerado incluso en reposo y tendrás malas digestiones, además de otras disfunciones.

Nuestro protagonista tiene un papel clave en la respuesta de nuestro cuerpo ante el estrés, ya que es el responsable de orquestar la respuesta parasimpática que nos lleva a la calma después de sufrir un evento estresante. Para ello, se sirve de un neurotransmisor fundamental que hemos mencionado antes: **la acetilcolina**. Gracias a la acetilcolina se ralentizan el ritmo de respiración y los latidos cardiacos y se activan los movimientos gástricos e intestinales.

Por si fuera poco, el nervio vago también es el responsable principal de los estrechos vínculos que se establecen entre el intestino y el cerebro, que forman el eje intestino-cerebro, y entre el sistema inmunitario y el cerebro. El vago es la interfaz de comunicación por excelencia entre ambos.

Para poder llevar a cabo este papel tan importante en la fisiología de nuestro organismo, el nervio vago precisa de dos canales, uno de entrada de información desde el cuerpo (vía aferente), especialmente a través del tracto digestivo, que incluye estómago e intestinos, de los pulmones, el corazón, el bazo, el hígado, los riñones y el cerebro, y otro de salida de las instrucciones que nuestro cerebro transmite al resto de los órganos como respuesta motora o parasimpática (vía eferente). El 80% del nervio vago es aferente o sensitivo, es decir, recoge información de lo que sucede en el organismo y lo envía al cerebro, y el otro 20% es eferente o motor, con lo que envía respuestas que pueden ser tanto sensitivas como motoras.

La mayoría de sus fibras nerviosas son del tipo cuerpo-cerebro: informan al cerebro de lo que ocurre en el cuerpo.

La información sensitiva del vago va desde la periferia hasta el núcleo del tracto solitario del bulbo raquídeo, desde donde se traslada a otras áreas cerebrales superiores para que se procese y se organice una respuesta eferente motora. Es entonces cuando las fibras eferentes motoras llevan la información desde el cerebro superior hasta el núcleo ambiguo, desde donde viajarán hasta la musculatura estriada de la cara, la cabeza, el cuello, el tórax y los órganos subdiafragmáticas.

5.3. La vía aferente o de entrada

El nervio vago tiene una gran red de terminaciones nerviosas que sirven como sensores de todos nuestros órganos, especialmente del intestino con el famoso eje intestino-cerebro, para informar al cerebro de lo que nos pasa. Esta función sensorial se divide, a su vez, en dos componentes:

- **Componente somático**: sensaciones que se perciben desde la piel y los músculos.
- **Componente visceral**: sensaciones que se perciben desde el resto de los órganos corporales.

El vago proporciona al cerebro información somática de la cara, las orejas, la parte externa de los canales auditivos y la garganta, además de información de sensaciones viscerales de la laringe, la laringofaringe, el esófago, la tráquea, los pulmones, el corazón y la mayor parte del tracto digestivo. Así, hace llegar al cerebro datos sobre el nivel de temperatura, la microbiota o el tipo de nutrientes que puede haber. Por otra parte, desempeña un pequeño papel en la sensación del gusto de sabores ácidos y amargos cerca de la raíz de la lengua.

Lo creas o no, esto que te estoy contando tiene grandes indicaciones prácticas, como veremos con más calma más adelante, ya que los masajes en cara y oreja, la vibración de la garganta al cantar, reír, recitar mantras o hacer gárgaras o la respiración lenta tendrán la capacidad de estimular el nervio vago de una forma poderosa. Lo mismo ocurre con los sabores ácidos como el limón y el vinagre y los amargos como la endivia, la alcachofa o la cúrcuma, con las bebidas calientes y con los alimentos fermentados ricos en bacterias beneficiosas y ácidos orgánicos.

El reflejo inflamatorio

Junto al cerebro, el sistema inmunitario es el gran supersistema de nuestro organismo, ya que se encarga de dos funciones vitales. Por un lado, nos defiende de los patógenos; por otro, regenera nuestro cuerpo ante una herida o una lesión. Por eso, para un correcto funcionamiento de nuestro organismo, es vital que el cerebro y el sistema inmunitario entablen un diálogo constante. ¿A que no adivinas quién es el encargado de conectarlo? ¡Exacto! Nuestro nervio vago.

Una de las principales funciones del sistema inmunitario es la inflamación, una respuesta protectora local ante una invasión microbiana o una herida. Debe afinarse y regularse con precisión, porque tanto una deficiencia como un exceso en la respuesta inflamatoria puede ser perjudicial para nuestra salud. A inicios de los años dos mil, el doctor Kevin J. Tracey y sus colegas del Instituto de Investigación North Shore-LIJ de Manhasset, en Nueva York, fueron los primeros en descubrir que el cerebro, en su diálogo con el sistema inmunitario, juega un papel crucial en la regulación de la inflamación con el llamado «reflejo inflamatorio». Sus conclusiones fueron plasmadas en una investigación titulada «Mente sobre la inmunidad» (*Mind over inmunity*).[7]

---

[7] Tracey, K. J.; Czura, C. J.; y Ivanova, S., «Mind over immunity», *FASEB Journal*, 15 (2001), pp. 1575-1576.

5.4. La vía eferente o de salida

Como ya viste, además de la vía de entrada, el nervio vago se sirve de otra de salida, con la que envía las instrucciones del cerebro al resto de los órganos. Esa respuesta del nervio vago se da mediante la liberación de la acetilcolina, que funciona como un neurotransmisor, un mensajero químico que transmite las instrucciones del cerebro a los distintos tejidos corporales. De ahí que a la función del nervio vago también se la llame la «vía colinérgica». Según la zona del cuerpo donde actúe la acetilcolina liberada por el nervio vago, tendrá tres funciones distintas.

Función motora

Controla los músculos de la faringe, la laringe y el paladar blando, que se usan para la deglución (tragar), hablar y cantar. Además, interviene en el reflejo de la risa, la tos, el estornudo, la deglución involuntaria y el vómito.

Función parasimpática

A estas alturas ya debería haberte quedado claro que el nervio vago es una parte esencial del sistema nervioso parasimpático, responsable de calmar los órganos después de la estresada respuesta de lucha o huida, mediada por la adrenalina, ante un peligro real o imaginado. A través de la vía eferente, el nervio vago transmite las instrucciones para realizar acciones parasimpáticas en diferentes zonas de nuestro cuerpo:

- **Corazón y pulmones.** Calma el ritmo respiratorio y el cardiaco. El nervio vago es el encargado de reducir la frecuencia cardiaca en reposo y mantenerla en un ritmo de 60 a 80 latidos por minuto. Sin esta acción del vago, la frecuencia cardiaca en reposo rondaría los 100 latidos por minuto. El vago también es el encargado de la regulación del tono de la musculatura lisa (que es involuntaria) de las arterias, que regula la tensión arterial.

Si el vago vaguea, sufriremos tensión arterial elevada, taquicardia y taquipnea.

- **Sistema gastrointestinal.** Proporciona inervación parasimpática a la mayoría de los órganos abdominales o, en otras palabras, les aporta el impulso nervioso necesario para que funcionen correctamente. Controla los músculos involuntarios del esófago, el estómago, la vesícula biliar, el páncreas, el intestino delgado y parte del colon. También estimula el peristaltismo digestivo, una serie de movimientos involuntarios y ondulatorios de los órganos digestivos, generados por la contracción y la relajación alternas de la musculatura lisa, que permiten que los alimentos se muevan a través del tracto y, por otro lado, facilita la secreción de los jugos digestivos (ácido clorhídrico, enzimas digestivas y bilis), imprescindibles para una correcta digestión. Además, el nervio vago tiene un papel importante en el control de las secreciones hormonales pancreáticas de insulina y glucagón que se encargan de regular los niveles de glucosa en la sangre.

Si el vago vaguea, sufriremos digestiones lentas y pesadas, molestias gastrointestinales, sensación de inflamación, gases y estreñimiento.

Función antiinflamatoria

Como acabas de leer, el doctor Kevin J. Tracey y sus colegas demostraron la relación entre el nervio vago y la inflamación. Las células del sistema inmunitario responsables de la inflamación, especialmente los macrófagos, tienen receptores para acetilcolina, conocidos como «receptores colinérgicos nicotínicos». El nombre es lo de menos; lo que nos importa es que, gracias a ellos, cuando el nervio vago libera acetilcolina, tiene la capacidad de frenar la inflamación. De hecho, una de las características que encontramos en trastornos inflamatorios crónicos como trastornos digestivos funcionales, la enfermedad inflamatoria intestinal, la colitis ulcerosa y la enfermedad de Crohn, la artritis, la esclerosis múltiple y algunos tipos de depresión es una disminución de la activación del nervio vago.

Lo que te debe quedar claro es que este nervio es el responsable de la vía antiinflamatoria colinérgica, capaz de reducir la inflamación de nuestro organismo desde las articulaciones hasta el intestino, siempre y cuando tengamos un sistema nervioso autónomo capaz de activar la respuesta parasimpática. El estrés y la dominancia simpática inhiben automáticamente el nervio vago y anulan su capacidad antiinflamatoria.

No es de extrañar que, en la actualidad, se estén desarrollando modernos fármacos dirigidos al sistema colinérgico y aparatos de estimulación del nervio vago (VNS, por sus siglas en inglés), tanto de forma invasiva como no invasiva, como diana terapéutica para múltiples enfermedades. A lo largo y ancho de este libro voy a compartir contigo múltiples estrategias para estimular el nervio que, si bien no son tan sofisticadas, verás que resultan mucho más seguras y muy efectivas.

5.5. El tono vagal

El nivel de función del nervio vago también se conoce como «tono vagal». Nos indica cuán bien está funcionando nuestro nervio vago y describe su capacidad de llevarnos al parasimpático cuando el estrés se apodera de nosotros.

Para conocer el tono vagal, debemos preguntarnos si funciona bien el parasimpático para equilibrar la respuesta simpática o está inhibido. Piensa en ello como en el tono muscular: ¿es fuerte o es débil?, ¿se siente rígido, tenso y ansioso o flexible, adaptable y resiliente?

Tenemos que imaginar el SNA como una balanza en cuyos extremos se sitúan el simpático y el parasimpático. La interacción constante entre el simpático y el parasimpático mantiene la balanza en homeostasis o equilibrio. Cuando la respuesta de lucha o huida se encuentra estancada en el modo «siempre activo», la activación simpática es alta. Si la activación simpática es alta, el tono parasimpático será bajo, lo que te llevará a sentirte muy estresado y (probablemente) no muy bien.

Recuerda que necesitas homeostasis para vivir saludablemente; de hecho, el estrés puede definirse simplemente como cualquier amenaza que altere la homeostasis. El nervio vago cumple una función importante en el mantenimiento de este equilibrio homeostático, por lo que augura la aparición de diversas enfermedades. Cuando la actividad del vago está inhibida, decimos que tenemos un tono vagal bajo, que es sintomático de una mala salud física y mental. Cuando tu tono vagal es bajo, estás desequilibrado. De ahí que tengamos que estimular el vago con todo lo que vas a aprender en este libro para que recupere su tono.

Según los estudios, existe una relación directa entre un tono vagal alto y el bienestar. Esto indica que un buen tono vagal favorece las emociones positivas y la buena salud física. Cuanto más lo cuides, mejor será tu salud física y mental. Por el contrario, el tono vagal bajo se ha asociado con varias afecciones, entre las que se encuentran los desórdenes inflamatorios como la artritis; gastrointestinales como el síndrome del intestino irritable, la colitis y la enfermedad de Crohn; cardiometabólicos como la hipertensión, la diabetes y la fibrilación auricular; así como afecciones neurológicas como epilepsia y párkinson y psicológicas como la ansiedad, la depresión y el trastorno de estrés postraumático.

Quizás pienses que la medida del tono vagal es algo muy complejo e incluso caro. ¡Nada más lejos de la realidad! La medida de la variabilidad de la frecuencia cardiaca (VFC) es la mejor manera que tenemos en la actualidad de conocer nuestro tono vagal. Es una medida de la cantidad de tiempo entre latidos del corazón, que indica la actividad vagal del corazón, y es algo muy sencillo y accesible para la mayoría de las personas. Más adelante hablaremos más de ella.

El tono vagal no es algo que debamos abandonar a los designios del destino: sí, está en nuestras manos mejorarlo. Aquí está la gracia del juego. Puedes estimular tu nervio vago a propósito cuando quieras (¡de lo contario, este libro no tendría ningún sentido!). Y puedes medir tus resultados utilizando un medidor de variabilidad de la frecuencia cardiaca.

Llegado a este punto, es muy posible que te estés haciendo la pregunta del millón: ¿cómo demonios estimulo mi nervio vago? Sé que tienes muchas ganas de descubrirlo, pero, antes de pasar a la práctica, déjame que te hable de una molécula a la que le debes más de lo que crees.

6
La molécula del *flow*

El psicólogo húngaro-estadounidense Mihály Csíkszentmihályi (no me pidas que lo pronuncie, por favor) popularizó el concepto «estado de *flow*» para hablar de esa fase mental en la que el tiempo se nos pasa volando. Nos encontramos extraordinariamente bien, completamente inmersos y enfocados en lo que estamos haciendo, participando y disfrutando de esa actividad, tan absortos en lo que estamos haciendo que todo lo demás, la sensación del tiempo o incluso de nosotros mismos, desaparece. El *flow* puede ocurrir espontáneamente en mitad de cualquier desempeño, como me ha ocurrido a mí algunas veces escribiendo este libro, y como espero, de corazón, que te esté pasando a ti leyéndolo.

Durante el estado de *flow* se da un sentido de éxtasis en el que estamos absolutamente alejados de la realidad cotidiana y, a la vez, inmersos por completo en aquello que estamos haciendo. Disfrutamos de una sensación de serenidad en la que no estamos preocupados por nosotros mismos, sino que sentimos que somos parte de algo más grande. Además, perdemos la noción del paso de los minutos, porque solo nos enfocamos en el presente. Todo ocurre porque percibimos una motivación intrínseca; sentimos que el acto vale la pena por sí mismo, sin la necesidad de recibir un reconocimiento externo, ni premio alguno por llevarlo a cabo. La meta es el camino, no el destino. En otras palabras, **nos enfocamos en el proceso y no en el resultado.**

Para entrar en este estado, necesitamos generar un escenario en el que nuestro nervio vago pueda desplegar todo su potencial, liberando acetilcolina a raudales para que fluya generosamente por todo nuestro cuerpo. Todo lo que estimule el nervio vago nos ayudará a entrar en *flow*, porque activará a su vez la producción de esta molécula. Mi consejo para acceder al *flow* como estado de bienestar es aprender a **saborear una vida lenta, llena de tiempo sublime y con una actitud *flâneur*,** lo que se traduce en un nervio vago muy pero muy contento. En los próximos capítulos nos detendremos en cada una de las partes de esta frase, pero antes déjame presentarte mejor esta molécula que funciona como neurotransmisor capaz de rescatarnos del estrés y devolvernos la calma. Conoce a la acetilcolina, la molécula del *flow*.

6.1. La acetilcolina

La acetilcolina es el principal neurotransmisor utilizado por el nervio vago. Al ser liberada en nuestro cuerpo, es capaz de llevarlo a la calma parasimpática y de reducir su inflamación, pero esta increíble molécula también actúa a nivel cerebral. Está asociada con estados de *flow* y concentración y, gracias a ella, alcanzamos esos estados de calma con gran apertura cognitiva, esa serenidad interior independiente del exterior a la que los filósofos estoicos denominaban «ataraxia».

Funciones de la acetilcolina en el cerebro

La acetilcolina actúa en nuestro cerebro mejorando la función cognitiva, apoyando los procesos de neuroplasticidad, regulando el estado de ánimo y las emociones, estimulando las funciones ejecutivas y manteniendo su salud y longevidad. Además, es imprescindible en los procesos neuronales del aprendizaje y la memoria. Por eso, en la actualidad, los fármacos más usados contra la demencia tienen como objetivo la mejora del metabolismo cerebral de la acetilcolina. Y, como ya vimos, tiene una potente capacidad antiinflamatoria.

En resumen, estas cuatro áreas dependen en gran medida de ella:

- Concentración
- Memoria
- Calma mental
- Antiinflamatoria

Para asegurar nuestro bienestar, la acetilcolina tiene una larga lista de funciones que cumplir.

Aumenta la función cognitiva

Es crucial para mantener y mejorar las funciones cognitivas como la atención, el aprendizaje y la memoria. La acetilcolina ayuda a mejorar la concentración y reduce la impulsividad, dando poder a nuestro jinete sobre el elefante.

Apoya la neuroplasticidad

La neuroplasticidad es la capacidad de nuestro cerebro para adaptarse y reorganizarse a sí mismo en función de las necesidades del medio, un proceso vital para el aprendizaje y la memoria. La acetilcolina estimula la neuroplasticidad, esencial para mantener la salud cognitiva a medida que envejecemos.

Regula las emociones y el estado del ánimo

La acetilcolina interactúa con otros neurotransmisores como la serotonina y la dopamina, regulando la estabilidad emocional y el estado de ánimo. Es como esa persona que se lleva bien con todos y es capaz de sacar lo mejor de cada uno en función de la situación, con lo que evita que oscilemos entre los bajones y los subidones. Unos niveles adecuados de acetilcolina pueden ayudar a mejorar la regulación emocional y reducir tanto los síntomas de ansiedad como de depresión.

Impulsa las funciones ejecutivas

Las funciones ejecutivas son las propias de nuestra corteza prefrontal, tales como la toma de decisiones, el control de los impulsos y la planificación. La acetilcolina mejora todas estas funciones facilitando la comunicación entre diferentes regiones cerebrales, sistema límbico (especialmente el hipocampo) y la corteza prefrontal, en otras palabras, hace que nuestro jinete y nuestro elefante cabalguen hacia la misma dirección. Es esencial para mejorar nuestra productividad y nuestro rendimiento intelectual.

Mantiene la salud cerebral y la longevidad

La acetilcolina es como una especie de lubricante que suaviza y mejora las funciones de nuestro cerebro. Mantener unos niveles adecuados durante el envejecimiento, sobre todo, a partir de los cuarenta años, es crucial para mantener la salud de nuestro cerebro. Esta molécula también reduce la inflamación y el estrés oxidativo de las neuronas y brinda protección contra enfermedades neurodegenerativas como el alzhéimer.

Nuestro cerebro es quien decide y quien recuerda. Es el timonel de nuestra vida, el que le otorga un sentido al tiempo que permanecemos vivos. Y esto es en parte gracias a la acetilcolina.

6.2. CÓMO ELEVAR LA ACETILCOLINA

Todas las estrategias de estimulación del nervio vago que veremos más adelante tienen como objetivo aumentar la liberación de acetilcolina. Sin embargo, para que se pueda liberar, primero se debe poder producir y para ello necesitamos su principal precursora, un tipo de grasa conocida como «colina».

La colina

La colina es un tipo de grasa esencial, lo que significa que, si bien existe una pequeña producción de colina a nivel endógeno, en el hígado y en otros tejidos del cuerpo, incluyendo el cerebro, es insuficiente para satisfacer la demanda de nuestro organismo. Por eso, o la aportamos a través de la dieta o tendremos déficit de ella. Y esto no es nada bueno, pues la colina no es solo fundamental para el funcionamiento del nervio vago, por ser el precursor directo de la acetilcolina, sino que también lo es para el cerebro, ya que aporta gran fluidez a las membranas de sus neuronas.

La Autoridad Europea de Seguridad Alimentaria (EFSA, por sus siglas en inglés) ha establecido una ingesta recomendada de colina ligeramente inferior a los 400 miligramos diarios para todos los adultos. En algunos estudios existen diferencias entre sexos (550 mg/día para hombres y 425 mg/día para mujeres), pero, en cualquier caso, los datos apuntan que estos niveles no son alcanzados ni de lejos por la población.

Tabla 6.1. Diferentes fuentes alimenticias que aportan colina

ALIMENTO	CONTENIDO EN COLINA (MG/100 G)
Hígado de ternera	330-430
Hígado de pollo	290-330
Huevo	230-270
Leche materna	130-150
Bistec de ternera	104
Salmón	90
Chuleta de cerdo	78.2
Pechuga de pollo	61.8
Nueces, almendras	52.5
Brócoli	40
Frijoles	30
Leche entera	16.5
Pan, pasta de trigo	15
Arroz, trigo	2

Fuente: Elaboración propia a partir de Wiedeman *et al.* (2018).

Si te fijas en el contenido de colina en los alimentos, solo existe uno, además del hígado, que es donde se almacena en el organismo, capaz de aportarnos la colina necesaria. Un huevo cocido de tamaño medio proporciona 147 miligramos de colina, lo que supone más de un tercio de la ingesta adecuada establecida por la Agencia Europea de Seguridad Alimentaria para adultos. Es importante tener en cuenta que toda la colina se encuentra en la yema.

Según estos datos, no es de extrañar que en un estudio de seguimiento de casi 2 500 participantes durante más de dos décadas proporcionase pruebas de que la ingesta diaria de huevos se asocia con un mejor rendimiento en las pruebas cognitivas que evalúan la fluidez verbal y la memoria. Otros estudios apuntan a las propiedades antiinflamatorias que nos brinda la ingesta de huevos. Ambos efectos beneficiosos son consecuencia, en parte, de una mayor actividad colinérgica.

Siempre que puedas, prioriza el consumo de huevos de gallinas libres de pastoreo, pero recuerda que es mejor comer un huevo convencional que no comer huevos. Si por el motivo que sea no puedes comer huevos, quizás sería interesante que tomaras un suplemento de colina, a fin de satisfacer tus necesidades diarias.

6.3. INHIBIR LA ACETILCOLINESTERASA

Una vez que la acetilcolina ha realizado su función, una enzima conocida como «acetilcolinesterasa» se encarga de descomponerla en ácido acético y colina. El estrés crónico acelera su función, por lo que la acetilcolina se destruye de una forma más rápida. En cambio, los inhibidores de la acetilcolinesterasa frenan la acción de esta enzima, por lo que la acetilcolina tiene más tiempo de vida útil, lo que prolonga sus beneficios. Existen fármacos que tienen inhibición de esta enzima que se utilizan, por ejemplo, en pacientes con ansiedad o deterioro cognitivo.

En la naturaleza, hay plantas que tienen un marcado poder de inhibición de la acetilcolinesterasa, como **el ginkgo biloba, el toronjil, la pasiflora, la salvia, la lavanda, la cúrcuma, el romero y la albahaca**, entre otras. Emplearlas regularmente en la cocina, tomadas como infusión o en forma de extracto medicinal puede ser un gran aliado para ayudar a contrarrestar la mala adaptación al estrés, ya que calman el nerviosismo, mejoran los estados de ansiedad e inducen el sueño gracias, en parte, a su acción sobre la acetilcolinesterasa.

El poder restaurador de la salvia

Cuando hablamos de acetilcolina es obligatorio nombrar a la salvia. La salvia (*Salvia officinalis*) es una hierba de la misma familia que la menta, cuyas hojas son muy apreciadas por su sabor como especia culinaria. Pero, además, esta planta tiene una larga historia de usos medicinales, ya que esas mismas hojas están repletas de principios activos con beneficios potenciales para nuestra salud.

Gracias a su capacidad de inhibir a la acetilcolinesterasa, la salvia tiene la capacidad de mejorar la función cerebral y la memoria, un efecto relajante pero no sedante con el que meterte en estado de *flow*. Otra de las propiedades que ha sido demostrada en múltiples estudios con humanos es su poder para mejorar el sueño y reducir la agitación, la ansiedad y el dolor.

Podemos tomar hasta **cuatro tazas de infusión de hojas de salvia al día**, contando una cucharadita de hojas secas de salvia por taza. Si queremos usar un extracto de salvia para aumentar sus propiedades, **las dosis efectivas serían de entre 300 y 600 miligramos de extracto al día.**

El aceite esencial de salvia también puede usarse como aromaterapia. El poder de la salvia es tan grande que, según un estudio de intervención en 135 adultos, oler su aroma mejoró el ánimo y la memoria en comparación con el grupo control.

La magia de los aceites esenciales

Como ves, no necesitas ingerir los principios activos de la salvia para disfrutar de sus beneficios «vagales». Puedes inhalarlos en forma de aceite esencial, y lo mismo sirve para otros aceites esenciales, como los de romero, lavanda, cítricos, menta, toronjil o bergamota, copaiba, boswellia, vetiver o ylang-ylang. Todos ellos tienen también la capacidad de inhibir la acetilcolinesterasa.

El beneficio de los aceites esenciales es muy rápido, ya que, como el nervio vago interviene en el olfato, con este tipo de aromaterapia podemos estimularlo con facilidad, calmando nuestro cerebro de forma casi inmediata. Recuerda que el olfato conecta directamente con él desde el bulbo olfatorio, por lo que, cada vez que sientas que el simpático te domina, puedes ponerte un par de gotas de algunos de estos aceites o de una mezcla de varios en la palma de las manos. Frótalas para que se liberen los principios volátiles del aceite y llévatelas a la cara, colocándolas ahuecadas sobre la nariz. Inhala de forma lenta, profunda y constante durante diez respiraciones y verás cómo surge la magia. Masajear el cuello y pecho con estos aceites también estimulará el vago. Otra forma muy interesante de incorporarlos a tu día a día es disfrutar de su fragancia a través de un humidificador.

7

Saborea una vida lenta y sublime

No podemos disociar la salud de nuestro nervio vago de la del resto del cuerpo. Me sentiría un impostor si te dijera que una vida llena de estrés donde los pilares de la salud se tambalean se va a arreglar dándote golpecitos en el pecho mientras entonas un mantra tibetano impregnado con el aroma del incienso. Ojalá fuera tan sencillo, pero, la mayoría de las veces, nuestro cuerpo nos pide descansar más, comer mejor, movernos y relacionarnos con aquellas personas que suman en nuestra vida. Si negamos lo que necesitamos, aparecen los síntomas. Si queremos estar sanos, debemos escuchar nuestro cuerpo.

¿Cuáles son, entonces, esos pilares fundamentales de la salud sobre los que se sustenta nuestro bienestar? Para los filósofos estoicos, la felicidad consistía en vivir conforme a nuestra naturaleza, y no puedo estar más de acuerdo. La naturaleza humana, nuestra genética de cazadores-recolectores, tiene grabada una serie de necesidades vitales fundamentales, entre las que destacan las siguientes:

- Nutrición, entendida como alimentación, hidratación y oxigenación.
- Movimiento al aire libre.
- Sueño reparador.

- Regulación circadiana gracias a la luz diurna y la oscuridad nocturna.
- Conexión con nosotros mismos.
- Conexión con el grupo; somos seres sociales por naturaleza.
- Conexión con la naturaleza, que se conoce como *earthing*.
- Conexión con algo superior a nosotros (propósito, misión y valores vitales).

Tener muy presente estas necesidades ancestrales e intentar cumplirlas nos acercará a una vida lenta, en conexión con nuestro cuerpo y en sintonía con nuestro nervio vago.

7.1. Más rápido no es mejor

Lento. Antes, cuando pensaba en ese adjetivo, lo encontraba ofensivo. Ahora lo entiendo como el mejor de los halagos. Lee rápido, come rápido, cocina rápido, mejora rápido, entrena rápido, aprende rápido, piensa rápido, consume rápido. Rápido, rápido, rápido ¡Vive rápido! ¿Para qué?

La hoguera de las vanidades en la que se ha convertido la vida moderna nos ha programado en una absurda trilogía de producir para poder consumir y después presumir. Entiendo que a veces hay que acelerar, pero no vivir acelerado. La vida es un viaje, no una carrera. Disfrútala. Vive la vida lenta. Como decía Josep Pla, su «vida lenta» es una suma de «pequeños detalles verdaderos». Y la tuya también. Saboréalos como si te estuvieras comiendo ese postre tan rico que no quieres que se termine.

Los momentos de calma, paz y serenidad son los más propicios para la función del vago. Haz que llenen tu vida.

7.2. Saborea la vida

De la mano de una vida lenta vendría el *savouring* o saborear la vida, un concepto terapéutico desarrollado por el psicólogo social estadounidense Fred Bryant, ampliamente usado por profesionales como mis amigos el neurocientífico Miguel Toribio-Mateas y la *coach* experta en *mindfulness* Noelia Romero. Romero habla de los «momentos dorados», aquellos en los que somos conscientes de que está ocurriendo algo extraordinario, por ordinario que pueda parecer. Para ello **hay que poner amor y atención en aquello que hagas y ver la vida siempre con mirada de aprendiz.**

Nos pasamos la vida esperando que algo grande pase y lo único que pasa es la vida. Simple y efímera, la vida está hecha de pequeños momentos. Aprender a disfrutarlos, saboreándolos, extrayendo todo su sabor, resulta esencial. Por desgracia, desperdiciamos la mayoría de ellos por considerarlos mundanos y darlos por sentado.

Nunca olvidaré cuando un amigo me contó que lo mejor de su vida, hasta ese momento, fue el primer trozo de pan que entró en su boca tras varios días de ayuno forzoso por una operación. Justo esto es el *savouring*, el arte de experimentar de forma plena, saboreando cada momento al máximo. ¡Aunque se trate de un pedazo de pan! Se trata de ir más lento, apreciando los detalles, como si la riqueza de la vida se nos revelara en cada acto. Con ello conseguimos que nuestros sentidos nos traigan al momento presente y experimentamos una profunda sensación de bienestar y conexión, es decir, llegamos al *flow*.

El *mindfulness* es la clave del *savouring*. Practicar la atención plena, enfocándonos en nuestros sentidos, en lo que vemos, oímos, olemos, saboreamos y tocamos puede transformar experiencias mundanas e incluso tediosas en extraordinarias y placenteras. **El *savouring* aumenta nuestro bienestar al convertir lo cotidiano en novedoso.**

Según Miguel Toribio-Mateas, uno de los efectos más potentes de saborear la vida es que pone en consonancia al CEO del cerebro (el córtex prefrontal) con la amígdala y con el bibliotecario del cerebro (el hipocampo). Así, el *savouring* alinea pensamientos, emociones y recuerdos en torno a una experiencia agradable.

¿Cómo puedes aprovechar al máximo las sensaciones positivas del día a día? Enfócate, por ejemplo, en cómo se siente el agua caliente en tu cuerpo al bañarte o en tus manos al lavar los platos. Mientras caminas al trabajo, siente el viento y el solecito en tu cara y observa las formas de árboles y plantas, de los perritos que te encuentres, de los bebés... Fíjate en los gestos cotidianos de amabilidad de las personas con quienes te cruces.

La comida está para disfrutarla

Por supuesto, puedes aplicar este concepto a la comida. Verbaliza lo rica que sabe y lo bien que huele, sonríe ante lo que vayas a comer o beber, piensa en lo bueno que está y lo afortunado que eres de poderlo disfrutar, agradece a la cadena de personas que han trabajado para que esa copa de vino termine en tus manos y saboréala como si fuera la última que tomarás en tu vida, ya que un día lo será.

El *savouring* no es simplemente un acto de hedonismo; nos ayuda a centrarnos en el día a día, a disfrutar de los momentos y a mejorar nuestra salud mental. Varios estudios indican que saborear de verdad la comida puede mejorar la digestión, aumentar la saciedad, perder peso y reducir el estrés.

¿Cuántas veces has optado por comerte un dulce para calmar tu ansiedad, pero lo has hecho en modo automático y con tanta culpabilidad que ni lo has disfrutado ni te ha calmado? Conozco a muchas personas que comen con estrés, desde la culpa, tanto que su cerebro, en un intento de protegerlas, borra esa comida y las priva de la sensación de recompensa. Cuando comes un trozo de chocolate desde la culpa, sintiendo que estás haciendo algo mal, es muy común que no te des ni cuenta y que, al minuto, tu cuerpo te lo pida de nuevo, entrando en un bucle tóxico.

Si vas a darte un capricho, disfrútalo de verdad. Así generará una sensación de recompensa en tu cerebro y este no te agobiará un minuto después exigiendo otro momento de efímero placer.

En definitiva, como dice Brené Brown, «estamos tan ocupados persiguiendo los momentos extraordinarios que no prestamos atención a los momentos ordinarios» y esto nos aleja de una vida plena, hecha de pequeños buenos momentos. Regodearte ante una buena copa de vino, un helado, un precioso atardecer o aquella canción que tanto te gusta aumenta tu bienestar y permite que la sensación placentera que experimentas ante algo agradable perdure más tiempo. Además, te transporta a un estado de calma en el que nuestro nervio vago fluye feliz.

7.3. El poder de los rituales

De la mano del *savouring* viene el poder de los rituales. En su libro *The Mindbody Code*,[8] basado en un extenso trabajo

---

[8] Martínez, Mario, *The Mindbody Code: How to change the beliefs that limit your health, longevity and success*, Sounds True, Estados Unidos, 2016.

con centenarios sanos a lo largo y ancho del planeta, el doctor Mario Martínez cuenta que una de las revelaciones más sorprendentes de su investigación fue el hecho de que todas las personas que viven más de cien años tengan rituales diarios que les brinden placer y paz.

Cuando se habla de longevidad, se hace mucho énfasis en lo que comen o dejan de comer los centenarios, y no digo que no sea importante, pero no es lo único determinante. De lo contrario, la dieta de la longevidad sería el arroz con carne que comen en la península de Nicoya en Costa Rica, el arroz con pescado de Okinawa o tal vez el agua de glaciar y el aceite de chabacano que toman las tribus burušo y waki, situadas en el valle de Hunza, al noroeste de Pakistán. Pero si le preguntas a un centenario cubano qué es lo que da valor a su vida, es fácil que te diga que antes de dormir se toma un ron y por la mañana se fuma un habano.

¿Serán el agua de glaciar, el aceite de chabacano y el arroz o serán el ron y los habanos cubanos el elixir de la eterna juventud? Como siempre, no existe una respuesta sencilla a una cuestión compleja. La longevidad tiene que ver con el estilo de vida y no solo con la alimentación. Quizás el mayor efector de la longevidad humana sea la forma en que nuestra biología responde al significado que le damos a nuestras experiencias. En este sentido, los rituales son esenciales. Cuando ritualizamos la comida con el acto del *savouring*, no solo alimentamos nuestro cuerpo, sino que también alimentamos nuestro espíritu.

Un ritual nada tiene que ver con una rutina. Una rutina es algo que se hace en piloto automático y que tiene una función, como bañarse y preparar café por la mañana. Un ritual tiene un nivel más alto: da significado a tu vida, como encender velas y cantarle el cumpleaños feliz a un niño, y es sagrado, porque nos lleva a un plano superior de conexión y consciencia. Muchos artistas y deportistas utilizan rituales para prepararse para sus actuaciones y competencias (si no, que se lo pregunten a Rafa Nadal) y entrar en *flow*.

Un mismo acto puede ser rutinario o ritual. Un beso de buenas noches puede conectarte con tu pareja o puede ser la última tarea que tienes que cumplir del día. Lo mismo ocurre, en mi caso, con el ritual del café, que no rutina. Yo disfruto mucho preparando mi café: permanezco en el aroma del café recién molido, en el sonido de cómo sube el líquido en la cafetera italiana, en ver el vapor que se desprende. Saboreo cada sorbo y siento su calor en mi boca como si realmente fuera un regalo de los cielos. Más que una simple dosis de cafeína, esa taza de café me ayuda a afrontar la vida en un *mood* adecuado cada mañana.

Ocurre lo mismo con el ejercicio: si lo practicas simplemente para estar más sano y fuerte, es una rutina, no un ritual. Es entrando en la consciencia del ejercicio, poniendo todo nuestro ser en el movimiento, cuando lo convertimos en ritual y elevamos esa acción a algo trascendente.

Tiempo sublime, vida contemplativa

Una cena con amigos, una reunión familiar o un rato jugando en el parque con tus hijos, todos ellos son momentos de celebración de la vida. Un elogio al tiempo sublime, a ese espacio en el que todo parece detenerse, en el que no importa ni el ayer ni el mañana, en el que simplemente existes.

Estamos perdiendo la facultad de celebrar. De disfrutar de la compañía de otras personas. De escuchar sin interrumpir. De compartir. Lo más nutritivo de una cena en compañía no debería ser lo que come tu boca si no lo que alimenta a tu alma.

Celebra la vida, llénala de tiempo sublime. No te arriesgues a llegar al día que mueras pensando en lo poco que has vivido. **Una vida lenta y con sabor es una vida sublime, como también lo es una vida compartida.**

7.4. Tribu y conexión

Somos seres sociales por naturaleza. Siempre hemos dependido del grupo para nuestra supervivencia, ya que estar solos en un hábitat hostil reducía dramáticamente las posibilidades de salir adelante. Durante cientos de miles de años, se nos iba la vida en encajar en nuestra tribu.

El amor y la cooperación con los nuestros está grabada en nuestros genes desde antes de ser humanos. Así lo demuestra la historia de Benjamina, «la más querida», el fósil de un cráneo encontrado en el yacimiento de Atapuerca por la paleoantropóloga Ana Gracia Téllez. Perteneció a una niña de unos diez años, de una especie más primitiva que la nuestra con una deformación debida a una rara patología denominada «craneosinostosis», que desfiguró su rostro y le causó un serio retraso psicomotor. Según los investigadores, la pequeña Benjamina no habría podido vivir hasta esa edad sin el amor y los cuidados de su grupo.

La soledad es rara en nuestra especie. Nuestro cerebro se modeló para tener relaciones personales de calidad y es lo que demanda. **La conducta de colaboración y solidaridad que nos permitió sobrevivir y evolucionar como humanos es posible gracias al nervio vago, el gran regulador del comportamiento social.**

Las relaciones sociales afectivas surgen cuando nos sentimos seguros y a gusto con otras personas. El nervio vago solo puede desplegar su potencial en entornos seguros y amigables, mientras que la hostilidad es su mayor enemiga, ya que nos pone en modo de lucha o huida. Así que, por favor, contribuye a que este mundo sea un lugar más cordial. Pequeñas acciones cotidianas como las charlas del ascensor, sonreír a un extraño o dar los buenos días estimulan el nervio vago, porque es el encargado de las expresiones faciales amigables y del tono de voz cálido, señales de cercanía y sociabilización.

Soledad no deseada

Nuestra percepción determina nuestra realidad. Así que, si te sientes solo, aunque vivas rodeado de personas, estarás solo. Y sabemos que la soledad no deseada es uno de los factores que más disparan la respuesta al estrés del organismo o, lo que es lo mismo, una de las mayores enemigas del nervio vago.

Ten presente que siempre habrá personas con las que encajes; solo tendrás que salir ahí fuera a buscarlas. Si no me crees, déjame que te cuente la historia de Whalien 52, la ballena solitaria.

En los años noventa, científicos marinos descubrieron una ballena azul que cantaba a una frecuencia tan inusualmente baja (a 52 Hz) que no podía ser escuchada por ningún otro ejemplar de su especie. Se sabe que las ballenas, cuando están buscando pareja o quieren comunicarse con otros miembros de su manada, cantan en unas determinadas frecuencias que solo los miembros de su especie pueden reconocer, pero el tono de esta era tan bajo que ni sus congéneres eran capaces de captarlo.

Whalien 52, como fue bautizada por los biólogos, vagaba por todo el Pacífico Norte, desde el sur de Alaska hasta Baja California, cantando sin cesar en un desesperado intento por encontrar a sus iguales. Sin obtener nunca respuesta, la soledad se convirtió en su fiel compañera. Por fortuna, en el año 2010, estos mismos científicos descubrieron que nuestra amiga especial no estaba sola. Había otras ballenas que cantaban como ella, aunque tuvo que esperar veinte años para encontrarlas.

Si estás leyendo estas líneas es porque tú y yo vibramos en la misma frecuencia. Es posible que a lo largo de tu vida te hayas sentido un bicho raro, pero, como te decía al principio de este libro, «bienvenido al club». Puede que seamos menos, pero no estamos solos. Y debemos sentirnos agradecidos a la vida por habernos encontrado. La gratitud es otra gran estimuladora del nervio vago.

Así que no te aísles en ti mismo y busca personas con tus inquietudes y aficiones, personas que aporten a tu vida. No hay nada peor que sentirse solo aun rodeado de gente. Cuando sentimos el apoyo de nuestro grupo, nuestro nervio vago se activa de forma poderosa, haciéndonos sentir bien con nosotros mismos y con los demás.

No se me ocurre mejor lugar para encontrar a tu grupo que buscarlo en aquello con lo que te sientas verdaderamente conectado. **Encuentra tu tribu en aquello que te mueve, ya sea a través de la espiritualidad, la naturaleza, la ciencia, la comunidad, los libros, la música, la comida, los animales o tu equipo de futbol.** Tal vez en una peña o un equipo, en un club de senderismo, en un club de lectura, en un coro o un grupo, en una hermandad espiritual o religiosa, en una sociedad gastronómica o tomando clases de cocina, colaborando en un comedor social, en una sociedad protectora de animales, incluso en un club de fans de Elvis Presley.

Tu tribu está esperándote donde tú quieras hallarla.
Siéntete libre de elegir; es tu vida y la vives tú.

Una última cosa: que rechazar la soledad no buscada no te haga olvidarte de lo importante que es la soledad deseada.

Hay veces que necesitamos estar solos para recargarnos y repararnos en todos los sentidos. Si el cuerpo te pide estar solo, regálate unos momentos contigo mismo, también serán estimuladores de tu nervio vago. Y qué mejor manera de disfrutar que pasear... en modo *flâneur*.

8
La vida *flâneur*

> Un *flâneur* es alguien que, a diferencia de un turista, toma una decisión oportunista en cada paso para revisar su horario (o su destino) para que pueda absorber cosas en función de la nueva información obtenida.
>
> Nassim Taleb, ensayista

Acuñado en la Belle Époque, la edad dorada de París del siglo XIX, el término francés *flâneur* significa 'paseante'. Hacía referencia a las personas que vagaban por las calles de París, callejeando sin rumbo fijo (fíjate, como otro vago que tú y yo conocemos), sin objetivo, abiertas a todas las vicisitudes y las impresiones que les salían al paso. Charles Baudelaire definió a la perfección el personaje del *flâneur* en *El pintor de la vida moderna*:

> La multitud es su elemento, como el aire para los pájaros y el agua para los peces. Su pasión y su profesión le llevan a hacerse una sola carne con la multitud. Para el perfecto *flâneur*, para el observador apasionado, [...] contemplar el mundo, es-

tar en el centro del mundo, y sin embargo pasar inadvertido —tales son los pequeños placeres de estos espíritus independientes, apasionados, incorruptibles, que la lengua apenas alcanza a definir torpemente.

Observar sin juzgar es el fundamento del *mindfulness* y, si añadimos caminar a la fórmula, obtenemos caminatas conscientes que, según la ciencia, aportan beneficios similares a la meditación.

El concepto de *flâneur* suena a reliquia del pasado en un presente inundado con el ruido de las redes sociales, que tienen nuestra mirada cautiva de una pantalla, y colapsado por la urgencia de la frenética vida moderna, en la que importa más el destino que el camino. Sin embargo, si algo resulta urgente en la vida moderna es recuperar la mística del paseante, volver a convertirnos en exploradores natos, empaparnos del camino sin importar el cuándo, el cómo ni el porqué. **Convertir el pasear sin rumbo en un estilo de vida.**

8.1. Cada paso te acerca a la libertad

En la sociedad de la hiperproductividad, deambular provoca recelos. Parece que alguien que «pierde el tiempo» caminando es alguien que no lo valora. Estar ocioso está penalizado en la sociedad de la prisa, pero justo aquellos que viven más lento son quienes extienden su vida, puesto que al contemplarla bajo el prisma de la calma se convierte en algo más que en una lista interminable de tareas por cumplir.

Una buena estrategia para aprovechar tu tiempo es morirte más tarde. Según distintos estudios científicos, una caminata diaria se asocia con una disminución de la mortalidad en todas las edades (con o sin enfermedades críticas), con independencia de los factores sociodemográficos y de otros factores como el estilo de vida, el índice de masa corporal, el estado médico, la historia de la enfermedad y la capacidad funcional. Es irónico que, en esta vida moderna en la que el culto a la longevidad se ha convertido en una nueva religión, olvidemos que **caminar nos aleja de la muerte**.

Ya que hablamos de longevidad, permíteme una pequeña reflexión. Nos obsesionamos con vivir más años y no prestamos atención a en qué los invertimos. Nos pasamos la vida cambiando nuestro tiempo por dinero para comprar cosas que no necesitamos en un intento desesperado por llenar vacíos del *ser* que, dicho sea de paso, jamás se llenarán con el *tener*. Thoureau ya nos advertía en *Walden* que «el costo de una cosa es la cantidad de vida que hay que dar a cambio de ella», a la par que nos animaba a preguntarnos: «¿Cuánta vida pura pierdo cuando me esfuerzo en ganar más dinero?».

Caminar, sin embargo, se ha utilizado durante siglos para ordenar nuestras ideas e impulsar nuestra creatividad. La escuela filosófica de Aristóteles se llamaba «peripatética» en alusión a que sus ideas aparecían caminando. Filósofos como Nietzsche, Rimbaud, Rousseau, Thoreau, Kant, Marcel Proust o Walter Benjamin, entre otros, fueron grandes paseantes. Rousseau escribió en *Las confesiones:*

> Solo he viajado a pie en mis días de juventud, y siempre con delicia. Pronto los deberes, los asuntos y un equipaje que llevar me obligaron a dármelas de señor y a utilizar vehículos, a los que conmigo subían atormentadoras preocupaciones, apuros y molestias, mientras que antes en mis viajes no sentía otra cosa que el placer de caminar. Desde entonces no he sentido otra cosa que la necesidad de llegar.

Intercambiar ideas mientras caminaba era uno de los grandes secretos del éxito de Steve Jobs. Según un estudio de la Universidad de Stanford, caminar incrementa la inspiración creativa en un 60% en comparación con estar sentado. La mejora fue específica para el pensamiento divergente, definido como un proceso de pensamiento utilizado para generar ideas creativas al explorar muchas soluciones posibles. A su vez, diversos estudios han puesto de manifiesto que pasear mejora el flujo de sangre que llega a nuestro cerebro y aumenta los niveles de acetilcolina.

Si hay alguien que agradece la vida *flâneur*, sin duda es el **hipocampo**. Como ya sabes es un área cerebral importantísima en la memoria, el aprendizaje y la respuesta al estrés, pero también de la orientación espacial. Hay un sentido evolutivo en que todas estas funciones confluyan en el hipocampo, ya que, en nuestro pasado cazador-recolector, recordar y descubrir nuevos lugares donde encontrar alimento, a la vez que los asociábamos a una mayor o menor peligrosidad, resultaba vital.

Cuando tenemos nuestro hipocampo entretenido con nuevos lugares, anulamos la tentación de volver al pasado en busca de fantasmas y leones imaginarios que nos anclen en un bucle infinito de lucha o huida.

8.2. Camina rápido para alejarte de tus fantasmas

Siempre que puedas, camina de forma vigorosa, con esa intensidad en la que podrías hablar, pero no de forma cómoda, y ni mucho menos cantar. Esta es conocida como la famosa zona 2 de intensidad. Según los estudios, el ejercicio físico aeróbico en zona 2 proporciona un mayor flujo sanguíneo al cerebro, especialmente al hipocampo.

Además, caminar rapidito tiene potentes efectos antidepresivos. Pasear a diario mejora tu estado de ánimo, como demostró un estudio que comprobó que tan solo doce minutos de caminata vigorosa al día aumenta la jovialidad, el vigor, la atención y la confianza en uno mismo. Sé que, si padeces depresión, es probable que lo que menos quieras sea salir a pasear, pero el conocimiento empodera y **debes saber que los estudios ponen de manifiesto cómo media hora de caminata vigorosa diaria disminuye la ansiedad y la depresión**. Caminar vigorosamente tiene los mismos efectos en el cerebro que un antidepresivo.

Caminar de manera enérgica resulta ser una poderosa forma de estimular la actividad de nuestro nervio vago. ¿Quieres potenciar aún más la respuesta parasimpática de tu organismo? Hazlo en compañía, especialmente de la de un perro. O de tres, como es mi caso.

9
Frenar a tiempo el simpático

A la vez que levantamos unos pilares saludables sólidos para vivir una vida lenta y *flâneur*, no podemos perder de vista que también debemos construir una mentalidad y un carácter sólidos y resilientes. Tanto o más importante que recuperar una existencia en sintonía con las necesidades del nervio vago es trabajar para que el simpático no se dispare tan fácilmente. Sin duda, cómo reaccionamos ante las impresiones del mundo exterior es otro pilar fundamental de la salud.

Nuestro jinete debe mostrarle al elefante que ya no vivimos en el Paleolítico y que nuestra vida no se encuentra amenazada tras cada esquina, por lo que no tenemos que encarar cada día reaccionando como si se nos fuera la vida. La parte racional y superior del cerebro debe convencer a la parte emocional o inferior de que el contexto en el que nació ya no es en el que vivimos. Vamos a trabajar desde arriba hacia abajo o, lo que es lo mismo, con un enfoque descendente, para responder de forma razonada en vez de reaccionar impulsivamente.

Tenemos que generar un entorno mental en el que el vago se pueda expresar con libertad. De nada nos servirá estimular constantemente el nervio vago si tenemos un cerebro cargado de miedos, pensamientos tóxicos, reacciones emocionales y creencias limitantes. Todos ellos se alojan en nuestro subconsciente, operando desde la sombra, lastrándonos, limitándonos y condicionándonos.

Las heridas no sanadas, las emociones no expresadas y las necesidades ignoradas nos convierten en personas reactivas, constantemente a la defensiva. Por el contrario, el perdón, la aceptación, la gratitud y el saber decir no nos empodera.

En este sentido, trabajar en nuestro crecimiento y nuestro desarrollo personal es una de las mejores inversiones que podemos hacer en esta vida. Ya lo decía Zenón de Citio: «Invierte en todo aquello que un naufragio no pueda arrebatarte». Será bienvenido todo lo que nos ayude a construir esa ciudadela interior inexpugnable por los acontecimientos externos de la que hablaba Marco Aurelio: meditación, terapia psicológica en todas sus modalidades, *coaching*, filosofía... Así lograrás una transformación profunda y positiva de la mente, también conocida como «metanoia».

9.1. Dejar ir con atención plena

Por muy dura que sea la emoción, siempre es mejor manejarla dándole cabida en vez de ignorándola. Piensa en las emociones no deseadas como ese visitante inoportuno que no quieres ver pero que desea fervientemente que lo escuches y le hagas caso. Aunque lo has intentado ignorar, le has dado largas y has ignorado todas sus llamadas como si no existiera, se ha presentado sin avisar y se ha plantado en el salón de tu casa esperando recibir toda tu atención.

No te queda más remedio que recibirlo e invitarlo a sentarse a tu lado junto al fuego. Lo mejor que puedes hacer es prestarle la atención que demanda sin intentar buscar una forma de escapar. De lo contrario, nunca te dejará en paz.

Cuando te permitas a ti mismo experimentar la emoción, ser capaz de reconocerla, observarla con atención plena sin juzgarla y sin juzgarte a ti por sentirla, consciente de que toda emoción nace en lo más profundo de tu cerebro ancestral y es fruto de tu elefante interior y de que no puedes controlar que aparezcan pero sí cómo reaccionas, dándoles su sitio sin dejarte llevar por ella, estarás listo para dejarla ir. Te prometo que desaparecerá en cuanto haya cumplido su propósito, que era el ponerte sobre aviso de algo. Como decía Jung, «aquello que niegas te somete, lo que aceptas te transforma».

Deja que la emoción esté ahí contigo, ofrécele su espacio, permítete sentir sin resistir, temer, condenar o moralizar sobre ella. Observa que solo es una sensación, que no eres su prisionero ni estás obligado a reaccionar ni tampoco a aferrarte a ella.

9.2. Demasiado bonito para ser verdad

Explorar tus emociones en vez de suprimirlas o ignorarlas suena muy bien, pero hay ocasiones en las que la emoción adquiere dimensiones tan abrumadoras que lo mejor que podemos hacer es desprendernos de tanta emotividad como seamos capaces. Debemos dejar ir en vez de insistir en psicoanalizarnos.

Como dice el divulgador Marcos Vázquez, «la acción es el antídoto contra el sobrepensar». Recuerda que las emociones no son un fin en sí mismas, sino un medio que nos incita a movernos y actuar, y eso es lo que mejor nos va a caer. Lo que hace nuestro cuerpo impacta de lleno en cómo siente y piensa nuestra mente. Esta es la base del enfoque somático que veremos después.

La gran mayoría de los problemas del día a día se ven de otra forma después de:

- Unas respiraciones profundas.
- Un baile cantando a pulmón.
- Una buena noche de descanso.
- Un vaso de agua con una pizca de sal.
- Una caminata sin rumbo.
- Un paseo por la naturaleza.
- Un baño frío.
- Un baño caliente.
- Un entrenamiento duro.
- Una sesión de estiramientos.
- Un automasaje.
- Una conversación interesante.
- Unas líneas escritas.

Cualquiera de estas acciones mejorará más tu estado de ánimo que pasarte el día sentado en tu diván psicoanalizándote y reflexionando sobre la naturaleza de lo que te ocurre, porque son estrategias que estimulan la función del nervio vago y nos rescatan del secuestro simpático.

Quizás te llame la atención el último punto, pero te aseguro que escribir es terapéutico, ya que nos ayuda a volcar en el papel todo el peso de nuestra cabeza. Sirve para ordenar nuestros pensamientos, hacernos conscientes de lo que pensamos y sentimos e impulsarnos a soltar y dejar ir. Usa el lápiz para escribir tus pensamientos dejando que fluyan con libertad, que se desparramen en el papel sin filtros, juicios ni restricciones. Permite que tu subconsciente se exprese sin barreras para que se convierta en consciente y puedas librarte del peso que te oprime.

Escribir desde nuestro interior impulsando así nuestra creatividad es otra forma de estimular el nervio vago, ya que nos relaja y nos hace entrar en *flow*, elevando la acetilcolina. Dedica todos los días unos instantes a escribir con libertad y notarás la diferencia que cinco minutos diarios pueden tener en tu salud.

Tercera parte

LOS TRES CEREBROS

10
El eje intestino-cerebro: mariposas en el estómago

No hay solo neuronas en el cerebro. También las tenemos en el intestino, considerado el segundo cerebro, y, como veremos más adelante, en el corazón, que bien podríamos considerar el tercer cerebro. Las neuronas del cerebro se comunican con las neuronas que tienen el corazón y el intestino a través del pensamiento vertical, que podríamos traducir como el cerebro pidiendo consejo a sus dos viejos amigos.

Lo que las creencias populares sospechaban, vinculando el corazón con la sabiduría, la espiritualidad y las emociones, lo confirma hoy la ciencia moderna gracias a los avances de la investigación en campos tan relevantes como el eje intestino-cerebro y la variabilidad de la frecuencia cardiaca. A partir de ahora, cuando tengas que tomar una decisión importante en tu vida, recuerda hacer caso a tu cabeza, pero también a tu corazón y a tu estómago.

En este capítulo te hablaré del eje intestino-cerebro, pero antes tengo un agradecimiento que hacer. Sin duda alguna, el contenido de este libro en este tema, así como en alimentación y microbiota, no habría sido lo mismo sin la inestimable ayuda de mi gran amigo y referente, el neurocientífico, microbiólogo aplicado y nutricionista clínico Miguel Toribio-Mateas. Contar con su amistad y su conocimiento es toda una fortuna.

10.1. El cerebro intestinal

Cuántas veces en nuestra vida habremos oído comentarios como «Siento mariposas en el estómago», «Tengo un nudo en el estómago», «Los nervios me encogen el estómago» o «Se me hace agua la boca». Todos prueban la íntima relación entre las emociones y el intestino, y es que el estrecho vínculo que se establece entre nuestro cerebro y nuestro intestino orquesta gran parte de nuestro bienestar. Con la elegancia de un vals y la complejidad de una orquesta, los caminos que conectan la mente y el cuerpo revelan una narrativa que es tan convincente como crítica para nuestra salud y de la que el nervio vago resulta ser uno de los actores principales.

Nuestro aparato digestivo se encuentra forrado por miles de millones de neuronas que se comunican entre sí con los mismos neurotransmisores que las neuronas del cerebro. A esta inmensa colonia de neuronas, dirigida por «neuronas comandantes» y que se extiende principalmente por nuestros intestinos, pero también por el estómago y el esófago, se le conoce como **«sistema nervioso entérico»**. Este cerebro intestinal o segundo cerebro es responsable de todos los procesos gastrointestinales, gestiona el flujo sanguíneo hacia el intestino, las contracciones musculares y la liberación de fluidos digestivos y está en íntima relación con el primero, así como con el sistema inmunitario.

Aunque esté dentro de nosotros, el intestino es la zona del organismo de mayor comunicación con el exterior, ya que todo lo que comemos proviene de afuera y debe pasar obligatoriamente por él. Tiene la complicadísima tarea de permitir la entrada en nuestro cuerpo de los nutrientes que se obtienen de la digestión y evitar que, entre ellos, se cuele algún patógeno que pueda enfermarnos. A causa de ello, tiene que estar continuamente vigilado por las células del sistema inmunitario, encargadas de defendernos de los patógenos. Esta no es tarea fácil, pues la superficie del intestino es enorme. Con el fin de maximizar su capacidad de absorción, su capa interna se encuentra muy plegada, formando multitud de arrugas llamadas «vellosidades intestinales» que hacen que su superficie sea de más de 300 metros cuadrados, ¡más de lo que ocupa una cancha de tenis!

La actividad inmunitaria del intestino es tan significativa que se puede considerar **el mayor órgano del sistema de defensa, que conforma la primera barrera de nuestro organismo**. Alberga hasta el 80% de las células inmunitarias del cuerpo, con las que las neuronas entéricas están en permanente comunicación.

Si las neuronas del segundo cerebro perciben actividad inmunológica a nivel intestinal, mandarán una señal inflamatoria a través del nervio vago que pondrá en alerta tanto al cerebro como al resto del organismo. Por ello, la literatura médica suele decir que un intestino inflamado es un cerebro y un organismo inflamado, confirmando (con algo de retraso, todo hay que decir) lo que Hipócrates, considerado el padre de la medicina occidental, intuía hace más de dos mil años al afirmar que «todas las enfermedades comienzan en el intestino».

10.2. El papel de la microbiota intestinal

En el interior de cada uno de nosotros habita un universo microbiano llamado «microbiota». De él depende, en buena parte, nuestra salud física, mental y emocional. Y es que los 38 billones de microorganismos, entre bacterias, virus, hongos y protozoos que habitan principalmente en el intestino, pero también en la boca, el tracto genital o la piel, tienen un impacto tan alto en el funcionamiento de nuestro organismo que algunos investigadores la llaman el «órgano olvidado». Por peso, bien podría serlo, porque, solo en el intestino, tenemos alrededor de doscientos gramos de bacterias.

La función del intestino no puede entenderse aislado de su microbiota, ya que juntos forman un todo interconectado.

La microbiota intestinal cumple funciones de lo más diversas y esenciales para nuestra salud, como ayudarnos a hacer la digestión, fabricar una multitud de sustancias beneficiosas o apoyar la función de nuestro sistema inmunitario y nuestro cerebro, con quienes se comunican continuamente para mantenerlos informados de lo que se cuece dentro de nuestros intestinos.

Desde el intestino, las bacterias beneficiosas producen algunas vitaminas (como la K, la biotina y múltiples componentes del complejo B) y moléculas esenciales para nuestra salud y bienestar. Se les conoce como «posbióticos» y entre ellas se encuentran el famoso butirato, un ácido graso de cadena corta beneficioso para el intestino, el cerebro y, por supuesto, para nuestro nervio vago, así como neurotransmisores de tranquilidad y bienestar. Las bacterias intestinales también son capaces de producir múltiples compuestos antiinflamatorios como péptidos bioactivos a partir de algunos aminoácidos y fitoquímicos activados que aumentan la capacidad sanadora de los principios activos de las plantas. Por si fuera poco, también apoyan la función del sistema inmunitario al reforzar la barrera intestinal, defendernos frente a otros microorganismos que podrían provocar infecciones y reducir los niveles de inflamación del organismo. Múltiples investigaciones han puesto de manifiesto que la microbiota intestinal está en continua comunicación con las neuronas entéricas, a las que informan de la salud y el estado ambiente bacteriano intestinal a través del nervio vago, de forma que moldean nuestro estado de ánimo para bien o para mal. Ello es posible porque las bacterias beneficiosas de la microbiota son capaces de generar neurotransmisores de calma y paz como el GABA y la scrotonina, mientras que las patógenas los generan de tristeza e irritabilidad. Esto que te digo quizás te suene a cuento, pero hay estudios que demuestran que es posible inducir distintos estados de ánimo mediante trasplantes de microbiota. Cuando a una persona con depresión se le extrae una muestra de microbiota y se inocula en una rata de laboratorio, esta comienza a manifestar una conducta depresiva y apática, deja de jugar y sociabilizar e incluso pierde la motivación por la comida y la procreación.[9]

Si te imaginas un intestino sano, este se debería ver como un frondoso jardín que rebosa diversidad, en el que cada microorganismo sería una flor que contribuye a la vitalidad de todo el ecosistema. Cuantas más flores diferentes haya y más bonitas estén, mejor será nuestra salud. Las flores que deberían llenar el jardín de tu intestino deberían ser bacterias beneficiosas como lactobacilos, bifidobacterias y bacterias butirogénicas, que son capaces de producir butirato a través de la fermentación de fibras.

---

[9] Así lo demostró el estudio encabezado por John R. Kelly, «Transferring the blues: Depression-associated gut microbiota induces neurobehavioural changes in the rat», *Journal of Psychiatric Research*, 82 (2016), pp. 109-118.

Cuando tu intestino es un jardín próspero en el que habita una microbiota saludable, a nuestro cerebro llegan, a través del nervio vago, mensajes antiinflamatorios de calma y de paz. Es por ello por lo que asociamos un intestino tranquilo con la felicidad.

La disbiosis: una melodía discordante

Como norma general, los microorganismos que habitan en el interior de nuestro intestino viven en armonía, una situación de homeostasis microbiológica a la que denominamos *eubiosis*. Como ya sabes, la homeostasis es la capacidad del organismo de mantener la estabilidad, pero este equilibrio puede romperse cuando sometemos el sistema a estrés de cualquier tipo. Cuando se produce un desequilibrio en nuestra microbiota asociado con problemas de salud y enfermedades, lo denominamos «disbiosis».

Según la comunidad científica, los signos generales de una disbiosis están relacionados con la cantidad de ciertos microbios en relación con otros y son los siguientes:

- Crecimiento excesivo de algunas bacterias o levaduras, como la *Klebsiella*, el *Citrobacter*, la *E. Coli* o las cándidas, entre otras muchas.
- Ausencia o insuficiencia de bacterias beneficiosas.
- Baja diversidad de especies en el microbioma.

Cuando el perfil de bacterias que habitan tu cuerpo no es el idóneo, el intestino se ve como un jardín descuidado, casi sin flores, que ha sucumbido a las malas hierbas y las plagas que alteran la armonía, lo que da lugar a un microbioma intestinal menos diverso y, en consecuencia, a una barrera no tan robusta. Si te encuentras en una situación de disbiosis intestinal, es probable que sufras alguno de estos síntomas:

- Gases y flatulencia.
- Inflamación.
- Dolor abdominal.
- Diarrea.
- Estreñimiento.

Hay muchos factores de la vida moderna que pueden influir en el desarrollo de una disbiosis y, de ellos, el más conocido es el uso de antibióticos. Incluso un solo tratamiento con antibióticos puede causar una disbiosis que persista durante meses; de ahí que, tras un tratamiento con antibiótico, siempre se deba tomar un probiótico. También existen otros factores determinantes, como una alimentación basada en ultraprocesados, escasa en fibra dietética y plagada de aditivos y pesticidas; la falta de sueño; el sedentarismo, y, por supuesto, el estrés crónico.

Los efectos de esta alteración resuenan más allá del malestar físico. Un intestino angustiado puede enviar señales de alarma al cerebro a través del nervio vago, contribuyendo a un estado de agitación o tristeza. No deberíamos infravalorar el profundo impacto de nuestras elecciones dietéticas en nuestro estado de ánimo.

El estrés y la microbiota

Diversos estudios observacionales han demostrado que el estrés psicológico crónico está asociado a la disbiosis intestinal. Los investigadores han encontrado numerosos mecanismos por los cuales el estrés puede alterar la diversidad microbiana de forma directa o indirecta. El más obvio te sonará conocido: como la exposición al estrés nos lleva a sucumbir a los antojos, muchas veces ultraprocesados con alto contenido de azúcar, grasa, sal y aditivos, la diversidad de nuestro ecosistema bacteriano intestinal se altera y aparece la disbiosis.

No obstante, esa posibilidad no es la única. El estrés crónico, al elevar la adrenalina y el cortisol, altera la motilidad intestinal, daña la barrera y disminuye la producción de moco protector, cambiando el clima en el intestino y permitiendo que las bacterias patológicas se reproduzcan a expensas de los microbios beneficiosos. Por si fuera poco, estos mensajeros químicos del estrés son tóxicos para las bacterias beneficiosas.

Recuerda que el vínculo entre nuestra microbiota y el estrés es bidireccional: si una de las dos partes se altera, la otra lo notará. Varias líneas de evidencia indican que nuestra microbiota intestinal media la respuesta al estrés. En los estudios vemos cómo los ratones de laboratorio que son despojados de su microbiota desarrollan un comportamiento similar a la ansiedad, con mayores niveles de cortisol y adrenalina circulantes, pero también cómo esta conducta característica del estrés puede ser revertida cuando se les reimplantan bacterias beneficiosas como las bifidobacterias.

¿Cómo funciona esta relación entre microbiota y estrés? En primer lugar, un microbioma disbiótico, caracterizado por un desequilibrio y una diversidad reducida, aumenta la permeabilidad intestinal, lo que permite que las bacterias escapen al torrente sanguíneo a través del intestino. Como resultado, el sistema inmunitario reacciona inflamándose como mecanismo de defensa. La inflamación aguda ante una infección nos salva la vida, pero una inflamación crónica fruto de una disbiosis puede amargárnosla.

Muchas afecciones de salud mental se caracterizan por niveles elevados de inflamación en la sangre, la cual penetra en el cerebro, especialmente en el hipotálamo, y lo inflama, lo que afecta directamente al estado de ánimo. Se ha observado que las personas con depresión tienen niveles más altos de marcadores inflamatorios como la interleucina-6 (IL-6), la IL-1β y el factor de necrosis tumoral-α (TNF-α).

Además, sabemos que una disbiosis se comporta como un estresor endógeno, por lo que actúa como un potente estimulador de la producción de cortisol. Al contrario, en un estado de eubiosis, las bacterias intestinales beneficiosas pueden reducir la respuesta de producción de cortisol mediante la liberación de metabolitos antiinflamatorios, como el butirato.

10.3. Intestino y cerebro, un dúo armonioso

Ahora ya sabes que las neuronas del intestino y las del cerebro mantienen una intensa comunicación bidireccional. Se hablan y se escuchan continuamente, y gran parte de esta conversación se produce a través del nervio vago, que hace las veces de cable telefónico y transmite mensajes que influyen en tu estado emocional, tu toma de decisiones o tu visión del mundo, pero también en la calidad de tus digestiones. El sistema nervioso simpático, por mediación del cortisol y la adrenalina, también desempeña un papel crucial en los mensajes que suben y bajan, en este caso, por la columna y a través del torrente sanguíneo. Estas conexiones son otra muestra más de la importancia de la armonía en nuestro sistema nervioso autónomo.

La comunicación entre el sistema nervioso entérico y central es una autopista de dos direcciones, pero hay diez veces más tráfico hacia arriba que hacia abajo. Como dijimos antes, el nervio vago está compuesto de hasta un 80% de fibras aferentes y solo alrededor de un 20% de fibras eferentes.

Figura 10.1. La conexión intestino-cerebro

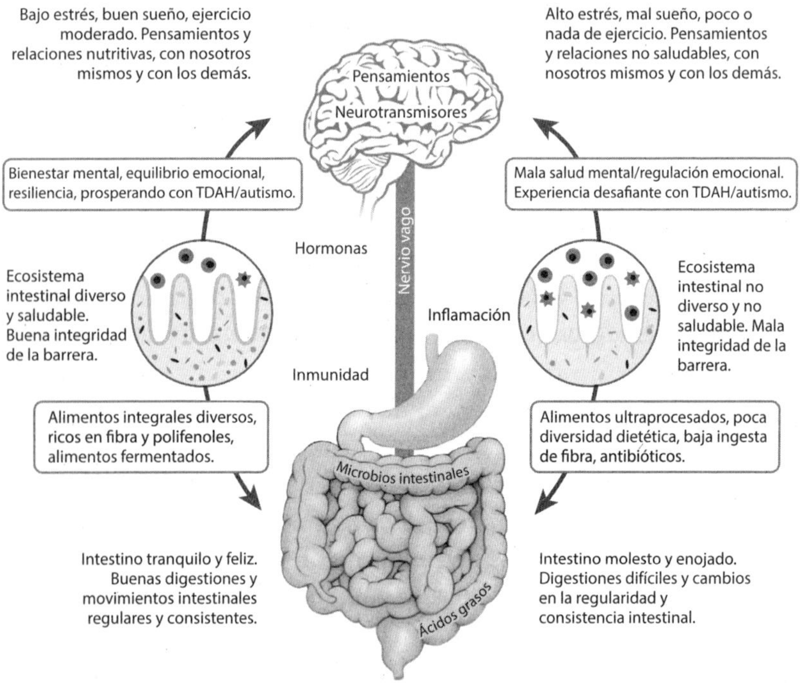

Bajo estrés, buen sueño, ejercicio moderado. Pensamientos y relaciones nutritivas, con nosotros mismos y con los demás.

Alto estrés, mal sueño, poco o nada de ejercicio. Pensamientos y relaciones no saludables, con nosotros mismos y con los demás.

Pensamientos
Neurotransmisores

Bienestar mental, equilibrio emocional, resiliencia, prosperando con TDAH/autismo.

Mala salud mental/regulación emocional. Experiencia desafiante con TDAH/autismo.

Hormonas

Ecosistema intestinal diverso y saludable. Buena integridad de la barrera.

Nervio vago

Inflamación

Ecosistema intestinal no diverso y no saludable. Mala integridad de la barrera.

Inmunidad

Alimentos integrales diversos, ricos en fibra y polifenoles, alimentos fermentados.

Alimentos ultraprocesados, poca diversidad dietética, baja ingesta de fibra, antibióticos.

Microbios intestinales

Intestino tranquilo y feliz. Buenas digestiones y movimientos intestinales regulares y consistentes.

Ácidos grasos

Intestino molesto y enojado. Digestiones difíciles y cambios en la regularidad y consistencia intestinal.

Fuente: Elaboración propia a partir de Miguel Toribio-Mateas, *The Creative Scientist*.

Esto se explica porque el intestino solo necesita que el cerebro le diga que estamos en un ambiente de calma y seguridad que le permita ponerse manos a la obra con la digestión o, por el contrario, que estamos en un ambiente hostil en el que impera la lucha o la huida y no hay cabida para la digestión. El cerebro, en cambio, debe controlar una gran cantidad de parámetros intestinales con el fin de mantener la homeostasis. Necesita conocer el nivel de integridad de la pared intestinal, ya que esta sirve como barrera física al ambiente externo, así como la actividad del inmunitario en el intestino (si está inflamado o no y en qué grado) y la composición y la diversidad de la microbiota intestinal. Para ello, una compleja red de neurotransmisores, hormonas y neuropéptidos inmunes producidos en el intestino, tanto por él mismo como por el sistema inmunitario y la microbiota, viajan a través del vago para mantener informado a nuestro cerebro.

Que la información descendente del cerebro hacia el intestino solo represente el 20% del total no quiere decir que no sea relevante. Al contrario, según Miguel Toribio-Mateas, en la actualidad hay más campo de investigación sobre la comunicación del cerebro hacia el intestino que del intestino al cerebro, pero apenas se estudia el impacto de los pensamientos y las emociones en la salud del intestino. Esto ocurre porque, mientras que comprobar el impacto de un alimento en la microbiota es relativamente fácil, verificar el impacto de un pensamiento se torna muy complicado. Muchos de los estudios usan ratas y ratones de laboratorio y, como comprenderás, resulta complicado conversar con una rata acerca de lo que le preocupa.

10.4. Cultivando tu jardín interior sin perder el enfoque holístico

Después de entender la importancia del eje intestino-microbiota-cerebro, la gran pregunta sería la siguiente: **¿cómo cultivamos una relación armoniosa entre ellos?** La salud no puede entenderse sin comprender cómo interactúan y se relacionan entre sí aspectos como nuestro estilo de vida o nuestras relaciones con otras personas y con el medioambiente, que forman complejas redes que determinan nuestro bienestar.

Los alimentos que eliges poner en tu carrito de compras son tan importantes como los pensamientos que pones en tu mente. A pesar de sus diferencias, ambos son semillas que siembras en el jardín que representa el equilibrio del eje intestino-cerebro. Para que crezca sano, en primer lugar deberíamos regular el flujo de información que baja desde el cerebro al intestino y que, como ya hemos visto, impacta en nuestra microbiota. Sin relajación no hay digestión. **Todo comienza por la atención plena, el autoconocimiento y, por supuesto, por la estimulación de nuestro nervio vago.**

¿Recuerdas esa serenidad interior independiente del exterior, a la que los filósofos estoicos denominaban «ataraxia»? Pues esa tan ansiada ataraxia se nutre de la aceptación y la comprensión de todas nuestras emociones y de un entorno donde la sensibilidad y la empatía hacia los distintos estados de ánimo y las experiencias emocionales sean valoradas y comprendidas. Al reconocer y aceptar la rica variedad de nuestras emociones, promovemos un bienestar mental más genuino y sostenible. Y ahora ya sabes que el bienestar mental es el primer paso para asegurar el bienestar intestinal.

Una conexión saludable entre el intestino y el cerebro requiere, además, ser conscientes de nuestros niveles de estrés, nuestros patrones de sueño y nuestros hábitos de ejercicio. Los pensamientos que albergas, las relaciones nutritivas y el amor que compartes son tan cruciales para el bienestar de nuestro intestino como los alimentos que comes. Cada paso importa en la danza de la conexión intestino-cerebro.

Los alimentos frescos, naturales e integrales, ricos en fibra y polifenoles, sirven de alimento a las bacterias beneficiosas. De hecho, su nombre técnico es «prebiótico», y, en tu jardín interior, suponen el fertilizante que produce una flora intestinal diversa, robusta y vibrante. En particular, la dieta mediterránea quizás sea la más abundante en ingredientes prebióticos.

Los alimentos prebióticos son ricos en carbohidratos accesibles para la microbiota, también llamados «MAC», fibras que nuestras enzimas no pueden digerir, por lo que pasan intactas al intestino grueso. Una vez allí, los billones de bacterias del intestino se ponen a trabajar fermentando estos carbohidratos resistentes como las pirañas, expulsando compuestos antiinflamatorios como el butirato y activando los fitoquímicos presentes en estas fibras.

Entre los alimentos ricos en prebióticos se hallan, entre otros:

- Raíces y verduras de raíz como zanahorias, cebollas, nabos, betabel, calabaza, tupinambo, rábanos, rabanitos, chirivías, raíz de achicoria o jengibre.
- Fibra de los hongos, de las manzanas,[10] los espárragos, la linaza, el trigo sarraceno, el salvado de avena y el almidón resistente (del plátano verde y tubérculos enfriados).
- Especias y hierbas aromáticas como ajo, romero, orégano, canela, fenogreco, albahaca, etcétera.
- Frutos secos, en especial, los pistaches, las nueces, las almendras con piel, las pecanas y las avellanas.

Si los prebióticos son el fertilizante para nuestro jardín, los alimentos fermentados, como el yogur, el kéfir, el chucrut, la kombucha o el tempeh, son la forma de adquirir nuevas y preciadas flores. Debido a su importancia, he reservado un hueco para ellos en el último capítulo de esta parte, cuando hablemos de la dieta del nervio vago.

Otra manera encantadora de introducir microbios beneficiosos en tu sistema para ayudarlo a mantener su

---

[10] Uno de los mejores y más deliciosos alimentos que puedes incluir en tu dieta para mejorar tu microbiota es la manzana ligeramente asada con canela. ¡Pruébala!

equilibrio y su hermosa diversidad es mediante el contacto profundo con la naturaleza. Respirar y tocar bacterias que viven felices en el agua, el aire, la hierba y el suelo de espacios naturales como la playa, el campo o el bosque enriquece nuestra microbiota tanto como una buena alimentación. Por eso es necesario que entres en contacto con la tierra y te manches con la «suciedad limpia» de la naturaleza, puesto que solo así podrás incorporar sus bacterias beneficiosas.

Imagina los pensamientos de calma y tranquilidad transmitidos por tu nervio vago como las técnicas de cuidado de tu jardín. Asegúrate de que no esté ahogado por las malas hierbas de la ansiedad. Deja que una buena noche de sueño actúe como una suave lluvia, vital para el crecimiento y la resistencia de su flora interna. Visualiza el ejercicio como el sol, esencial para la vitalidad y el crecimiento. Este enfoque holístico de la salud hará de tu intestino un entorno idílico donde crece la armonía y que será tu punto de partida para volver a vivir una vida verdaderamente humana.

11

Sin relajación no hay digestión

Seguro que más de una vez has dicho «se me hace agua a la boca» al ver, oler o incluso pensar en un alimento delicioso. Y es que la digestión comienza en el cerebro, en lo que se conoce como la «fase cefálica de la digestión». Cuando empezamos a sentir hambre, cuando preparamos la comida o cuando el plato de comida está frente a nosotros y empezamos a olerlo, nuestro cuerpo activa procesos digestivos mediados por el nervio vago. La boca comienza a generar saliva rica en enzimas, el estómago a producir jugos digestivos y empezamos a secretar bilis y enzimas pancreáticas que preparan el cuerpo para digerir. Pero, para que todo esto se active, tenemos que estar en un estado parasimpático. **Sin relajación no hay digestión.**

La fase cefálica está dominada por el sistema parasimpático a través del nervio vago. Si este sistema no está activado, esta fase no se produce, lo que se traduce en una mala digestión de los alimentos. Por eso es indispensable activar el nervio vago y estar bajo una dominancia parasimpática a la hora de la comida. Si, por el contrario, nuestro cerebro está mandando al cuerpo señales de lucha o huida a través del simpático (en forma de adrenalina y cortisol), este va a estar preocupado de salvar el pellejo y no va a ponerse a digerir alimentos. Cuando los leones imaginarios nos rodean, las digestiones son lo último a lo que el cuerpo presta su atención.

11.1. Al intestino no le gusta el estrés

A estas alturas, creo que ya nos quedó claro que el eje intestino-cerebro es una red de comunicación bidireccional que conecta los centros cognitivos y emocionales del cerebro con nuestras funciones intestinales. La sensación de tener mariposas en el estómago es consecuencia de la estimulación de las neuronas intestinales al liberarse cantidades extraordinarias de hormonas del estrés, como la adrenalina y cortisol, por orden del cerebro cuando se enfrenta a una situación tensa, ya sean amenazas auténticas o imaginarias. Esas hormonas inducen numerosos cambios en todo el cuerpo, incluido el intestino.

Como dijimos anteriormente, las señales de estrés viajan a lo largo del vago desde el cerebro al intestino y dan la orden de paralizar la digestión para no desperdiciar energía. Además, la respuesta intestinal al estrés puede provocar que «soltemos lastre» con una evacuación repentina, lo que viene siendo una diarrea. Pero los efectos desagradables del estrés en el intestino no se limitan a digestiones lentas y gases. Los espasmos musculares relacionados con el estrés y el aumento de la hipersensibilidad visceral hacen que sientas dolor, malestar y molestias de estómago.

Muchos estudios han puesto de manifiesto, desde hace mucho tiempo, que el estrés crónico contribuye a la aparición y al empeoramiento de los síntomas en múltiples trastornos gastrointestinales, incluidos el síndrome del intestino irritable y las enfermedades inflamatorias intestinales. En este sentido, el doctor experto en traumas Gabor Maté ha demostrado que muchas molestias intestinales provienen de una activación simpática crónica fruto del estrés. **Los síntomas intestinales reflejan los conflictos internos que están pendientes de solución**; la inseguridad, el miedo, la ira y otros factores similares favorecen el desarrollo de desórdenes como estreñimiento, úlceras estomacales, inflamación abdominal y colon irritable, entre otros. Es de sobra conocido que las personas con síndrome del intestino irritable presentan tasas más altas de depresión y ansiedad.

Como demuestran múltiples estudios, intervenciones psicológicas para la ansiedad o la depresión como la terapia cognitivo-conductual, la meditación o la hipnoterapia se muestran muy prometedoras para reducir la gravedad y la frecuencia de los síntomas de las enfermedades inflamatorias intestinales.

Todo lo que estimule el nervio vago y aumente el parasimpático nos aportará bienestar gastrointestinal.

En este sentido, si eres una persona a la que todo le cae mal, con digestiones pesadas y el estómago siempre inflamado, es muy posible que tengas lo que se conoce como «SIBO», las siglas en inglés para «sobrecrecimiento bacteriano intestinal», un síndrome que tiene un importante componente de desregulación del vago. Si es tu caso, tu lectura obligatoria debería ser *¿Tú también tienes SIBO?*, de Asun González.[11] Te aseguro que el libro es una maravilla cargada de recursos prácticos para llevar tus digestiones a otro nivel.

---

[11] González, Asun, *¿Tú también tienes SIBO?*, Alienta Editorial, Barcelona, 2024.

11.2. Un vago estimulado mejora la digestión

De la misma forma que al intestino no le gusta el estrés, le encantan los estados de equilibrio propios de un buen funcionamiento del sistema nervioso autónomo. Una función adecuada del nervio vago, reflejo de un estado de calma y equilibrio interior, se traduce a nivel digestivo en:

- Más saliva y de mejor calidad (rica en enzimas digestivas).
- Aumento de los jugos digestivos: HCL, enzimas y bilis.
- Activación de la asimilación de nutrientes.
- Regulación de la motilidad gastrointestinal.
- Regulación de la acomodación gástrica mediante el reflejo vago-vagal.

Quizás lo más importante para que se active el nervio vago y la maquinaria digestiva y el proceso de acomodación gástrica funcionen como deben es comer con tranquilidad, masticando mucho, mucho los alimentos. Lo que conocemos como «alimentación consciente» o «*mindful eating*» y que es justo de lo que vamos a hablar ahora.

Mindful eating: el arte de estar presente mientras comes

Jon Kabat-Zinn, profesor de Medicina e investigador de la Universidad de Massachusetts, definió la atención plena (*mindfulness*, en inglés) como ««prestar atención de una manera particular, a propósito, en el momento presente a aquello que estemos haciendo y sin juzgar». De ahí que el *mindful eating* o alimentación consciente no sea más que **el proceso de enfocar nuestra plena atención en lo que estamos comiendo.**

Sin duda alguna, uno de los mejores momentos del día debería ser cuando llega la hora de comer. Como ya hablamos en el capítulo 7, estar completamente presente durante este tiempo es de suma importancia para cultivar una sensación de saciedad y satisfacción con nuestra comida, pero también lo es para tener un óptimo proceso digestivo. Por muy saludables que sean los alimentos, cuando se consumen en un estado mental de agitación pueden no caernos bien.

Si queremos mejorar la fase cefálica de la digestión, es necesario estar tranquilos, oler la comida, disfrutarla, masticarla poco a poco... Cada parte del proceso activa el nervio vago. Cualquier persona que quiera mejorar su digestión debería practicar el *mindful eating*, agradecer y honrar la comida y no verla como un mero vehículo de entrada de calorías en el cuerpo.

Esto que suena tan sencillo puede resultar bastante complicado, en especial, para quienes no están acostumbrados a ello. La consciencia plena requiere tiempo y dedicación. Desarrolla gradualmente la capacidad de comer de manera consciente a diario, pero perdónate cuando no lo hagas. Sé paciente contigo mismo, disfruta del proceso de desarrollar una conexión más fuerte entre la mente, el cuerpo y la comida y pronto alcanzarás beneficios como:

- Más saciedad.
- Mayor disfrute.
- Menos antojos.
- Mejor digestión.

11.3. Consejos para una alimentación consciente

Presta atención a las señales de tu cuerpo

Si hay algo con lo que deberías iniciar tu ritual sagrado para la hora de la comida, es sin duda el hambre. Según la doctora Evelyn Tribole, autora del libro *Alimentación intuitiva: El retorno a los hábitos alimentarios naturales*, la primera recomendación es algo tan lógico, tan básico y tan olvidado como comer con hambre. El hambre y no el apetito (el hambre selectiva, no por necesidad fisiológica) ni el reloj debería ser quien marcara el momento de comer. Esto es clave, ya que la compleja maquinaria enzimática y hormonal que se necesita para que nuestro cuerpo pueda recibir la comida, digerirla y asimilarla de forma saludable se activa, gracias al nervio vago, mediante la sensación de hambre real.

Cuando comemos con hambre, todo nos sabe mejor, todo nos cae mejor.

Debemos comer por razones físicas, basadas en las señales internas de hambre, no por motivos emocionales. El hambre la debe sentir nuestro estómago, no nuestro cerebro. El problema es que muy a menudo intentamos llenar algún vacío emocional con la comida. Eso sí, cuando sientas hambre real, debes darte permiso incondicional para comer.

Para recuperar la sensación de hambre, ayudar al sistema digestivo a que descanse y pueda limpiarse y, de regalo, estimular el nervio vago, los ayunos cortos son de gran ayuda. Aunque del ayuno intermitente hablaremos un poco más adelante, quédate con la idea de dejar un espacio de tiempo de al menos doce horas entre la cena y el desayuno. En ese periodo de tiempo, puedes tomar infusiones, siempre que no lleven azúcar.

Otro de los beneficios que tiene escuchar a nuestro cuerpo es que nos volvemos más sensibles a las señales de saciedad que este nos manda. Según diversos estudios, comer con atención plena y, como veremos después, más lento, se relaciona con una mayor saciedad y con un índice de masa corporal más saludable. En la isla de Okinawa, al sur de Japón, una de las regiones del mundo conocida donde habitan las personas con mayor longevidad del planeta, antes de comer siempre se repite el mantra de inspiración confuciana *Hara Hachi Bu*, que significa 'ocho partes del vientre'. Lo utilizan como un recordatorio para dejar de comer cuando sus estómagos estén llenos en un 80%. Mientras que en Occidente comemos hasta estar llenos, en Okinawa se come hasta no tener hambre.

Crea tu ritual para la hora de las comidas

- **Prepara tu comida.** Cocinar es la mejor manera de preparar el cuerpo para alimentarnos. Cuando cocinas, lo que ves y lo que hueles estimula el nervio vago, que preparará el cuerpo para aceptar los alimentos. La cocina puede convertirse en tu farmacia: cocinar rico y saludable es un superpoder. Por suerte, para ello contamos con los sabios consejos de la *sensei* Sari Arponen y su libro sagrado con sus secretos culinarios *En la cocina con la doctora Arponen*.[12]
- **Elimina distracciones.** Céntrate en una sola actividad: comer. Asegúrate de que los dispositivos electrónicos como la televisión, el teléfono o cualquier pantalla estén apagados y guarda cualquier otra cosa, como libros, revistas y periódicos, que puedan distraerte de la experiencia de comer. Si estás comiendo en tu coche, frente a la computadora mientras trabajas o hablando por teléfono, es imposible que prestes toda tu atención a la comida y, como resultado, puedes tender a comer más. Enfócate en los alimentos que tienes delante.

---

[12] Arponen, Sari, *En la cocina con la doctora Arponen*, Alienta Editorial, Barcelona, 2023.

- **Come en un ambiente relajado.** Siéntate, respira lenta y profundamente por la nariz varias veces, céntrate y date permiso para comer y disfrutar de la comida que tienes delante. Este es el momento para dar las gracias. Expresa tu gratitud por la suerte de tener un plato de comida y por todas las personas que participaron en el proceso, desde el cultivo a la preparación de tus alimentos, incluido tú mismo. Si quieres, puedes escuchar música relajante, ya que te ayudará a crear un ambiente en el que disfrutar de este momento.
- **Conéctate con tu comida.** Cuando estés comiendo solo, dedícate a disfrutar de los alimentos en silencio y piensa solo en lo que estás comiendo. Por supuesto que compartir la comida con amigos y seres queridos es un evento casi sagrado y uno de los mejores momentos para crear vínculos, ¡nadie dice que dejes de hacerlo! Cuando comas en grupo, conéctate con ellos en torno a los alimentos y trata de mantener las conversaciones tranquilas y armoniosas. Ya sabes, en la mesa no se habla ni de futbol ni de política, no vaya a ser que te indigestes porque tu organismo te pida luchar o huir.
- **Mastica lenta y cuidadosamente.** Mastica cada bocado un mínimo de doce a quince veces hasta la total trituración del alimento antes de tragarlo. El proceso de digestión comienza en la boca con la masticación, donde se secretan enzimas en la saliva para empezar a descomponer los alimentos. Todo lo que no mastiques dará más trabajo al resto de tu aparato digestivo. Además, cuando comemos demasiado rápido, no le damos tiempo al nervio vago a que active la producción de jugos digestivos. Uno de los motivos de las digestiones lentas y pesadas, de los gases y del malestar digestivo es precisamente una masticación in-

suficiente. Trata de notar cómo cambia la comida a medida que masticas con dedicación cada bocado. Un truco que funciona muy bien es dejar los cubiertos a ambos lados del plato entre bocado y bocado.

Comer lento y masticar con cuidado también hará que te sacies más. La señal de saciedad que viaja por el nervio vago desde el estómago al cerebro tarda unos veinte minutos en llegar, y hay gente que come en cinco. ¿Alguna vez te has levantado de la mesa con la sensación de haber comido demasiado? Es porque la señal llega cuando ya terminamos de comer y, en consecuencia, hemos ingerido más de lo que nutricionalmente necesitábamos.

- **Activa tus sentidos.** Trata de usar todos tus sentidos en la experiencia de comer. Nota los olores, las texturas, los colores y los sabores de la comida. ¿Cómo huelen los alimentos? ¿Cuál es su temperatura? ¿Son crujientes? ¿Qué sabores nos trasladan? Trata de identificar los ingredientes y los sabores y detente en los matices dulces, salados, ácidos o amargos de cada bocado.

12
La variabilidad de la frecuencia cardiaca (VFC)

Si solo pudiéramos hacer una medición para valorar el estado de nuestro sistema nervioso autónomo, esta debería ser la variabilidad de la frecuencia cardiaca (VFC) o *Heart Rate Variability* (HRV) en inglés. En palabras de Nazareth Castellanos, «examinar cómo cambia la VFC es medirle el pulso a la vida». Tenemos la suerte de que la VFC es una medida sencilla, barata y no invasiva que nos permite determinar, con una buena precisión, **el estado de nuestro tono vagal**.

12.1. Un pequeño cerebro en nuestro corazón

El corazón funciona como una bomba que se relaja para poder dilatarse y recibir la sangre del organismo y se contrae para impulsarla por todo el circuito, en un ciclo de contracción-relajación que se repite sin cesar desde que nacemos hasta que morimos.

Al número de veces que nuestro corazón late por minuto lo denominamos «frecuencia cardiaca». Esta oscila entre las 50 pulsaciones por minuto que tenemos en promedio cuando estamos acostados antes de dormirnos hasta las 180 que podemos alcanzar corriendo. En promedio, el corazón se contrae y relaja unas 72 veces por minuto, más de 4 000 veces por horas y más de 100 000 veces en un día.

Pero no dejemos que los árboles nos impidan ver el bosque. Que el corazón trabaje sin cesar no significa que su función se reduzca a la de una mera bomba hidráulica. Este órgano posee en la aurícula derecha un haz de neuronas propias conocido como «nódulo sinusal» o «sinoauricular», que a todos los efectos constituye el tercer cerebro del organismo, en continuo diálogo con el primer cerebro. El cerebro se comunica con el corazón a través de nervios que salen del hipotálamo y del tronco del encéfalo y el corazón se comunica con el cerebro a través del nervio vago.

El SNA controla el ritmo del corazón

La frecuencia cardiaca está bajo control del sistema nervioso autónomo que inerva el nódulo sinusal. El simpático aumenta los latidos y la presión arterial y el parasimpático los reduce.

En estado de salud, hay un equilibrio simpático-parasimpático. Ambos sistemas se comportan como las riendas de un caballo, de manera que tiran (simpático) o aflojan (parasimpático) del corazón según el estado al que tenga que responder. A lo largo de un día habitual tenemos momentos de relajación, donde prima el sistema parasimpático, y momentos de excitación o nerviosismo, en los que el sistema simpático toma el mando.

Ambos se van alternando en función de las necesidades para mantener un equilibrio. Sin embargo, ante el estrés crónico, este equilibrio se rompe y surge la dominancia simpática de la que ya hemos hablado en la primera parte del libro. A efectos del corazón, esta dominancia hace que el sistema eléctrico de este órgano se vuelva rígido y, como la mayoría de las cosas rígidas, frágil.

12.2. ¿QUÉ ES LA VARIABILIDAD DE LA FRECUENCIA CARDIACA?

Más que la frecuencia cardiaca en sí, la medida del corazón más vinculada a las emociones y los pensamientos es la variabilidad de la frecuencia cardiaca (VFC). Pero ¿qué es exactamente la VFC?

Nuestro corazón se ralentiza y acelera constantemente a medida que se adapta a lo que sucede dentro y fuera del cuerpo, haciendo que ningún latido sea igual. Siempre existen pequeñas variaciones de milisegundos entre ellos. Estas fluctuaciones constantes en el tiempo entre dos latidos en la frecuencia cardiaca es lo que se denomina «variabilidad de la frecuencia cardiaca» o «VFC». Si entre un pulso y el siguiente transcurriera exactamente el mismo espacio de tiempo, el corazón tendría una VFC nula.

La lógica parece decirnos que, cuanto más simétricos sean los latidos del corazón, cual reloj suizo, mucho mejor. La realidad, sin embargo, es totalmente contraria. Un corazón calmado y feliz fluye en un ritmo en el que no hay dos pulsos iguales; más que latir, vibra. Por el contrario, un corazón preocupado y estresado late robóticamente, de forma cuadriculada, triste, monótona. Como en la vida, la monotonía nunca es una buena compañera.

Lo que mide la VFC es la capacidad de respuesta o flexibilidad de nuestro corazón ante las exigencias de la vida. Cuanta más variabilidad haya entre estos latidos, más adaptable será tu corazón, porque podrá cambiar de velocidad con facilidad, responder al estrés y mantener el equilibrio. Así que, cuanto mayor sea la VFC, más salud reflejará. Los estudios demuestran que una elevada variabilidad de la frecuencia cardiaca es fiel reflejo del tono vagal que, como recordarás, indica la buena función del nervio vago. Por si fuera poco, una buena VFC está asociada a mayor longevidad, un envejecimiento más saludable y un mejor nivel físico general.

En el otro extremo, durante más de seis décadas se han investigado las consecuencias de una baja variabilidad de la frecuencia cardiaca. Este parámetro refleja un corazón muy regular fruto de la dominancia simpática y es un predictor del riesgo de mortalidad y de enfermedad en general.

Una VFC baja está relacionada con niveles altos de cortisol, la principal hormona del estrés. A menor VFC, mayor riesgo de sufrir alteraciones cardiometabólicas como patologías cardiacas, hipertensión arterial, resistencia a la insulina y diabetes o dislipidemia. También nuestro cerebro sufre los efectos de un corazón robótico, ya que este aumenta el riesgo de deterioro cognitivo, de trastornos neurodegenerativos y de una gran variedad de trastornos psicológicos como ansiedad, depresión o trastorno de estrés postraumático. Como no podía ser de otra forma, todos ellos reflejan un débil tono vagal.

¿Por qué la VFC te da tanta información sobre tu salud?

Puede que te estés preguntando cómo es posible que una medición tan sencilla nos aporte tanta información sobre tantas áreas de tu salud. Si esto ocurre es porque, como acabas de leer, la frecuencia de latidos no es una reacción aislada, sino que está regida por el sistema nervioso autónomo. La VFC es un índice del control autónomo del corazón. Las variaciones en el intervalo entre latidos cardiacos consecutivos que refleja la VFC se deben, sobre todo, a la interacción entre el simpático y el parasimpático a través del nódulo sinusal.

Ante el estrés, el simpático toma el control, aumentando el latido cardiaco y volviéndolo rítmico, casi robótico, lo que disminuye drásticamente la VCF. Superado el evento estresante, el parasimpático toma de nuevo el control. El corazón se relaja, fluye, entra en *flow* y aumenta la diferencia entre latidos, subiendo la VFC. A mayor dinamismo de la VFC, mayor tono vagal del corazón y del organismo en general. Recuerda que el tono vagal genera flexibilidad en el organismo ante las demandas diarias y aporta agilidad para activar y para frenar respuestas.

Es por esta relación por la que la VFC nos permite conocer el funcionamiento del sistema nervioso autónomo. Gracias a ella puedes medir tu grado de estrés tanto psicológico como fisiológico, por lo que puedes usarla como espejo de tu estado psicológico y físico, de tu nivel de descanso y de tu capacidad de recuperación.

Tener una medida basada en parámetros físicos que cuantifica el estrés psicológico y la susceptibilidad a enfermedades relacionadas con él es muy útil, porque nos salimos de la subjetividad de lo mental/emocional y entramos en la objetividad de medir el efecto directo del estrés en un órgano tan importante como el corazón. En otras palabras, el corazón no engaña.

Otro valor de la VFC es que permite saber si una determinada técnica que hemos usado para estimular el nervio vago ha funcionado. Por ejemplo, cuando respiramos de forma nasal, diafragmática y consciente, deberíamos ver cómo se eleva.

Por otra parte, la VFC también está estrechamente relacionada con las emociones. Es impresionante ver cómo la dinámica eléctrica del corazón cambia en función de las emociones y los pensamientos. Aquí tienes algunos ejemplos:

- La ira, el miedo, el enojo y el sobrepensar (el ruido mental que nos regodea en un problema) reduce la VFC.

- La alegría, la emoción, la relajación y el pensamiento positivo aumentan la VFC. A mayor VFC, más positiva es la emoción y mayor nivel de empatía.
- A mayor VFC, mayor capacidad de memoria y atención, mayor fluidez del lenguaje y mayor capacidad de expresión. De ahí que sea tan importante estimular el vago antes de un examen, una entrevista de trabajo, una charla en público, etcétera.

12.3. Cómo medir la VFC

Medir la variabilidad cardiaca es muy sencillo. Solo necesitas tres cosas:

- **Una banda pulsímetro bluetooth.** Como las bandas de la marca Polar, económicas, fiables y compatibles con la mayoría de smartphones.
- Un smartphone.
- Una *app* específica de variabilidad cardiaca como Elite HRV o HRV4Training, ambas gratuitas.

La VFC también la miden muchos relojes inteligentes, si bien, aunque cada vez son más precisos, no llegan a serlo tanto como la banda y la *app*.

Lo ideal es hacer la medición todos los días en las mismas condiciones, a la misma hora y en la misma posición. Será mejor si es a primera hora antes de levantarte, cuando te hayas despertado y en posición acostado o sentado. Aunque cada *app* es diferente, la medición no lleva más de dos minutos. Con estas mediciones, que se suelen llamar «*morning readiness*», después de unos pocos días de prueba podrás calcular una línea base que te informará del estado de tu SNA y de los cambios que pueda tener.

También puedes hacer mediciones aisladas en cualquier momento, sin afectar a tu línea base o evolución. Como te decía antes, con esto puedes comprobar el impacto individual de diferentes actividades, como técnicas de respiración, técnicas de relajación, un baño frío, varios tipos de entrenamiento o incluso para saber cómo te has recuperado de un esfuerzo. Es muy interesante cuantificar el resultado positivo de algo que hacemos porque nos aporta beneficios subjetivos, como una sesión de respiración, ya que esto manda un mensaje a nuestro cerebro consciente (la corteza prefrontal) que sirve de refuerzo positivo.

Valores de variabilidad de la frecuencia cardiaca

Los resultados que nos dan tanto las aplicaciones como los *smartwatches* nos muestran cuán simpáticos o parasimpáticos estamos. Estos sistemas suelen usar escalas de valor propias asignando, por ejemplo, puntuaciones diarias de 0 a 10, valores relativos en relación con tu estado durante los días anteriores o con tu línea base, que se establece con las primeras mediciones. Estas puntuaciones tienen en cuenta tu edad, tu sexo y tu nivel de actividad física.

Otro sistema de medición suele dar un valor de VFC expresada en milisegundos (ms) que hace referencia a una fórmula de medición estadística conocida como «RMSSD» y que consiste en la raíz cuadrada del promedio de las diferencias de la suma de los cuadrados entre intervalos RR (latidos del corazón) adyacentes. Vaya trabalenguas, ¿no? Digamos que la RMSSD se considera un indicador estándar del control cardiaco vagal. Aunque los investigadores han propuesto unos rangos normales de RMSSD que oscilan entre los 30-60 milisegundos, estos valores pueden variar en función de la edad y el nivel de actividad física. A mayor edad, menor VFC y, a mayor forma física, mayor VFC.

Seguro que después de leer este capítulo estás deseoso de mejorar tu VFC, ¿verdad? Pues enhorabuena, porque al estimular el nervio vago y mejorar el tono vagal, mejorarás tu VFC.

12.4. El corazón, en sincronía con la respiración

Nuestro corazón no solo se sincroniza con cerebro e intestino; también lo hace con los pulmones. Tanto nuestro ritmo cardiaco como el respiratorio bailan al son de la misma música, en lo que se conoce como «arritmia sinusal respiratoria».

Aunque suene a enfermedad grave, la arritmia sinusal respiratoria es algo totalmente normal que nos ocurre a todas las personas. Nuestra frecuencia cardiaca cambia a medida que respiramos, de forma que se acelera durante la inhalación y se ralentiza durante la exhalación.

Cuando inhalas, ya sea por la nariz o por la boca, el músculo del diafragma desciende, permitiendo a los pulmones que se expandan con el aire que les entra. Este aumento de espacio también hace que nuestro corazón se haga un poco más grande, por lo que la sangre se mueve más lenta por él, lo que es detectado por el nódulo sinoauricular, que envía una señal al cerebro para que active al simpático y acelere la circulación. Esto significa que, si quieres que tu corazón lata más rápido, por ejemplo, para activarte cuando estás cansado, inhala más de lo que exhalas. No importa si es por la nariz o por la boca, funcionará igual.

Ahora bien, lo contrario también es cierto. Si quieres disminuir tu frecuencia cardiaca, debes prolongar la exhalación. Al exhalar, el diafragma se mueve hacia arriba, lo que hace que el corazón sea un poco más pequeño, por lo que la sangre fluye más rápida a través de ese menor espacio. Esto hace que el nódulo sinoauricular le aconseje al cerebro que active al vago para que baje de revoluciones el corazón. Por lo tanto, si quieres calmarte rápidamente, debes hacer que tus exhalaciones sean más largas y más vigorosas que tus inhalaciones.

Si necesitas activarte, alarga tus inhalaciones.
Si te sientes estresado, alarga tus exhalaciones.

Un último consejo: la respiración consciente nasal y diafragmática sincroniza las neuronas del cerebro del corazón y del estómago, generando una coherencia entre ellas que nos permite pensar más claro y estimular el nervio vago. Si quieres potenciar esta coherencia, te recomiendo que, cuando te sientes a respirar de forma consciente, pongas tus manos en el estómago y sobre el corazón y simplemente sientas cómo se armoniza este sistema de tres cerebros. Es una técnica somática en toda regla.

13

Alimenta tu nervio vago

Cuando me propuse escribir este libro, tuve claro que, si bien la alimentación y el ejercicio son dos pilares básicos para la salud, hay ya mucho publicado al respecto, entre ellos, mis dos libros anteriores, *Hijos de la adversidad* y *Activa tus mitocondrias*.[13] Así que me marqué el objetivo de centrarme en otros aspectos, quizás más sutiles, pero igual de importantes. Hablar del impacto de la alimentación en la salud de nuestro sistema nervioso nos daría para un libro entero. No obstante, me conformaré con darte algunas pinceladas prácticas que puedas llevar a tu día a día.

Como verás, la actividad de tu nervio vago está influenciada en parte por lo que comes y bebes. Poco a poco se van publicando artículos interesantes, sobre todo, en relación con el impacto de distintos alimentos en la variabilidad de la frecuencia cardiaca que, como ya sabes, es un fiel reflejo de nuestro tono vagal.

Te adelanto que no deberías esperarte la «milagrosa dieta del nervio vago», porque, en esencia, **los alimentos que son buenos para la salud en general y para nuestra**

---

[13] Ambos publicados por Alienta Editorial, en 2022 y 2023 respectivamente.

microbiota en particular también benefician el tono vagal y favorecen la salud del nervio vago.

13.1. Enemigos nutricionales de un tono vagal saludable

Antes de investigar sobre los aliados nutricionales del nervio vago, vamos a aplicar lo que se conoce como «vía negativa». Descubramos quiénes son sus enemigos para que puedas retirarlos de la compleja ecuación que es tu salud.

- **Azúcar.** La homeostasis de la glucosa en sangre o glucemia es uno de los mecanismos más finamente regulados en nuestro organismo y necesita la acción de dos hormonas antagónicas y complementarias como la insulina y el glucagón. Una dieta rica en azúcar, harinas refinadas como la pasta y el pan y productos ultraprocesados ricos en ambas alterará este sutil equilibrio y producirá picos de glucemia que dispararán las señales de alarma y, con ellas, el simpático.
- **Grasas de mala calidad.** Un artículo de revisión de la literatura médica encontró que el consumo de grasas de mala calidad es nefasto para nuestro organismo. Aquí se incluyen las grasas hidrogenadas tipo trans, presentes en los alimentos ultraprocesados, y las grasas omega 6 (ácido linoleico) que encontramos en aceites vegetales como los de soya, maíz o girasol, muy comunes en los alimentos industriales. Todas estas grasas se asocian con una disminución de la VFC y del tono vagal.
- **Ultraprocesados.** Estos productos comestibles (no, no se merecen ser llamados alimentos) están elabo-

rados con ingredientes de pésima calidad. La mayoría tienen como base harinas refinadas, aceites vegetales refinados y azúcares añadidos, y están acompañados de sal, saborizantes y otros aditivos que son una auténtica bomba de tiempo para tu nervio vago. Los metaanálisis de revisión que relacionan el consumo de ultraprocesados con depresión, ansiedad y otros trastornos de índole psicológica se amontonan a la espera de que alguna autoridad restrinja la venta de estos productos que nos enferman camuflados en envases divertidos y bajo la falsa promesa de que su consumo nos aportará energía y felicidad. Si a algo me recuerdan estos anuncios es a la publicidad de los años veinte del siglo pasado donde se hablaba de los beneficios para la salud del tabaco.

- **Alcohol.** El alcohol es enemigo del nervio vago, ya que nos más hace susceptibles al estrés e interviene en el sueño. Aunque es cierto que el alcohol genera somnolencia (algunas personas lo usan para conciliar el sueño), el sueño inducido por el alcohol es más superficial y menos reparador. El consumo de cualquier tipo de alcohol altera la función de nuestro sistema nervioso, aunque también tengo que decirte que, según los estudios, esta norma no se cumple al menos al cien por ciento con el vino tinto. Parece ser que una copa de vino eleva ligeramente el tono vagal, pero más de una copa tiene un **efecto claramente negativo**, disminuyendo nuestra VFC alrededor de un 33%. Tras una segunda copa, hacen falta más de diez horas para regresar a la normalidad.

Por si fuera poco, tanto el azúcar como las grasas de mala calidad, los ultraprocesados y el alcohol son muy proinflamatorios, en especial, para nuestro hipotálamo. Y si algo deberías haber aprendido ya es que la inflamación es enemiga del vago.

13.2. Sabores amargos y ácidos, aliados del vago

El nervio vago se activa con determinados sabores. Los sabores ácidos, como el vinagre o el jugo de limón, y los amargos, presentes en hortalizas como rabanitos, alcachofas, berros, endivias, canónigos o arúgula y en condimentos como el jengibre y la cúrcuma, tienen la capacidad de estimular receptores colinérgicos en todo el sistema digestivo. Desde la boca hasta el intestino, estos sabores activan los procesos digestivos, por lo que son unos grandes aliados para mejorar las digestiones.

Empezar las comidas con una ensalada de amargos en la que haya, por ejemplo, arúgula, endivias o rabanitos, aderezada con aceite de oliva extra virgen, limón o vinagre y un poco de jengibre rallado es una deliciosa manera de estimular tu nervio vago para mejorar tus digestiones. También pueden serte de gran ayuda plantas medicinales como la alcachofa, el cardo mariano, el ajenjo, la genciana, la manzanilla amarga, el diente de león y el romero, tanto en forma de extractos como en infusiones.

Además, como ya te conté en *Activa tus mitocondrias*, con vinagre de manzana, limón y otros ingredientes puedes hacer una pócima estimuladora del nervio vago y sanadora de tu intestino, que mejorará la microbiota y ayudará al proceso de desintoxicación de tu cuerpo.

Aquí te comparto la receta:

- 250 ml de agua filtrada tibia
- 1 cucharada de vinagre de manzana

- 1 cucharada de jugo de limón
- 1/4 cucharadita de jengibre molido
- 1/4 cucharadita de canela
- 1 pizca de pimienta de cayena (opcional)
- 1 cucharadita de miel local cruda o estevia (opcional)

Si optas por no ponerle miel, puedes tomarla por la mañana sin miedo a romper tu ayuno, para limpiar tu intestino y poner a punto tu aparato digestivo para el desayuno. Si tienes una digestión pesada, puedes tomar una taza unos veinte minutos antes de las comidas y te ayudará a digerir mejor los alimentos.

¿Nos tomamos un té verde?

Si hay un alimento de sabor amargo capaz de estimular el nervio vago, ese es sin duda el té verde, conocido en todo el mundo como la bebida de la longevidad. Contiene tal variedad de compuestos saludables que puede ser considerado una bebida medicinal. Es muy rico en unos principios activos denominados «catequinas», cuyo principal exponente es la poderosa epigalocatequina-3-galata (EGCG), un compuesto altamente antiinflamatorio, antioxidante, activador mitocondrial y estimulador de la función del nervio vago.

El té verde representa el yin y el yang, ya que contiene dos principios activos antagónicos complementarios, cafeína y teanina.

En el té verde, la cafeína es **un estimulante** capaz de activar el simpático, mientras que la teanina es **el calmante** que estimula el parasimpático. El mecanismo de acción a nivel del SNA es parecido al del ejercicio interválico de alta intensidad: al inducir activación y relax, genera una especie de reseteo de la función autónoma. Según múltiples estudios, el consumo regular de té verde se asocia con mejoras de la variabilidad de la frecuencia cardiaca, lo que, como ya sabes, significa un aumento del tono vagal. Son muchos los estudios que apuntan a que el té verde influye de manera positiva en síntomas psicopatológicos como la reducción de la ansiedad, el rendimiento cognitivo (la memoria y la atención) y la función cerebral (por ejemplo, la activación de la memoria de trabajo observada en resonancia magnética funcional). Todas esas mejoras dan buena cuenta de la capacidad del té verde para estimular el nervio vago.

Otro de los grandes beneficios del té verde es que sus efectos sobre el cerebro son casi inmediatos. Según un estudio que examinó el cerebro de personas que habían bebido 200 mililitros de té verde con la técnica de resonancia magnética funcional, la conectividad cerebral mejoró tras su ingesta. Aunque, como todo en la vida, no esperes milagros; lo que dije es que es una bebida milenaria, no mágica.

Si pasas por un momento de mucha agitación y/o eres especialmente sensible a la cafeína y el té verde te altera, puedes prescindir de ella eligiendo variedades de té verde sin cafeína, como los tés verdes japoneses *sencha* y *gyokuro*.

Otra opción muy interesante es la de probar un suplemento de **L-teanina**, un aminoácido derivado de la glutamina exclusivo del té, con unas propiedades que lo convierten en una molécula única. Es capaz de estimular el nervio vago aumentando la VFC y elevar a la vez el neurotransmisor GABA, que induce tranquilidad y calma mental, y la dopamina, que induce concentración, enfoque y motivación. La L-teanina es uno de mis suplementos de acción rápida favoritos, ya que puedes usarlo en momentos puntuales para favorecer el rendimiento cognitivo y la capacidad de aprendizaje, el sueño y la relajación gracias a que induce un estado de energía calmada y enfocada similar al de la meditación. De hecho, según los estudios, la L-teanina estimula la producción de ondas alfa cerebrales, las mismas que aparecen en el cerebro cuando meditamos.

La dosis efectiva de L-teanina está entre 100 y 200 miligramos.

Como nota interesante, déjame decirte que la L-teanina es el suplemento estrella contra la ansiedad de una de las terapeutas más prestigiosas de Nueva York, la doctora Victoria Albina, con la que pude formarme sobre ansiedad. En tono de broma, la doctora nos contaba que no se sube en el metro de la ciudad de los rascacielos sin tomar un comprimido. Si la L-teanina puede ayudar a los estresados neoyorquinos, ¡qué no podrá hacer con el resto de los mortales!

En cualquier caso, aunque la L-teanina siempre sea una opción, no dejes de lado los deliciosos beneficios de un buen té verde. Si le añadimos un poco de jugo de limón y una pizca de cúrcuma estaremos estimulando aún más nuestro nervio vago con cada sorbo.

Buena hidratación

Otro de los beneficios de beber un té verde es que nos estamos hidratando, y es que una buena hidratación es esencial para un buen tono vagal. La deshidratación es una de las mayores amenazas para nuestra supervivencia, de ahí que, ante ella, se active el simpático como señal de alarma con todo lo que conlleva. Algunos de los síntomas característicos de estar deshidratados son el aumento de la tensión muscular, los calambres y el dolor de cabeza, todos consecuencia de la dominancia simpática.

Sin tener en cuenta edad, peso, actividad física ni temperatura, nuestro cuerpo necesita alrededor de dos litros de agua al día. Lo que ocurre es que nuestras células requieren la presencia de una cierta cantidad de minerales en el agua, como el sodio, el potasio y el magnesio, para poder absorberla. Por desgracia, en el agua de la llave, la presencia de esos minerales es escasa. Además, el agua de la llave está cargada de compuestos como pesticidas, metales pesados y microplásticos, además de cloro y flúor, y todos ellos pueden ser problemáticos para nuestra salud.

Puedes pensar que la solución pasa por comprar agua embotellada, pero esta no es una opción responsable con el medioambiente. El plástico de la botella tampoco la convierte en una alternativa saludable y esta agua también pasa por procesos de filtrado que la convierten en mineralmente débil.

Por todo ello, la mejor opción es la de purificar el agua de la llave instalando un filtro en casa que permita eliminar los tóxicos del agua. En la mayoría de los casos es suficiente con un filtro de carbono o de coco natural, como los de las jarras purificadoras, para eliminar los compuestos peligrosos, aunque también restan algo del contenido mineral del agua. En el caso de que te decidas por un sistema de ósmosis inversa, si bien la purificación es mayor, también se pierden más minerales.

La solución a este problema es muy sencilla: remineralizar nuestra agua filtrada con **la receta remineralizadora**. Pasa 2 litros de agua filtrada de la jarra a una botella de cristal, añade 1/4 cucharadita de sal de mar y el jugo de un limón. Además de ser rico en minerales, el limón aportará un delicioso toque ácido que estimulará tu nervio vago. Si eres de los que tiene miedo a la sal, quédate tranquilo (salvo que tu doctor diga lo contrario). La cantidad de sal es muy pequeña y, según los estudios, su consumo responsable contribuye a elevar la variabilidad de la frecuencia cardiaca.

13.3. La dieta del nervio vago

Determinados alimentos, como el té verde sobre el que acabas de leer, son capaces de mejorar la variabilidad de la frecuencia cardiaca. Así lo demostró una revisión de la literatura que examinó el papel de la nutrición en la VFC y confirmó que el consumo de ciertos alimentos la favorecen y, como consecuencia, logran un mayor tono vagal. El artículo ensalzaba la dieta mediterránea, así como algunos alimentos concretos, como amigos del nervio vago. A partir de su lectura, la dieta del nervio vago se puede resumir así:

- Patrón de dieta mediterránea.
- Ácidos grasos omega 3.
- Alimentos ricos en colina.
- Hongos ricos en beta-glucano.
- Alimentos fermentados/suplementos probióticos.
- Lácteos fermentados como yogur y kéfir.
- Pistaches.
- Té verde.

Esta lista está lejos de ser definitiva, pero nos da una idea de qué alimentos agradan a nuestro vago. En general, se trata de una alimentación diversa y colorida rica en grasas saludables, bacterias beneficiosas y principios activos poderosos. Veamos algunos de sus elementos más en detalle. Recuerda que acabas de leer lo referente al té verde y que de la colina ya hablamos en el capítulo dedicado a la acetilcolina. Tienes una lista de alimentos ricos en colina en la página 102.

¿Qué es una dieta mediterránea?

Si hay un estilo de alimentación con efectos beneficiosos para la salud respaldado por una sólida evidencia científica, esa es la dieta mediterránea tradicional. No es de extrañar que, según los estudios, sea el estilo de alimentación óptima para nuestro nervio vago. Esta alimentación se caracteriza por una alta ingesta de aceite de oliva extra virgen, frutas, frutos secos, verduras, legumbres; una ingesta moderada de pescado, aves de corral, huevos, cereales integrales no procesados y lácteos fermentados como el yogur (no azucarado ni edulcorado) y una baja ingesta de carnes rojas, carnes procesadas y dulces.

¿Crees que falta algo? Ni el arroz, ni las papas, la pasta o el pan deberían ser la base de la dieta de ninguna persona, ya que son puro almidón que se transforma rápidamente en glucosa. Estos alimentos generan una montaña rusa de subidas y bajadas de azúcar en sangre que dispara la actividad del sistema nervioso simpático y disminuye el tono vagal.

Grasas saludables

Para empezar, no podemos olvidarnos de que las materias primas que componen nuestro sistema nervioso son, en esencia, grasa y agua, por lo que la calidad de nuestro sistema nervioso en general y de nuestro querido vago en particular dependerá en buena medida de la calidad de las grasas que consumamos.

Con el aceite de oliva extra virgen como bandera, la dieta mediterránea asegura una fuente de grasas monoinsaturadas y principios activos muy beneficiosos para nuestro nervio vago. Además, en ella abundan otras grasas saludables como las **grasas omega 3**, presentes, sobre todo, en el pescado azul (salmón, sardina, melva, anchoas, jurel...) y marisco y, en menor cantidad, en los huevos de gallinas «felices» y en las nueces.

Las grasas omega 3 mejoran la salud de nuestro sistema nervioso en general y de nuestro nervio vago en particular, además de aumentar la producción de neurotransmisores como la acetilcolina. Una mayor cantidad de grasas omega 3 en la dieta se relaciona con un mayor tono vagal. De ahí que, si no comes pescado en cantidad y con frecuencia, al menos tres veces por semana, uno de tus suplementos de cabecera tendrá que ser un omega 3 de calidad. Algunos estudios también muestran que la suplementación con omega 3 proveniente de aceite de pescado aumenta significativamente el tono vagal expresado en un aumento de la variabilidad de la frecuencia cardiaca.

Además del aceite de oliva extra virgen, el pescado, los huevos y las nueces, los lácteos fermentados de calidad también presentes en la dieta mediterránea, en especial, el yogur y el kéfir, nos aportan grasas beneficiosas para nuestro nervio vago. Como nota curiosa, en la isla de Icaria en Grecia y en la de Cerdeña en Italia, también conocidas como zonas azules y usadas como paradigma de la dieta mediterránea, los lácteos más consumidos son los de cabra y oveja, cuyas grasas de cadena promedio y perfil de proteínas son más beneficiosos para el vago que los lácteos de vaca.

Otros alimentos ricos en grasas buenas son el aguacate y el cacao. Este último presenta también muchos principios activos con propiedades demostradas capaces de reducir los niveles de cortisol en el organismo.

Una dieta variada y colorida

Otra de las fortalezas de la dieta mediterránea es su gran variedad en vegetales y colorido. Gran parte del poder curativo de la comida se encuentra en los fitonutrientes o fitoquímicos, unas sustancias bioactivas que se encuentran en los alimentos de origen vegetal con efectos antiinflamatorios, desintoxicantes y antioxidantes que impulsan la salud de nuestro sistema nervioso, nervio vago incluido.

Hay más de 25 000 fitonutrientes diferentes en la naturaleza. **Se encuentran en los colores de frutas, verduras, legumbres, frutos secos, semillas, hierbas aromáticas y especias**. Cada color representa una familia diferente de compuestos curativos y trabajan en sinergia, ya que potencian y complementan sus beneficios entre ellos. Trata de comer tantas plantas diferentes por semana como puedas, incluyendo frutas y verduras, pero sin olvidar las especias y las infusiones. Utilizar muchas hierbas y especias variadas amplía enormemente el espectro de fitonutrientes.

Entre los fitoquímicos más conocidos con efectos antiinflamatorios a nivel cerebral y con potencial de estimular el nervio vago y calmar al simpático están el sulforafano de las verduras crucíferas (familia de las coles), la alicina de la familia *allium* (ajos, cebollas...), la curcumina de la cúrcuma (la reina de las especias), el gingerol del jengibre, el ácido rosmarínico del romero, la apigenina del perejil, las catequinas del té verde y del chocolate negro, los beta-glucanos de los hongos y, por supuesto, los polifenoles del aceite de oliva extra virgen. También puedes encontrar esos mismos beneficios en las antocianinas presentes en alimentos de color morado como los arándanos, el betabel, las uvas, la col morada, la granada...

Por otro lado, las verduras de hoja verde como la espinaca, la acelga, la arúgula o el kale no pueden faltar en tu dieta diaria por su aporte de magnesio, un mineral esencial para calmar el sistema nervioso y mejorar su funcionamiento.

Así que, si quieres tener contento a tu vago, debes comerte un arcoíris de plantas diario y muy variado, ya que, si comemos siempre lo mismo, nos perdemos un universo de importantes fitoquímicos. Para potenciar tu salud, deberías consumir cada día al menos dos raciones de verduras (unos 400 gramos) y entre una y tres piezas de fruta (entre 100 y 300 gramos), incluyendo vegetales coloridos en cada una de tus comidas.

El gran tesoro de los hongos

Con su rica diversidad de especies, los hongos merecen un apartado especial gracias a los beta-glucanos, unos principios activos específicos de cada tipo de hongo, con un marcado efecto adaptógeno que nos ayuda a lidiar con el estrés. Gracias a ello, son capaces de equilibrar el sistema nervioso, combatir la inflamación, regular la gestión del azúcar en sangre, luchar contra el estrés y favorecer la salud de la microbiota.

Los beta-glucanos están presentes en todos los hongos, también en las más fáciles de encontrar en nuestros supermercados. A mayor cantidad de hongos en nuestra dieta, mejor salud del sistema nervioso y, por supuesto, de nuestro nervio vago. Cada hongo presenta moléculas reguladoras del vago claves en la longevidad cerebral, así que deberíamos comer muchos tipos. Puedes elegir entre champiñón, shiitake, maitake, hongo ostra, enoki, boletus, rebozuelos, shimeji, melena de león, etcétera.

Alimentos fermentados y probióticos

El estudio de revisión del que te hablé también hacía referencia al consumo de alimentos fermentados. Lácteos como el yogur y el kéfir, así como determinados probióticos, se asocian con un mejor tono vagal.

Como ya viste cuando hablamos del eje intestino-cerebro, lo que se gesta en el intestino tiene una gran relevancia en la salud de nuestro cerebro. La gran responsable de ello es la microbiota, y qué mejor manera de enriquecer nuestra microbiota que con los alimentos fermentados, ricos en cepas vivas de levaduras y bacterias.

Según un interesante artículo publicado en la revista *Journal of Physiological Anthropology* titulado «Alimentos fermentados, microbiota y salud mental: la práctica antigua se encuentra con la psiquiatría nutricional», el consumo frecuente de alimentos fermentados se asocia con una mejor salud mental, que implica menos niveles de ansiedad y depresión.[14] Este estudio apunta también a un efecto antiinflamatorio notable gracias a la ingesta diaria de alimentos fermentados, así como un incremento de la diversidad bacteriana.

Según este y otros estudios en la misma línea, una fermentación adecuada puede amplificar el contenido específico de nutrientes y fitoquímicos de los alimentos, cuyo valor final puede favorecer la salud mental. Además, las

[14] Selhub E. M.; Logan, A. C.; y Bested, A. C., «Fermented foods, microbiota, and mental health: ancient practice meets nutritional psychiatry», *Journal of Physiological Anthropology*, 15, 33 (2014).

bacterias (por ejemplo, las especies *Lactobacillus* y *Bifidobacterium*) asociadas a los alimentos fermentados también son capaces de influir en la salud del cerebro a través de distintas vías.

Elige tus favoritos y sé constante, pero atrévete también a probar otras opciones. De nuevo, la diversidad es clave. Chucrut, kimchi, kéfir, yogur, kombucha, ajo negro o vinagre de manzana no filtrado son algunas opciones interesantes que reman a favor de tu nervio vago. También puedes fermentar hortalizas como el betabel, la zanahoria o los pepinillos. No hace falta que consumas alimentos fermentados en grandes cantidades, pero sí que sea algo habitual en tu alimentación. Si compras alimentos fermentados, asegúrate de que estén vivos, es decir, que no hayan sido pasteurizados.

En un estudio de intervención, el doctor Toribio-Mateas demostró que tomar 125 mililitros diarios de kéfir de calidad, en un contexto de una dieta variada y saludable con un ayuno nocturno de doce horas, contribuye a mejorar la atención, regular el exceso de actividad y a calmar el nervioso de personas adultas con TDAH (trastorno de déficit de atención con hiperactividad). Todos esos beneficios están mediados por la estimulación del vago a nivel intestinal, y es que los fermentados lácteos son grandes aliados del vago, siempre que sean de calidad y sin azúcar, edulcorantes ni sabores artificiales añadidos. Los ingredientes deberían reducirse a leche y bacterias beneficiosas.

Si quieres saber más sobre lácteos y otros fermentados, así como aprender a hacerlos por tu cuenta, te recomiendo *Entre fermentos*, el libro de Javi Maeztu.[15]

---

[15] Maeztu, Javi, *Entre fermentos*, Alienta Editorial, Barcelona, 2023.

Psicobióticos: probióticos para la mente

Viendo la gran relación que se establece entre la microbiota y el estado de ánimo, los investigadores tienen cada vez más esperanzas en que podamos tratar los trastornos del estado de ánimo con probióticos, generando una nueva disciplina conocida como *psicobióticos*. Este término, acuñado por Ted Dinan, profesor de psiquiatría en el University College Cork, se refiere a los cultivos bacterianos que benefician la salud mental a través de la interacción microbiota-intestino-cerebro.

Según los estudios, diversas cepas de lactobacilos (*L. helveticus* y *L. rhamnosus*) y de bifidobacterias (*B. longum*, *B. brevis* y *B. infantis*) han mostrado la capacidad de estimular el nervio vago desde el intestino, ejerciendo de ese modo un impacto directo en el cerebro con los siguientes efectos:

- Estimulación de la neuroplasticidad.
- Reducción de la neuroinflamación.
- Aumento de la serotonina y el GABA.
- Reducción de los niveles de cortisol.

Los psicobióticos han demostrado ser una estrategia terapéutica muy prometedora en casos de estrés crónico, ansiedad moderada y depresión leve. También son prometedores en los casos de trastornos gastrointestinales relacionados con el estrés: dolor abdominal, náuseas, flatulencias, diarrea, distensión abdominal, etcétera.

Entre las cepas de psicobióticos más estudiadas destacan el *Lactobacillus rhamnosus RO011*, el *Lactobacillus rhamnosus HN001*, el *Lactobacillus reuteri LR92*, el *Bifidobacterium longum NCC3001*, el *Bifidobacterium longum RO175* y, sobre todas las demás, el *Lactobacillus helve-*

ticus, el psicobiótico por excelencia, en especial, la cepa *R0052*.

La comida que un nutricionista y neurocientífico te recomienda para tener un nervio vago feliz

Mi querido Miguel Toribio-Mateas y un servidor hemos consensuado una lista de alimentos que es excelente para favorecer la comunicación entre el intestino y el cerebro, así como para la producción de acetilcolina. Recuerda que la acetilcolina es un neurotransmisor fundamental que nos rescata del estrés y nos devuelve a un estado de paz y calma.

1. Agua remineralizada.
2. Pescado azul de pequeño tamaño y marisco.
3. Huevo.
4. Té verde.
5. Pistaches.
6. Salvia.
7. Aceite de oliva extra virgen.
8. Verduras crucíferas.
9. Vegetales de hoja verde.
10. Frutos rojos, negros o morados intensos, como arándanos, fresas, frambuesas, moras, grosellas negras, cerezas, uvas rojas o bayas de saúco (su té también es muy interesante). Estos frutos son ricos en antioxidantes y otros nutrientes que promueven la salud cerebral y el bienestar general.
11. Cúrcuma.
12. Fermentados como el betabel, el chucrut, el kimchi o el kéfir.

13. Hongos muy variados, ya que cada uno tiene un perfil nutricional muy diferente.
14. Las nueces son una excelente fuente de ácidos grasos omega 3, antioxidantes y vitamina E, que son beneficiosos para la salud cerebral y la producción de neurotransmisores como la acetilcolina.

Cuarta parte

BUENAS VIBRACIONES

14

Ondas cerebrales

14.1. Conversaciones entre neuronas

Nikola Tesla decía que «si quieres entender el universo, piensa en términos de energía, frecuencia y vibración». Esta frase es aplicable a nuestro cerebro, ya que, en esencia, este usa la energía para generar vibraciones en determinadas frecuencias llamadas «ondas cerebrales».

El funcionamiento de nuestro cerebro se basa en la comunicación entre las neuronas. La sincronización es uno de los principios de la biología y las neuronas lo cumplen primero hablando y escuchándose entre ellas y luego poniéndose de acuerdo y compartiendo sus conclusiones con el resto del cuerpo, al que, por cierto, también piden consejo. De hecho, cuando el cerebro se desconecta del cuerpo fruto del estrés, este deja de funcionar con todo su potencial.

Las neuronas emiten pulsos de vibración en forma de descargas eléctricas que se transmiten entre ellas gracias a la acción de unos mensajeros químicos llamados «neurotransmisores», como la acetilcolina de la que tanto hemos hablado ya. De forma rítmica, estos neurotransmisores generan cinco ritmos neuronales que son su lenguaje de comunicación, algo similar a un código morse.

Hay ritmos rápidos y lentos que se combinan en distintas proporciones y en distintas regiones del cerebro para generar distintas tareas. Estos ritmos oscilatorios están acotados en frecuencias, de ahí que podamos decir que el cerebro se comunica por vibración. Se han acotado cinco bandas que tienen en cuenta las vibraciones por segundo, indicadas en Hz o Hercios:

- Delta: 1-4 Hz
- Theta: 4-8 Hz
- Alfa: 8-13 Hz
- Beta: 15-30 Hz
- Gamma: 32-100 Hz

14.2. Ondas cerebrales y estados mentales

Nuestro cerebro es una sinfonía de multitud de ondas cerebrales funcionando al unísono y en sincronía en sus distintas áreas. En cada momento hay unas frecuencias que destacan sobre otras y determinan nuestro estado mental. Por ejemplo, vibramos en theta cuando estamos relajados.

Seguramente te has encontrado con alguien que te ha caído bien desde el primer momento, ¿verdad? Te resultará curioso saber que dos cerebros que vibran de forma similar se sincronizan, lo que hace que las personas conecten.

El predominio de cada onda cerebral está asociado a un estado mental específico. Así, cada una de las cinco bandas se traduce en un estado diferente.

- Las **ondas delta** están relacionadas con el sueño profundo. Ayudan a la transición al sueño y también durante el mismo.

- Las **ondas theta** son las que predominan cuando el vago se activa y llevan el cerebro a un estado de relajación profunda. Son muy importantes para la calma mental y la imaginación, aunque también influyen en el aprendizaje. Son fundamentales para que nuestro cerebro conozca nuestra posición corporal y el lugar en el espacio, de ahí que bailar estimule el nervio vago.
- El **ritmo alfa** es el más abundante en el cerebro. Induce un estado de atención relajada que funciona como una barrera contra las distracciones. La meditación aumenta el número de neuronas que oscilan en la frecuencia alfa.
- Las **ondas beta** son importantes para las actividades mentales enfocadas y para inducir un estado de activación en nuestro organismo. Se relacionan con un estado de hipervigilancia, alerta y activación. El ritmo beta es el que predomina cuando se activa el simpático en la respuesta de lucha o huida. Un exceso de ondas beta puede generar ansiedad e insomnio.
- Las **ondas gamma** son las ondas cerebrales más rápidas, relacionadas con un alto funcionamiento cognitivo, el aprendizaje, la mejora de la memoria y la resolución de problemas.

Si fuéramos capaces de regular nuestras ondas cerebrales, podríamos inducir diferentes estados mentales según nuestra conveniencia. Esto, que suena a ciencia ficción, es algo posible. El ejercicio físico, la música, el baile, las técnicas de respiración o la meditación están dentro de las técnicas que modifican las vibraciones del cerebro. En esta parte del libro vamos a ver algunas de ellas, pero no tenemos que olvidarnos de lo que el dalái lama definió como la mejor forma de meditación posible: el sueño. El gran factor regulador de la mecánica vibracional cerebral e indispensable para la salud de nuestro nervio vago será el protagonista del próximo capítulo.

15

El sueño es la mejor medicación

Cualquiera que haya tenido una mala noche de sueño sabe hasta qué punto interfiere en el rendimiento mental y el estado de ánimo. Nuestro cuerpo, incluido el cerebro y el sistema nervioso, se reparan del desgaste diurno gracias a la melatonina que producimos durante el descanso nocturno. Dormir no es un privilegio, es una necesidad. Entre los muchos problemas de salud que acarrea, la falta de sueño nos pone en estado de alarma. Solo tienes que pensar en lo tensos, irritables y malhumorados que nos sentimos tras una mala noche.

15.1. Nuestro organismo durante el sueño

El estado de vigilia habitual tiene unos rasgos cerebrales muy característicos: activación de amplias regiones de la corteza prefrontal, predominio de ondas cerebrales de altas frecuencias en el rango beta y un goteo constante de noradrenalina, adrenalina y cortisol. Sin embargo, cuando dormimos, se desactivan las áreas del cerebro que crean los conceptos del yo, del pasado y del futuro y se activan las que nos hacen generar esas narraciones que visualizamos, experimentamos y sentimos a las que llamamos «sueños». Aunque no todos los recordemos, lo cierto es que todos tenemos sueños.

Al dormir, las ondas cerebrales se ralentizan, pasando de las rápidas ondas beta a las profundas ondas delta y theta, estas últimas relacionadas con la estimulación poderosa del nervio vago. Además, a nivel bioquímico, durante el sueño se produce un «caos ordenado» de neurotransmisores. Las sustancias asociadas al estrés como la noradrenalina, la adrenalina y el cortisol desaparecen, ya que nos despertaríamos, y su ausencia da paso a una sucesión de subidas y caídas increíbles en los niveles de acetilcolina (la molécula del *flow*), dopamina (la molécula de la motivación), serotonina (la molécula del aquí y el ahora), oxitocina (la molécula de la conexión) y endorfina (la molécula del placer). Parece ser que este caos nocturno bioquímico desempeña un papel importante en las funciones reparadoras del sueño.

El sueño es el momento en el que el cerebro se ocupa de sí mismo, realizando sus labores de mantenimiento. Mientras dormimos se activa el sistema glinfático de limpieza neuronal, con lo que el cerebro se repara en la medida que le es posible y reorganiza las rutas neuronales mediante un mecanismo conocido como «neuroplasticidad», que le permite mejorar su funcionamiento.

Al dormir domamos a nuestro elefante y ayudamos al hipocampo a recordar lo importante y olvidar lo irrelevante. Nuestra amígdala se calma, a la vez que aumenta la capacidad de control de nuestro jinete. Dormir ejerce una especie de reseteo emocional, reduce la negatividad y mitiga la depresión. De seguro te suena eso de que «los problemas se vuelven más pequeños cuando los consultas con la almohada».

Por el contrario, dormir mal hace que el córtex prefrontal pierda control sobre la amígdala, que se dispara, y lleva al hipocampo a centrarse en lo malo. Con la falta de sueño nos volvemos más primitivos y experimentamos más miedo, distanciamiento social, irritabilidad, estrés y antojos.

El sueño y el nervio vago

El sueño es el máximo exponente del dominio parasimpático, porque, si el simpático se activara por la noche, nos despertaríamos. De ahí que dormir sea, quizás, la mejor forma de estimular el nervio vago.

Tanto la falta de sueño como la mala calidad de este son estresores que mantienen sobreactivado de forma crónica el simpático, lo que tiene un claro impacto negativo en la VFC, tal y como muestran multitud de estudios en adultos y en niños. Una mala noche es suficiente para reducir la VFC a la mañana siguiente.

Dormir bien es fundamental para estimular un tono vagal deprimido, pero hay un problema. Como ya dijimos, el propio estrés puede interferir con el sueño, creando un círculo vicioso que te aleje del descanso reparador que tu cuerpo necesita. Para romper esa cadena, deberás sincronizar tu reloj interno para crear la noche perfecta, pero además tendrás que aplicar algunas técnicas específicas para estimular el vago. Tranquilo, estás en el lugar adecuado para ello.

15.2. Sincroniza tu reloj interno

Dentro de las numerosas funciones del hipotálamo se encuentra la de regular nuestro ritmo circadiano para mantenernos activos de día y en reposo durante el descanso nocturno. Esto es posible gracias a una colección de neuronas que conforma lo que lo conocemos como el «núcleo supraquiasmático» (NSQ) del hipotálamo o, en otras palabras, nuestro reloj biológico interno.

Aunque nuestro reloj interno es muy preciso al marcar el ritmo del organismo, necesita estímulos adecuados para mantenerse sincronizado. Entre ellos se encuentran la comida (lo que comemos y cuándo lo comemos), la actividad física, las variaciones de temperatura ambiental o las interacciones sociales. Sobre todos ellos destaca la luz, que es el principal elemento regulador circadiano a través de las fluctuaciones de su intensidad a lo largo de las veinticuatro horas del día.

Gracias a su conexión neuronal directa con unos fotorreceptores situados en la retina (los ojos son, en realidad, la parte externa del cerebro), el NSQ del hipotálamo sabe con precisión la cantidad de luz que existe en el entorno. Esto es importante porque el NSQ actúa en consecuencia a esta información: a mayor cantidad de luz, mayor actividad; a menor cantidad de luz, menor actividad. En ausencia de luz, nuestro hipotálamo da la orden de que se libere melatonina, la hormona del sueño y el descanso.

Debemos sincronizarnos con los ritmos circadianos, aprovechando tanto la luz natural como su ausencia.

Nuestro organismo espera disfrutar del día en el exterior recibiendo sol y las noches en la oscuridad. Si, en cambio, pasamos el día encerrados y las noches iluminadas, estaremos recibiendo un baño tenue y continuo de luz que nos convertirá en somnolientos diurnos, en insomnes nocturnos y en malhumorados y estresados continuos.

Exponte a luz del sol de la mañana

Sin duda alguna, **ver la luz del sol de la mañana** es una de las acciones que mejoran nuestra salud, tanto mental como física, así que trata de exponerte a la mayor cantidad de luz natural durante la mañana. Intenta dedicar al menos de diez a treinta minutos a tomar el sol por la mañana, ya sea para hacer ejercicio, dar un paseo o sentarte a meditar o leer. Es muy importante que la luz del sol llegue a tus ojos poco después de que te despiertes, ya que activará el circuito neuronal hipotalámico que sincronizará tu activación diurna. Esto estimulará la producción de energía de tus mitocondrias y, junto al descanso nocturno, mejorará tu estado de ánimo.

Expón tanto los ojos como la piel al sol varias veces entre las diez y las cuatro de la tarde, sin lentes de ningún tipo. Trata de acumular, al menos, una hora de sol cada día. El sol de la mañana en la piel estimula la síntesis de serotonina, una hormona amiga del nervio vago, que favorecerá tu bienestar emocional. A nadie se le escapa lo a gusto que nos sentimos tomando unos rayos de sol en la mañana. Usa el camino al trabajo, la pausa del café y la parada para comer como momentos para absorber toda la energía del astro rey.

Si es posible, trabaja (o estudia) cerca de una ventana. Aunque lo ideal sea la luz natural, si en tu puesto habitual no hay mucha, puedes usar una lámpara de alta intensidad lumínica durante la mañana. Estos dispositivos son muy económicos y emiten luz blanca que emula la de la mañana. Utilízala al menos treinta minutos e idealmente una hora.

Colecciona atardeceres

Siempre que puedas, disfruta del atardecer, y no solo por su belleza. Durante el ocaso, las longitudes de onda particulares del sol cuando está bajo en el cielo mandan un mensaje de paz a nuestro cerebro. Sus amarillos y naranjas, en contraste con el azul, comunican a nuestro reloj circadiano que se va haciendo de noche y que es hora de comenzar el proceso de transición al sueño y al descanso.

Noches oscuras o rojas

Al final de la tarde, sigue el ritmo natural del sol y comienza a bajar la intensidad de la luz. Apaga las lámparas del techo y deja encendidas las luces de ambiente con una iluminación más suave, de color ámbar o roja. Estos colores de luz mantienen baja la adrenalina y el cortisol a la vez que elevan la melatonina durante la noche.

Según diversos investigadores como el doctor Samer Hattar, investigador principal y jefe de la sección de Luz y Ritmos Circadianos del Instituto Nacional de Salud Mental de Estados Unidos (NIMH, por sus siglas en inglés), exponernos a la luz blanca que emiten los focos led y las pantallas de los dispositivos electrónicos a partir de las diez de la noche activa el simpático, lo que eleva el riesgo de depresión y ansiedad. Así que, de noche, resta tiempo de televisión y de pantallas que emiten estímulos luminosos que nos excitan al mandar a nuestro cerebro el mensaje de que es de día. En su lugar, crea un ambiente de descanso con luces tenues, dándote tiempo para relajarte antes de acostarte. Puedes aprovechar para dedicarte a actividades como reflexionar sobre todo lo bueno que te haya pasado en el día y sentirte agradecido por ello, leer un buen libro, escuchar música, escribir tu diario, conversar con tus seres queridos o escuchar algo de música.

Suelta el estrés

Además de cuidar la luz y probar alguna de las actividades relajantes que te he mencionado, para lograr dormir a pierna suelta tienes que ser capaz de soltar el estrés acumulado durante tu día. En este sentido, hay algunas intervenciones extra que pueden ayudarte:

- Date un baño caliente con sales de Epsom.
- Disfruta de una infusión relajante. La pasiflora, el toronjil y la salvia son mis favoritas para conciliar el sueño y, por supuesto, para estimular el nervio vago.
- Puedes probar con un suplemento de magnesio (200-500 miligramos de bisglicinato de magnesio) antes de irte a dormir. El magnesio es un calmante cerebral y muscular que mejora no solo la calidad del sueño, sino también la estimulación del vago.
- Haz unos estiramientos o practica algunas asanas suaves de yoga. Un cuerpo rígido no puede albergar una mente flexible.
- Acuéstate, elige unos ritmos binaurales theta o una música chamánica que te relaje y te transporte. Dedica, al menos, cinco minutos a respirar conscientemente por la nariz de forma lenta y profunda con atención plena.
- Practica yoga restaurativo junto al yoga nidra.

¿No comprendes la mayoría de las recomendaciones que acabo de darte? Ten paciencia, porque las iremos desarrollando a lo largo del libro. Una vez las aprendas, no solo podrás usarlas para mejorar tu sueño, sino que se convertirán en grandes aliados cada vez que necesites estimular tu nervio vago.

Cuando las uses para mejorar tu descanso, puedes hacer todo lo anterior cerca de un difusor de aceites esenciales de lavanda, salvia, naranja, etcétera. Antes de meterte en la cama y después de lavarte los dientes ¿qué tal crees que te sentaría un masaje en la cara y el cuello y unas gárgaras? Te recomiendo que lo pruebes.

Tu protocolo de sueño

Sé disciplinado en tu protocolo de sueño y también en el de quienes dependen de ti. Los padres deben enseñar a los cerebritos de los más pequeños que es la hora de dormir. Puedes servirte de rutinas como bañarlos, darles la cena, leerles un cuento, arroparlos y, finalmente (los padres cruzan los dedos y rezan), comprobar cómo se duermen.

Para ti mismo, al acostarte intenta que la habitación esté lo más oscura posible, ya que la melatonina se produce en ausencia de luz. Trata de lograr entre siete u ocho horas de sueño reparador cada noche para mantener la salud de tu organismo en general y de tu nervio vago en particular.

16

Hablemos de yoga

> Trabajamos muy duro en nuestras vidas y, aunque dormimos, rara vez nos tomamos tiempo para relajarnos. Las posturas de yoga restaurativo nos ayudan a aprender a descansar profunda y completamente.
>
> J. Hanson Lasater, fisioterapeuta

16.1. El yoga restaurativo

Si el final de tu día es sinónimo de agotamiento, tensión y estrés, nada mejor que el yoga restaurativo para abrazar la calma y la relajación. El yoga restaurativo es la disciplina más relajante de todas las tipologías de yoga. Fue popularizada por la fisioterapeuta estadounidense y profesora de yoga desde 1971 Judith Hanson Lasater, autora del libro *Yoga restaurativo: Recuperar el equilibrio con la relajación profunda*.[16]

---

[16] Hanson Lasater, Judith, *Yoga restaurativo: Recuperar el equilibrio con la relajación profunda*, Sirio, Málaga, 2019.

El objetivo de este tipo de yoga es la estimulación del nervio vago para relajar el cuerpo a profundidad, adoptando y manteniendo posturas de yoga pasivas, reconstituyentes y confortables durante un periodo de tiempo largo, a menudo entre cinco y veinte minutos. Para ello puedes servirte de mantas, cojines, almohadones, bloques de yoga o el famoso *bolster*, un cojín alargado propio del yoga, que se utilizan como apoyos de manera que todas las partes del cuerpo queden cómodas y confortables.

Mi postura favorita de esta práctica para eliminar toda la tensión del día y acceder por fin al relax y la calma que mereces es la *supta baddha konasana*. En sánscrito, *supta* significa 'acostarse' y *baddha konasana* es la 'postura del zapatero' o 'de la mariposa'. Así, la *supta baddha konasana* es la 'postura de la mariposa acostada'.

Supta baddha konasana paso a paso:

1. Acuéstate boca arriba con las rodillas dobladas y los pies apoyados en el suelo. La espalda debe descansar sobre unas mantas dobladas o unos cojines puestos en fila a lo largo de ella, pero con las nalgas apoyadas en el suelo.
2. Relaja los hombros. Asegúrate de que, aunque el cuello esté ligeramente estirado hacia atrás, no sientes tensión. Puedes usar una almohada más grande para que descanse la cabeza si notas el cuello tirante. La clave está en elevar el pecho para mantener los hombros bien abiertos y sostener la cabeza de forma cómoda sin causar tensión en las cervicales.
3. Lenta y suavemente, dobla las rodillas acercando los talones a las nalgas. Junta las plantas de los pies y deja caer las rodillas hacia el suelo como si fueran las alas de una mariposa. Si notas mucha tensión en las ingles,

puedes utilizar mantas, unos bloques de yoga o cojines a ambos lados de tus piernas para que descansen sobre ellos y así reducir la intensidad de estiramiento y hacerlo más confortable.
4. Coloca las manos con las palmas hacia arriba y separa los brazos del cuerpo. Déjalos descansar sobre el suelo hasta que notes que tu pecho se estira, pero sin demasiada tensión.
5. Cierra los ojos, relájate, concéntrate en tu respiración. Presta atención a cómo se encuentra tu cuerpo desde los pies hasta la cabeza. Detente en la posición de las manos, la apertura del pecho, el abandono del cuerpo sobre el suelo y todas sus sensaciones asociadas. Busca relajar y soltar aquellas zonas que notas más tensas.
6. Este momento puede ir acompañado de música y de ejercicios de respiración.

Figura 16.1. Postura del *supta baddha konasana*

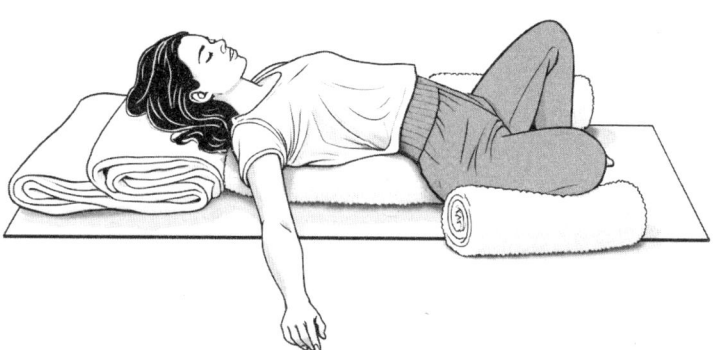

Fuente: © Salomart.

Esta asana adopta una postura de apertura, abriendo toda la parte frontal del cuerpo: la garganta, el pecho, el abdomen, la pelvis y las ingles. La posición estira el nervio vago, activándolo, y nos infunde una gran sensación de calma y relajación que nos incita a deshacernos poco a poco de nuestra coraza emocional, tomar consciencia de nuestro cuerpo y entrar en un estado de paz y tranquilidad. Además, contribuye a reducir la tensión muscular.

La profunda relajación que induce esta técnica la hace idónea para estar en ella mientras practicamos el yoga nidra o yoga del sueño, una disciplina de la que hablaremos a continuación y que es otra gran solución para conciliar el sueño con facilidad.

16.2. Yoga nidra, el yoga del sueño

> Cuando la consciencia está separada y distinta
> [de la actividad mental,
> cuando el despertar, el sueño y el sueño profundo
> [pasan como nubes
> y, sin embargo, la consciencia del Ser permanece,
> esa es la experiencia de relajación total...
> Esa es la razón por la que, en el tantra,
> se dice que yoga nidra es la puerta al samadhi.
>
> Swami Satyananda, maestro de yoga

De pequeño, el ejercicio y yo no nos llevábamos muy bien, así que imagínate la alegría que me dio aquel día de sexto de primaria en el que nuestra profesora de educación física cambió el salir al patio por una sesión de relajación guiada. Me acuerdo perfectamente de aquella mañana, ya que era algo totalmente nuevo para nosotros. Al principio, costó un poco que una clase llena de chiquillos dejara de hacer bromas y armar relajo, pero, tras unos minutos, ocurrió lo impensable. El silencio inundó la clase. Recuerdo muy vívidamente las palabras de nuestra profesora tras la sesión, cuando nos explicó cómo una meditación guiada conseguía hacer que el cerebro descansara más que con el sueño. Casi treinta años después, me vino a la mente un estudio que se publicó en la Universidad de Copenhague, Dinamarca, en el que se concluyó que una sesión de yoga nidra restablece los niveles de ciertos neurotransmisores de una forma más potente que con el sueño profundo. Según el estudio, buena parte de sus beneficios vienen de la capacidad que tiene esta técnica para activar la respuesta parasimpática.

Cuando escuchamos o leemos la palabra yoga, al momento se nos vienen a la cabeza elaboradas posturas, muchas de ellas casi acrobáticas. Nada más lejos de la realidad, al menos en el caso del yoga nidra. Créeme: así como mis pacientes me suelen poner peros cuando les recomiendo caminar en ayunas o los baños fríos, no suelen rechistar cuando les pido que practiquen esta técnica.

¿Qué es el yoga nidra?

«Yoga nidra» significa literalmente 'sueño yóguico'. Como dice Swami Rama, uno de los mayores divulgadores del yoga en Occidente, «el yoga nidra es un estado entre el sueño y el samadhi». **Es un tipo de meditación guiada que induce en nuestro cerebro un estado de profunda calma conocido como «NSDR»** (*«Non Sleep Deep Rest»* o 'descanso profundo sin dormir').

Si bien hay una sólida evidencia científica tras el yoga nidra, los departamentos de neurociencias de universidades tan prestigiosas como Stanford siguen investigando mucho al respecto. Esta disciplina se viralizó cuando Sundar Pichai, el CEO de Google, mencionó en una entrevista para *The Wall Street Journal* que la practicaba para relajarse.

La gran ventaja del yoga nidra es que es muy fácil de llevar a cabo y no requiere experiencia previa. Solo tienes que seguir las instrucciones del narrador, que te pedirá que busques lugares de tensión, te concentres en la respiración diafragmática y lleves tu atención a varias partes de tu cuerpo en lo que se conoce como «escaneo corporal».

A diferencia de la meditación, con el yoga nidra no te preguntas constantemente si lo estarás haciendo bien, simplemente permites que la inercia deje que tu cuerpo descanse y pueda liberarse de la necesidad de hacer cualquier cosa, flotando en un espacio liminar entre estar despierto y quedarse dormido. Como dice el maestro de yoga Swami Niranjanananda Saraswati, en yoga nidra «experimentamos un estado de armonía entre cuerpo, cerebro y mente». Es así como las barreras y los bloqueos inconscientes dentro de la personalidad, que existen debido a nuestra negatividad, se eliminan y el poder curativo de la mente comienza a manifestarse.

Beneficios de practicar yoga nidra

Según la evidencia, la meditación guiada basada en un protocolo de yoga nidra es un potente activador del sistema nervioso parasimpático, lo que aporta numerosos beneficios para la salud. Entre ellos destacan los siguientes:

- Aumento de la capacidad para amortiguar el estrés, facilitando la relajación.
- Mejora de la calidad del sueño y la sensación de bienestar.
- Aumento de la memoria y la capacidad de concentración.
- Reducción del dolor y la tensión muscular.

El yoga nidra se puede practicar en cualquier momento del día, pero quizás el momento estrella sea antes de irnos a dormir. Imagina el bienestar que puedes alcanzar si, después de unos estiramientos suaves, pones tu difusor de aceites esenciales con la mezcla relajante que más te guste y te acuestas cómodamente en la posición de yoga restaurativo *supta baddha konasana* que has aprendido unas páginas antes, mientras te abandonas por unos minutos al sueño yóguico.

Si ya te convencí, simplemente busca «yoga nidra» en YouTube y escoge uno de los muchos videos que te ofrece. Hay videos desde diez minutos de duración, el tiempo mínimo para alcanzar beneficios, hasta de una hora, así que elige el que más te guste y disfruta.

17
Ritmos binaurales

Los ritmos binaurales se consideran una ilusión auditiva, cuyo efecto la primera vez que se escuchan es siempre sorprendente: es lo más parecido a un masaje cerebral que se pueda experimentar.

La investigación de este tipo de sonidos se inició en 1973, cuando el doctor Gerald Oster publicó un destacado artículo en *Scientific American* explorando este efecto al que llamó «latidos auditivos en el cerebro». Durante años, estos pulsos, latidos o ritmos binaurales cayeron en el ostracismo, pero en los últimos tiempos ha resurgido un fuerte interés por ellos, impulsado, sobre todo, por los departamentos de neurociencias de diversas universidades. En la actualidad, este tipo de música es muy popular en sectores de la población interesados en mejorar la calidad de su sueño, aumentar la capacidad creativa, mejorar la concentración y, por supuesto, en la estimulación del nervio vago.

Los estudios en esta área se encuentran en una fase incipiente, pero los resultados son interesantes y se trata de una intervención sencilla, asequible, agradable y sin efectos secundarios.

17.1. ¿QUÉ SON LOS RITMOS BINAURALES?

Los ritmos binaurales son un fenómeno perceptivo que se produce al escuchar dos tonos simultáneamente, uno por cada oído, con frecuencias ligeramente distintas. El doctor Oster observó que, cuando esto ocurre, el cerebro procesa un ritmo con una frecuencia igual a la diferencia entre las frecuencias que le están llegando por cada oído. Eso es un ritmo binaural. La investigación de Oster demostró que, cuando una persona los escucha, se puede inducir una onda cerebral específica.

Por ejemplo, supongamos que deseamos inducir una respuesta de 5 Hz, la ideal para estimular el nervio vago. Para ello, por el oído derecho escucharíamos un sonido con una frecuencia de 270 Hz y, por el oído izquierdo, una de 275 Hz, o cualquier otro par de frecuencias que produzcan una diferencia de 5 Hz. El cerebro percibirá e irá sincronizándose gradualmente con ella, lo que se conoce como «fenómeno de arrastre» que crea un patrón de ondas cerebrales de dicha frecuencia. Ese será el ritmo binaural.

Para que esto se produzca, deben darse tres condiciones:

1. La música debe escucharse con audífonos.
2. Los tonos que perciba cada oído deben tener frecuencias inferiores a 1 000 Hz.
3. La diferencia entre los dos tonos no puede ser superior a los 40 Hz.

Beneficios de los ritmos binaurales

Los ritmos binaurales se han utilizado durante años en la meditación y la hipnosis. De hecho, varios estudios apuntan a que estos ritmos generan el mismo patrón de ondas cerebrales que se experimenta durante una sesión de meditación. Gracias a ellos, podemos inducir estados alterados (pero muy seguros) de consciencia. Según el tipo de ritmo, entre sus efectos destacan los siguientes:

- Reducción de la ansiedad.
- Reducción del estrés.
- Mayores niveles de atención.
- Mayores niveles de concentración.
- Mayor sensación de relajación.
- Mejor calidad del sueño.
- Mejor estado de ánimo.
- Incremento de la creatividad.
- Mejor gestión del dolor.

17.2. Elige tu frecuencia

Los ritmos binaurales se clasifican en distintos rangos según su frecuencia y, como consecuencia de esta, del tipo de ondas cerebrales que inducen. Así, es posible escoger un rango específico en función de los beneficios que te interese obtener en ese momento.

- De 1 a 4 Hz, rango delta: sueño profundo y relajación.
- De 4 a 8 Hz, rango theta: sueño REM, ansiedad, relajación, meditación y creatividad.
- De 8 a 13 Hz, rango alfa: relajación, optimismo, reducción de la ansiedad y entrar en un estado meditativo.
- De 14 a 30 Hz, rango beta: atención y activación.
- A 40 Hz, rango gamma: atención, concentración, memoria, un estado óptimo para el aprendizaje y los procesos creativos.

Como ves, algunos rangos comparten beneficios. Experimenta con ellos y observa cómo te sientes.

Ritmos theta

Los ritmos theta (de 4 a 8 Hz) son los ideales para estimular el nervio vago y activar así una respuesta parasimpática en todo nuestro organismo. Hay estudios que demuestran, mediante registros simultáneos de electroencefalogramas, que la escucha de estos ritmos binaurales entre veinte y treinta minutos diarios durante al menos una semana genera un patrón de ondas cerebrales theta que disminuye la percepción del dolor, el estrés y el uso de analgésicos en pacientes con dolor crónico, comparado con un grupo placebo.

¿Cómo se escuchan los ritmos binaurales?

Si tu objetivo es la concentración o la creatividad durante una tarea, los estudios sugieren que la exposición a los ritmos binaurales antes y durante la actividad produce mejores resultados que la exposición solamente durante la tarea. Por lo demás, hay una serie de indicaciones básicas que se aplican para cualquier escucha de ritmos binaurales:

- Con audífonos. Mejor con cable, ya que los inalámbricos pueden interferir con las ondas cerebrales.
- En un lugar tranquilo y en una postura que te resulte cómoda.
- El tiempo recomendado es de 30 minutos por sesión.
- La frecuencia recomendada es una sesión al día.

Listados

En Spotify y YouTube encontrarás muchos listados de ritmos binaurales. En el nombre de la pista, a veces aparece la frecuencia del ritmo binaural, otras el nombre del rango (alfa, beta...) y otras veces aparecen dos cifras de frecuencia, que son las que escucharás por cada oído, por ejemplo, 128-133 Hz. Para saber cuál es la frecuencia del ritmo binaural de esa pista, haz la resta entre ambas frecuencias.

A la hora de elegir, evita aquellos que se mezclan con otros sonidos como los de la lluvia, las olas del mar o cualquier otro acompañamiento, ya que, si bien resultan muy agradables, parecen no ser tan efectivos como los ritmos binaurales puros.

Si te interesa empezar con los ritmos theta que tanto pueden ayudar en la estimulación de tu nervio vago, en este enlace te dejo algunas opciones:

18

La música amansa a la fiera

18.1. El sonido como fuerza creadora y sanadora

Son muchas las tradiciones espirituales en el mundo que narran que el sonido fue la fuerza creadora primordial. Algunos de los relatos sobre la creación más antiguos del planeta, con casi diez mil años de antigüedad, son los de los aborígenes de Australia. Transmitidos *oralmente a través de casi cuatrocientas generaciones hasta llegar a nuestros días*, cuentan que sus ancestros totémicos vagabundearon por el continente durante el Tiempo de los Sueños, cantando el nombre de todo lo que encontraron a su paso, ya fueran animales, plantas o rocas, y así, por medio del canto, crearon el mundo.

De manera similar, hace más de cinco mil años, los antiguos egipcios contaban que el dios Thot, un hombre con cabeza de ibis o de babuino, pronunciaba el nombre de un objeto y así hacía que existiera. Por su parte, las leyendas de los indígenas hopi de Norteamérica hablan de la Mujer Araña, que daba la vida a las formas inertes de la Tierra cantando la canción de la creación. En el *Popol Vuh*, el libro sagrado de la tradición maya, se puede leer que «los primeros hombres reales reciben la vida del poder único de la voz», mientras que en los primeros versos del Evangelio de San Juan, uno de los pasajes más místicos de la Biblia, se relata que «en el principio estaba la Palabra, y la Palabra estaba en Dios, y la Palabra era Dios, que todo fue creado por la Palabra, y que nada se ha hecho sin la Palabra». También en los antiguos textos Vedas de la India se habla en términos parecidos: «Y al principio fue Brahmā, con quien estaba la palabra, y a través de la palabra *om* creó todo lo que es».

Miremos donde miremos, es fácil reconocer que los antiguos habitantes de este planeta reconocían la existencia de una energía vibracional creadora del Universo. Conectarnos con ella a través del sonido, la vibración y la frecuencia contenidas en la música es una fuerza poderosa para sanar a las personas. De esa certeza nacieron las músicas sagradas, como la de los aborígenes de Australia, que han utilizado durante milenios el *yidaki* o didyeridú para curar huesos, músculos o quemaduras. En el antiguo Egipto, en la cultura de los nativos americanos, en la medicina tradicional china y en innumerables civilizaciones antiguas se han utilizado las propiedades del sonido para curar a las personas enfermas.

Nuestros ancestros consideraban que los sonidos tenían poderes mágicos para la curación, y hoy sabemos que las propiedades físicas de las vibraciones producidas por el sonido son capaces de estimular los tejidos y las estructuras de una persona. Es por ello por lo que en fisioterapia se usan los ultrasonidos para reducir la inflamación de un tejido o en medicina se usa la litotricia por ondas para pulverizar las piedras de los riñones.

18.2. La música como vibración

El sonido tiene el poder de organizar la materia, por lo que puede participar en la tarea de restaurar el equilibrio perdido de nuestro organismo. Esto ocurre porque la transmisión del sonido se produce gracias a las moléculas que chocan entre sí. Cada célula y cada órgano tiene su propia vibración y su propia frecuencia de resonancia. Cuando los órganos y los tejidos del organismo se conectan entre ellos, forman una frecuencia compuesta, tal y como ocurre con los miembros de una orquesta. Sin embargo, si un órgano enferma, está fuera de tono y crea una desarmonía en todo el organismo.

Cuando esto ocurre, podemos utilizar el sonido para restablecer la armonía original. Esto lo saben muy bien los chamanes, que son capaces de entonar con su tambor una melodía que hace vibrar los órganos enfermos.

La terapia del sonido trata de restaurar la frecuencia original de los órganos de la persona.

Llegados a este punto, me parece muy revelador hacer este ejercicio. Piensa en una cultura antigua, ¿qué tal los mayas? Alabamos las increíbles dotes arquitectónicas que los llevaron a construir imponentes pirámides; nos maravillamos con su calendario, de tal precisión astronómica que apenas acumulaba un error de un solo día cada cinco mil años; nos sorprenden sus conocimientos agrónomos, que posibilitaron la agricultura extensiva del maíz... Pero, cuando hablamos de sus técnicas curativas, menospreciamos sus rituales chamánicos y casi nos reímos al pensar que alguien pueda creer que un tambor pueda curarte. En los demás ámbitos, los mayas son unos adelantados, pero en la preservación de la salud son unos bárbaros. ¿No te parece un poco raro? Quizás debamos mirar con ojos de aprendiz en vez de hacerlo como jueces y admitir que es posible que haya una verdad más grande que se nos escapa.

18.3. Efectos directos de la música sobre el organismo

Pocas intervenciones tienen un impacto más rápido en nuestro organismo que la música. Está demostrado que escuchar los 2 minutos y 27 segundos que dura *Respect* de Aretha Franklin puede mejorar el estado de ánimo y proporcionar bienestar psicológico. Con esta canción, una adaptación de la original de Otis Redding, Franklin nos transmite un mensaje poderoso: «Respeto: descubre lo que significa para mí». Da igual que no entiendas la letra; la energía de su mensaje trasciende las palabras.

Cuando una persona escucha música, las vibraciones del sonido atraviesan su cuerpo, influyendo tanto en su funcionamiento como en la consciencia y las emociones. Todos los órganos corporales de la persona, incluido el cerebro, resuenan con los sonidos. Gracias al sonido, el cuerpo crea un movimiento rítmico y, gracias a la armonía, alcanza un equilibrio entre las impresiones y las expresiones.

Las ondas de vibración en diferentes frecuencias que conforman el sonido de la música son captadas por el oído y convertidas en impulsos eléctricos que viajan a través del nervio auditivo hasta el cerebro. Allí son procesadas por la corteza auditiva, que las interpreta activando a su vez distintas áreas del cerebro como el sistema límbico y la corteza prefrontal. Estas áreas son capaces de producir cambios y reacciones espectaculares en nuestro sistema nervioso autónomo, por ejemplo, en el ritmo cardiaco o en el nivel de excitación. Pero el resto de nuestro cuerpo también escucha: la vibración de la música inunda todo el organismo.

La música cambia la fisiología de nuestro organismo al influir en el ritmo de nuestra respiración y en los latidos de nuestro corazón.

El poder de la música en el cerebro

La música transforma la química de nuestro cerebro. Escuchar determinadas canciones puede estimular la liberación de neurotransmisores, que afectan a las experiencias de placer al aumentar la producción de dopamina (la molécula de la motivación), serotonina (la molécula del bienestar), acetilcolina (la molécula del *flow*) y endorfinas (la molécula analgésica). Además, la música es capaz de reducir los niveles de cortisol (la hormona del estrés). Muy resumido, esto nos ayuda a:

- Reducir la ansiedad, el estrés, la depresión y el dolor.
- Activar los centros cerebrales del placer y de los sentimientos positivos.

Gracias a la sensación de unidad que proporciona la resonancia de la música, una persona se puede sentir conectada a otra o consigo misma. Según un estudio hecho en entornos hospitalarios titulado *La música como terapia*, «la música reduce eficazmente la ansiedad de los pacientes médicos y quirúrgicos y, a menudo, reduce el dolor quirúrgico y crónico. Además, mejora la empatía, la compasión y el bienestar de los cuidadores».[17] En otras palabras, la música no solo es buena para los pacientes, también lo es para quienes los cuidan.

---

[17] Kemper, K. J.; y Danhauer, S. C., «Music as therapy», *Southern Medical Journal*, 98 (3) (2005), pp. 282-288.

Potenciada por el canto y el movimiento rítmico del baile, la música ayuda a estructurar el espacio y el tiempo y favorece la neuroplasticidad. Debido a ello, sirve de apoyo en el tratamiento de algunas enfermedades como el alzhéimer, el párkinson o el autismo. También influye en la producción de células inmunológicas, en especial, al aumentar la inmunoglobulina A, un anticuerpo que fortalece el sistema inmunitario y mejora la capacidad del cuerpo para combatir infecciones y enfermedades.

Es importante entender que una canción tranquila no tiene por qué calmar a todo el mundo. Las reacciones emocionales a las canciones varían según nuestras preferencias y las asociaciones que podamos tener con la música. Si la canción no nos gusta o nos trae recuerdos negativos, no nos hará felices, con independencia de su calidad. A veces una persona sometida a estrés crónico con una elevada dominancia simpática responde mejor a gritar o a hacer kickboxing que a practicar yoga o meditación. A veces, necesitamos una tempestad para encontrar la calma; primero debemos dar una salida fisiológica al estrés para poder relajarse después. Lo mismo pasa con la música.

La música estimula el nervio vago

Dado que la música es, en esencia, vibración, y que el nervio vago responde a dicha vibración estimulando la liberación de acetilcolina, seguro que ya has deducido que la música será una de las mejores herramientas para despertar un vago durmiente. Incluso la vibración de los diapasones, sobre todo, en la zona del esternón, es una potente estimuladora del nervio vago.

Según los estudios, para activar el vago por medio de la música necesitaremos sonidos de baja frecuencia. Este tipo de música cambia la actividad del sistema nervioso autónomo, influyendo, por ejemplo, en los latidos cardiacos, la presión sanguínea, la tensión muscular, la profundidad de la respiración y la variabilidad del ritmo cardiaco.

Un gran ejemplo es la canción *Weightless* de Marconi Union. Esta pieza musical ha sido diseñada específicamente para estimular el nervio vago y reducir con ello el estrés y la ansiedad, y se ha descrito a menudo como una de las canciones más relajantes que existen. Que no te extrañe: escucharla puede reducir la frecuencia cardiaca, la presión arterial y el estrés psicológico.

El ritmo ideal de las canciones con las que conseguiremos activar el parasimpático es aquel que se sitúa **entre 60 y 80 pulsaciones por minuto**. Es más común entre la música clásica, el jazz o el folk. Hay un estudio muy interesante, en el que se usaron este tipo de frecuencias en personas de entre sesenta y ochenta y tres años con dificultades para dormir. Se les indicó escuchar 45 minutos de este tipo de canciones antes de dormir durante tres semanas y, como resultado, su sueño fue significativamente mejor que en el grupo que no las escucharon. Además, el sueño mejoró semana tras semana, lo que indica un efecto de dosis acumulativa.

Ya sé lo que estás pensando: que yo te diga «entre 60 y 80 pulsaciones por minuto» no te ayuda mucho, ¿verdad? No te preocupes, porque ya hice el trabajo por ti. Aquí te dejo un enlace directo con una selección de canciones con ese parámetro y, además, tampoco tiene un nombre complicado: *Música para dormir*.

18.4. Músicas ancestrales

No solo la música clásica, el jazz o el folk estimulan el nervio vago. Bajo mi punto de vista, existen otras melodías más potentes a la hora de romper la dominancia simpática: las músicas ancestrales. En todas las culturas del mundo existe alguna forma de actividad rítmica repetitiva y modelada, ya sea bailar, saltar, la percusión y balancearse o todas a la vez, como parte de sus rituales de curación y duelo.

Desde hace más de cuarenta mil años, los aborígenes australianos usan el *yidaki* o didyeridú, un instrumento de viento tradicional formado por un tubo de madera que suena mientras se hacen vibrar los labios en el interior. En Norteamérica, los chamanes usaban el tambor *pow wow*. En África se emplea un tambor tradicional en forma de copa llamado *djembe*, muy popular, sobre todo, en Senegal, Guinea y Burkina Faso. En varias culturales tradicionales asiáticas aparecen los gongs o cuencos tibetanos, grandes discos metálicos con los bordes curvados.

Todos estos instrumentos tienen en común que emiten gran cantidad de vibraciones de baja frecuencia llamadas «armónicos» que resuenan a través del cuerpo, en particular en la región inferior del estómago y el diafragma, actuando como un **masaje profundo** que estimula el nervio vago. Diversos estudios han confirmado que estos ritmos de frecuencia baja resuenan con la fisiología del cuerpo y tienen un impacto positivo en las funciones primarias, como la frecuencia cardiaca, la frecuencia respiratoria y la presión arterial.

De pequeño me maravillaba experimentar el resonar de mi cuerpo ante las marchas procesionales de la Semana Santa, con sus trompetas y tambores acompañando al sentimiento de comunidad, el silencio, el incienso y el impacto visual de la experiencia. Todos estos elementos tienen la capacidad de influir en el estado mental de las personas e inducir un estado contemplativo que nos transporta al terreno de lo divino. Eso sí, siempre y cuando la actitud ante ellos sea la de comunión con algo más grande que nosotros y no la de la mera contemplación de un espectáculo.

Gracias a la cantidad de ondas vibratorias armónicas que emiten estos instrumentos ancestrales, el cerebro se ve arrastrado y comienza a bajar la frecuencia de sus ondas cerebrales. Así, pasa de emitir ondas beta asociadas al estrés a emitir una mezcla de ondas alfa y theta, que ya sabemos que activan el sistema nervioso parasimpático. Cuando estimulamos el vago gracias a estos sonidos, el cuerpo hace lo que sabe hacer cuando descansa y se relaja de verdad, que es repararnos y regular nuestro sistema nervioso. La tensión muscular y emocional baja, la ansiedad se vuelve más llevadera y la creatividad, la intuición y la capacidad de concentración regresan.

Viaje al interior de ti mismo

Estos sonidos ancestrales nos brindan una **experiencia inmersiva en sonido y vibración** que puede transportarnos hacia estados elevados de consciencia. Estos viajes sonoros nos llevan a lo más profundo de nuestro inconsciente e incluso llegan a transportarnos a la primera vez que escuchamos un «tambor», cuando, a las veinticuatro semanas de nuestra concepción, desde el útero de nuestra madre, escuchamos por primera vez sus latidos. Tal y como explica el doctor Bruce Perry, psiquiatra infantil y neurocientífico experto en traumas:

Uno de los conjuntos de asociaciones más poderosos creados en el útero es la asociación entre la actividad rítmica repetitiva modelada del ritmo cardiaco materno y todos los patrones neuronales de actividad asociados con no tener hambre, no tener sed y sentirse «seguro» (en el útero). La actividad somatosensorial rítmica, repetitiva y pautada... provoca una sensación de seguridad. El ritmo es regulador.

Afortunadamente, para disfrutar de los beneficios de un baño de vibración ancestral no tenemos que irnos a una recóndita selva amazónica, a la sabana africana ni a un monasterio en medio de las montañas del Tíbet (aunque tampoco estaría nada mal). Hay estudios que demuestran que escuchar músicas ancestrales en cualquier reproductor ya nos aporta efectos beneficiosos.

Una de estas investigaciones confirmó que escuchar quince minutos de música chamánica basada en tamborileos repetitivos de baja frecuencia (entre 30 y 80 tamborileos por minuto) acostados con los ojos cerrados estimula el nervio vago y disminuye los niveles de cortisol de nuestro organismo. Además, las ondas cerebrales se sincronizan con el tamborileo rítmico a una frecuencia de entre 3 y 8 Hz (la del tamborileo), induciendo un ritmo cerebral con predominio de theta.

Existen muchas listas de reproducción en plataformas como Spotify o YouTube. Si te dejas aconsejar, dos de mis músicos favoritos son los percusionistas y compositores de música chamánica Byron Metcalf y Sandra Ingerman. Con su música, ambos nos desafían a traspasar los límites de nuestra propia realidad y a aventurarnos en un viaje hacia nuevas profundidades y nuevos niveles de nuestro ser.

Acuéstate, cierra los ojos, sube el volumen a un buen estéreo y sumérgete con ellos en el viaje chamánico. Si lo combinas con unos suspiros fisiológicos y con un difusor con aceites esenciales relajantes (por ejemplo, de lavanda), potenciarás aún más sus efectos.

19

Nunca dejes de cantar

Volvíamos de visitar a mi abuela. A pesar de que mi madre adoraba a la suya, había pospuesto aquella visita con excusas bastante torpes. Solíamos ver a mi abuela todas las semanas, pero esta vez había pasado más de un mes desde la última vez. Durante la visita, noté a mi madre algo distante, como si temiera algo, pero no sospechaba lo que nos quedaba por vivir. A la vuelta, mi madre tuvo que parar el coche en la cuneta y salir apresurada. Vomitó fruto de la ansiedad contenida. La agorafobia, el monstruo que la encerró en su juventud, había vuelto.

Semanas antes del episodio del coche, una fractura en un dedo durante el trabajo le había hecho perder el conocimiento por el dolor. En su mareo, el monstruo durmiente durante años despertó. La agorafobia es algo atroz, un tipo de trastorno de ansiedad que te lleva a tener pánico a lugares abiertos y concurridos y que se acompaña de una insoportable sensación de estar atrapada, indefensa y avergonzada. Mi madre pudo contenerlo en silencio, sin pedir ayudar, sin decirlo por no molestar, hasta que su sistema nervioso se rebeló. Su cuerpo dijo «basta», su organismo no encontró otra salida a la ansiedad acumulada.

Yo no sabía qué pasaba. Tenía apenas quince años y vi a mi madre romperse y rehacerse para volver a subir al coche. Cuando llegamos a casa, ya no volvió a salir en un tiempo. La historia de mi madre es la de una niña educada bajo una férrea doctrina religiosa, criada en el miedo al pecado y al infierno. Es la de una mujer que nunca ha sabido decir que no a nadie, siempre se presta a ayudar a los demás, siempre con una sonrisa en los labios. No es de extrañar que la situación explotara por algún sitio. Fue agorafobia, también podría haber sido una depresión.

Tras los primeros episodios, pudo enjaular a la fiera con medicación. La sedó con tranquilizantes, pero no la venció, y la agorafobia quedó latente, hibernando, al acecho para despertarse cuando bajara la guardia. Eso fue lo que pasó la tarde de la visita.

La terapia psicológica, los fármacos y el apoyo de las personas que la queremos fue lo que sacó a mi madre de la cárcel donde la había encerrado su mente. Pero hubo otra cosa que le dio la verdadera libertad: el canto. Gracias a su querido coro, mi madre se reconcilió con su fe y domó al monstruo que habitaba en su interior. Y es que cuando cantamos nos liberamos, soltamos todo lo que llevamos dentro y, cómo no, activamos el nervio vago.

Desde que encontró esta actividad, mi madre no ha faltado jamás a su cita semanal con el canto. Además, el coro le ha dado comunidad, viajes y propósito, y le ha concedido un lugar en el mundo. Con él, ha encontrado su *ikigai*.[18]

---

[18] El *ikigai* es un concepto japonés que podríamos traducir como 'la razón de vivir', aquello que da sentido a nuestros días y otorga un propósito superior a la existencia.

19.1. Cantar estimula el nervio vago

> Cantar es derramarse en gotas de aire, en hilos de aire, temblar.
>
> Jaime Sabines Gutiérrez,
poeta y político

Cantar no es solo la forma de expresión más antigua del ser humano, también es una forma de sanación. No importa que se haga en solitario, a dúo, en un coro o en la regadera; dejar que nuestra voz se sume a la música es siempre una buena noticia para nuestra salud.

¿Recuerdas que, en el capítulo 1, vimos que el nervio vago pasa muy cerca de la garganta? La vibración de las cuerdas vocales que se produce al cantar se amplifica en la laringe y esto, a su vez, hace vibrar el nervio vago, estimulándolo con intensidad. Cuando cantas, tarareas o haces gárgaras, estimulas naturalmente al vago y, con él, la respuesta parasimpática. Esta concatenación de hechos se ve reflejada en un incremento de la variabilidad del ritmo cardiaco.

Según diversos estudios, cantar es de las mejores intervenciones para soltar tensión, reducir el dolor, estimular nuestra memoria y sentirnos más relajados al reducir el cortisol en el organismo.

Desde el inicio de los tiempos de nuestra especie, todas las culturas han usado el canto para conectarse con algo superior y para alcanzar una experiencia de sanación poderosa. Pueblos ancestrales como los masáis, los hadzabe o los lakota tienen por costumbre bailar y cantar todos juntos para celebrar cualquier evento en sus vidas: realizan danzas a la lluvia, bailan en las bodas y en las celebraciones en las que un niño se convierte en adulto... Y todo ello acompañado de cantos y ritmos típicos de cada cultura. Los masáis, por ejemplo, son muy conocidos por un baile en el que saltan y cantan a la vez. Sin duda, la mezcla de cantar y saltar estimula vigorosamente el nervio vago.

En las religiones budista y cristiana, las tradiciones de canto ricas en sonidos guturales hacen vibrar el nervio vago y con ello se alcanzan estados elevados de consciencia. Para ello se sirven de la repetición constante y armónica de mantras resonantes como el budista «*om mani padme hum*», el hinduista «*om*» ('sonido secreto del universo') o el mantra cristiano que es el rezo del rosario. De hecho, unos investigadores de la Universidad de Pavía en Italia descubrieron que las tres cosas tenían la misma cadencia y llevaban a quienes los rezaban a un patrón de respiración lenta de 5.5 respiraciones por minuto, un ritmo que también estimula el vago.

Cantar, sea a través de mantras, de ritmos inventados o de tu canción favorita, es sacar al exterior lo que tenemos más escondido, mostrar al mundo la esencia de nuestra vulnerabilidad y derribar todas las corazas autoimpuestas. Y, si no se la muestras a los demás, no pasa nada; te lo estás mostrando a ti y esto te conecta con lo más profundo de ti mismo y te permite liberar todo aquello que tienes acumulado dentro y amenaza con enfermarte.

Quinta parte

LOS CUATRO ELEMENTOS

20

Vuelve a casa: pasa más tiempo en la naturaleza

¿Qué necesitamos para sanar? Es una pregunta a la que no dejo de buscar respuesta. Sin duda, algo imprescindible es el equilibrio y la armonía entre cuatro elementos: agua, fuego, tierra y aire. Como verás, cada práctica de esta quinta parte se enfoca en uno de ellos. Agua: baños y hielo. Fuego: calor y ejercicio. Tierra: *grounding* y jardinería. Aire: respiración y ayuno. Todos ellos aunados en uno: nuestra madre naturaleza.

Es irónico que haya decidido escribir sobre la necesidad de volver a la naturaleza desde Nueva York. Ahora mismo estoy sentado en una solemne sala de la Biblioteca Pública de Nueva York en la Quinta Avenida, con un retrato de George Washington a mi espalda, tras pasar la mañana visitando la catedral de Saint John the Divine y su maravilloso rincón dedicado a los grandes poetas de la naturaleza como Thoureau, Whitman, Waldo Emerson... Aquí me encuentro reflexionando sobre cómo esta gran ciudad quizás te roba más de lo que te da. Entiéndeme, las ciudades tienen cosas geniales: cultura, personas, ocio, experiencias y así un largo etcétera, pero lo histriónico de sus ruidos, lo artificial de sus olores, la seguridad letárgica de las paredes, el tedio de lo idéntico, la absurda monotonía de ir siempre con prisa o la repetición de los tonos grises del asfalto, de los edificios y del aire contaminado son desventajas que se van acumulando. Serían insoportables sin el refugio de la multitud de parques con césped, arboles, fuentes y pájaros, un reducto natural entre lo artificial.

En el libro *Chronobiology: The Science of Biological Time Structure* [Cronobiología: la ciencia de la estructura del tiempo biológico], el investigador Marc N. Jarczok comenta el caso de un adulto de cincuenta años con una depresión severa cuya VFC, que estaba siendo monitoreada, mostró un pico extraño de elevación (el vago tomando el mando) a las cinco de la tarde.[19] Preguntado por ello, el paciente dijo: «A esa hora me senté en el jardín y pude disfrutar del aire fresco y escuchar el canto de los pájaros un poco». Esta declaración no debería extrañaros. Entrar en los sonidos de la naturaleza nos saca del ruido de nuestra cabeza.

Según los estudios, respirar el aire puro de la naturaleza y recibir sus sonidos, como el canto de los pájaros, las olas del mar, el fluir de un río o el goteo de la lluvia, eleva el tono del vago y aumenta la VFC. Y, al contrario, entrar en contacto con la contaminación del aire y el ruido del tráfico resiente la VFC, ya que el simpático toma el control. Es muy interesante ver cómo, incluso en el contexto tóxico de una ciudad, visitar un parque con vegetación que amortigüe el ruido y la suciedad del aire mejora instantáneamente nuestro tono vagal.

Como ya sabes, el parasimpático se activa en entornos donde nos sentimos seguros y queridos, y qué mejor lugar que nuestro verdadero hogar. Como en casa, en ningún sitio. Y esa casa es sin ninguna duda la naturaleza, grabada en nuestros genes, que viven en un continuo anhelo de estar

---

[19] Švorc, Pavol (ed.), *Chronobiology: The Science of Biological Time Structure*, IntechOpen, Reino Unido, 2019.

en contacto con ella. El «gran afuera» de los escritos de Kerouac o Snyder es en realidad el «gran adentro». Como dijo John Muir, «Solo fui a dar un paseo, y al final decidí quedarme afuera hasta el anochecer, porque descubrí que, al salir, en realidad, estaba entrando». Todos, por más que nos esforcemos en ignorarla, sentimos «la llamada de lo salvaje».

Según el diccionario de la RAE, el verbo «visitar» significa «ir a algún lugar, especialmente para conocerlo», pero tú no visitas tu casa cada vez que llegas a ella después de un largo día de trabajo, como tampoco visitas la naturaleza tras un tiempo alejado de ella. **La naturaleza es tu hogar; no se visita, se vive.** Cuanto más tiempo pasas alejado de ella, más se resiente tu salud.

A la naturaleza no le importa quién eres, ni lo que haces, ni tus éxitos, ni tus fracasos. Te acoge y te arropa, te hace sentir en casa.

Somos seres de bosques, de llanuras y praderas, de montañas y estepa, de costas y arrecifes, de selva, de sabana, de desierto, de nieve. Seres de la Tierra, no de asfalto y aire contaminado. Por supuesto que podemos adaptarnos a la vida moderna, pero pagamos un precio en salud. Alejarnos de nuestro hábitat nos enferma hasta el punto de que síntomas como la ansiedad, la depresión ligera o la desgana y desórdenes de atención fruto de la vida en las ciudades han empezado a etiquetarse por la literatura científica como «trastorno por déficit de naturaleza».

Los estudios muestran que mudarse a un área con menos espacios verdes empeora nuestra salud mental y, al contrario, mudarse a un área con más espacios verdes la mejora significativamente. Estar cerca de las plantas tiene tanto impacto en nuestra salud física y mental que incluso el simple hecho de ver una planta puede influir en la recuperación ante un evento estresante. Los pacientes que pueden ver árboles y plantas y recibir luz natural a través de una ventana mientras se recuperan de una cirugía tienen mejor humor, toman menos analgésicos e incluso reducen la duración de su estancia en el hospital.

20.1. La naturaleza en una maceta

Si mudarte o hacer que te cambien de habitación en el hospital te resulta complicado, lleva la naturaleza allá donde estés. Tener plantas en macetas cerca mientras trabajamos reduce las bajas por enfermedad y aumenta la productividad, porque generan un entorno sereno que facilita la relajación, el bienestar y la concentración. ¡Con qué poco se conforma nuestra genética!

En su obra póstuma *Todo en su sitio*, el neurólogo Oliver Sacks decía que «en cuarenta años de practicar la medicina, he descubierto que solo dos tipos de terapia no farmacéutica tienen una relevancia esencial para los pacientes con enfermedades neurológicas crónicas: la música y los jardines».[20] De la música y sus vibraciones ya hablamos antes, pero bien podríamos entender el canto de los pájaros, la brisa moviendo los árboles o las olas de la mar como la música de la naturaleza. Pero ahora toca hablar de jardines.

Un estudio mostró que el simple hecho de trasplantar una planta en maceta de un recipiente a otro redujo los niveles de estrés de los participantes y disminuyó significativamente su presión arterial, muestra inequívoca de la estimulación del nervio vago. Otros estudios han demostrado que la práctica regular de la jardinería reduce los niveles de es-

---

[20] Sacks, Oliver, *Todo en su sitio*, Anagrama, Barcelona, 2020.

trés, ansiedad, ira y depresión, disminuye la tensión muscular y arterial y, al mismo tiempo, mejora el ánimo y la satisfacción con la vida. La jardinería cambia la bioquímica cerebral, ya que produce un notable aumento en los niveles de los neurotransmisores acetilcolina y serotonina, que, como ya sabes, son necesarios para nuestro bienestar.

Si quieres aprovecharte de los beneficios de la jardinería, puedes tener un pequeño huerto en tu hogar. En jardineras pequeñas o en macetitas podemos plantar hierbas aromáticas, lechugas, acelgas, espinacas, arúgula e incluso hortalizas. ¡Qué mejor manera de conectarte con la naturaleza que comiendo lo que nos brinda! Entra en contacto con ella de la forma más literal posible: evita los guantes y mánchate las manos con su suciedad limpia cargada de beneficiosas bacterias de suelo como *Bacillus subtilis*, *Bacillus coagulans*, *Bacillus Indicus* o *Bacillus Clausii*, que contribuirán a la riqueza y diversidad de tu microbiota.

20.2. SHINRIN-YOKU

Oliver Sacks no era el único que pensaba que la naturaleza es la mejor medicina para nuestro cerebro. En Japón, la receta para los síntomas del estrés y la ansiedad no son pastillas, sino paseos por entornos naturales. Junto con el sueño y el ejercicio, la naturaleza es quizás la mayor estimuladora del nervio vago. Pero no basta con ser meros espectadores. Somos seres multisensoriales, por lo que hay que absorber la naturaleza con todos nuestros sentidos, para inundar el cerebro con sensaciones agradables que lo calmen. Aquí es cuando aparecen los términos «bañarse en la naturaleza», «baño de bosque» o *shinrin-yoku*.

Surgido en Japón en la década de los ochenta, *shinrin-yoku* significa literalmente 'absorber la atmósfera del bosque'. Inspirado en las prácticas budistas ancestrales que veneran a los espíritus de la naturaleza, consiste en pasear por el bosque de una forma meditativa y profunda para absorber los beneficios de la naturaleza con los cincos sentidos.

La naturaleza es una gran restauradora del equilibrio de nuestro sistema nervioso autónomo. **Nos baja de revoluciones y nos calma; eso sí, si dedicamos el tiempo y la atención necesarias para sentir su complejidad.** Por ejemplo, puedes detenerte a observar su extensa gama de colores; respirar profundamente por la nariz para oler el aroma de las flores y de los árboles, repletos de moléculas volátiles; escuchar el canto de los pájaros, el viento entre las ramas o el agua fluyendo; notar la tierra bajo los pies descalzos, la hierba bajo la espalda al acostarte o la corteza de los árboles que abrazas. En definitiva, si prestas tiempo y atención a escuchar el bosque y sentir su vida, descubrirás una infinidad de detalles que aumentarán tu bienestar.

Sé que esto puede sonar muy filosófico y, sin embargo, tiene una sólida evidencia científica, forjada por décadas de estudios al respecto que han demostrado los beneficios del *shinrin-yoku* en parámetros de salud tan dispares como el estrés, la ansiedad, la depresión, la calidad de sueño, la salud cardiovascular o la longevidad. Es seguro decir que los baños de bosque restauran la homeostasis del SNA, al aumentar la VFC e impactar de forma beneficiosa sobre distintas áreas cerebrales. Incluir en tu rutina esta actividad puede:

- Calmar la amígdala.
- Mejorar la función del hipocampo.
- Reducir la neuroinflamación del hipotálamo.
- Inundar la ínsula y la corteza cingulada anterior de sensaciones positivas y placenteras.
- Aumentar la capacidad ejecutiva del córtex cerebral.

Dosis mínima efectiva de naturaleza

Espero haberte ayudado a entender el profundo bienestar que aporta pasear por el bosque o la playa, pero no dejes que lo perfecto sea enemigo de lo bueno. Si por tu ritmo de vida no puedes darte estos «baños de bosque» tan a menudo como te gustaría, hazte amigo de los parques y jardines de tu ciudad. Busca en ellos tu particular Shangri-La, tu refugio al que escapar cuanto la vida te aprieta tanto que sientes que te ahogas. Para y respira, siéntate en un banco y observa los árboles, cuya existencia probablemente te antecede. Y camina, camina y camina.

Lleva la naturaleza a tu casa y al trabajo, ten cuadros e imágenes que la representen y lleven hasta ti la armonía de los árboles, la vegetación, las flores y el agua. Vaporiza aceites esenciales de árboles y flores, ponte sonidos de entornos naturales como cantos de pájaros, el bullicio del bosque o las olas del mar y, por supuesto, acompáñate de plantas. ¡Ah! No te olvides de cantarles; será bueno para su crecimiento y para tu nervio vago. Y recuerda, como dijo el jefe sioux Halcón Volador, «nadie puede gozar de buena salud si no tiene siempre aire fresco, luz del sol y buena agua».

20.3. Cómo ser uno con el entorno

Modo *mindfulness*

Fúndete con la naturaleza al cien por ciento: huele, toca, escucha, siente. Deja atrás lo que ocurre en tu vida cotidiana y **vive con atención plena el momento presente entre la naturaleza y tú.** Como decía Thoureau en *Caminar*:

No puedo sacudirme fácilmente la ciudad. El recuerdo de alguna labor me viene a la cabeza y ya no estoy donde está mi cuerpo, sino fuera de mí. Me gustaría retornar a mí mismo en mis paseos. ¿Qué pretendo con ir al bosque si estoy pensando en algo que no está ahí?[21]

Los beneficios de la naturaleza se esfuman si vamos pensando en nuestros problemas o mirando el celular. Entra en los sonidos de la naturaleza para salir del ruido de tu cabeza.

Grounding

En su libro *Tocar la tierra*, en el que colecciona diversos testimonios de antiguos nativos americanos, la escritora T.C. McLuhan cuenta:

> Los ancianos Lakota (también conocidos como Sioux) amaban, literalmente, el suelo y se sentaban o reposaban en él para sentirse cerca de las fuerzas maternas. Era bueno para su piel el contacto con la tierra, y a los ancianos les gustaba quitarse los mocasines y andar descalzos sobre la tierra sagrada... El suelo tranquilizaba, fortalecía, limpiaba y curaba... Por eso el indio anciano todavía se sienta en la tierra, en lugar de separarse de las fuerzas de la vida. Para él, sentarse y dormir en el suelo significa poder pensar más profundamente y sentir más vivamente; contempla más claramente los misterios de la vida y se siente más próximo a las fuerzas vivas que lo envuelven.[22]

En su saber ancestral, los nativos americanos intuían una interacción sutil, pero dinámica, entre la Tierra y noso-

---

[21] Thoureau, Henry David, *Caminar*, Alma, Barcelona, 2023.
[22] McLuhan, T. C., *Tocar la tierra*, Octaedro, Barcelona, 2002.

tros. Hoy sabemos que el inmenso campo electromagnético del planeta, gracias al cual funcionan las brújulas, impacta de lleno en nuestra biología y, en especial, en nuestro sistema nervioso.

La dinámica eléctrica de nuestro sistema nervioso central que genera las ondas cerebrales precisa de una toma de tierra que las equilibre. Esto es tan fuerte que, incluso en el interior de nuestro cerebro, existen millones de partículas de biomagnetita, un mineral con propiedades electromagnéticas que interactúa con la Tierra. Para ello **necesitamos estar conectados literalmente con la Tierra**, lo que también se conoce como *grounding* o *earthing*. Esto se refleja en la mayor cantidad de terminaciones nerviosas que hay en la planta del pie en comparación con otras partes del cuerpo, lo que posibilita una mayor conexión electromagnética con el planeta.

Desde el principio de los tiempos, nuestra piel estaba en contacto directo con la naturaleza. Dormíamos en el suelo y caminábamos descalzos sobre la Tierra, incluso las suelas de nuestros primeros calzados eran de tejidos naturales que permitían la conexión electromagnética. Sin embargo, los calzados aislantes y la falta de suelos de tierra, arena o hierba que experimentamos en la vida moderna nos han robado esa cercanía con el campo electromagnético del planeta.

Diversas investigaciones han revelado que el contacto del cuerpo humano con la superficie natural contrarresta la inflamación generalizada que está en el inicio de todos los procesos que llevan a enfermedades. Otro poderoso mecanismo de acción del *grounding* es su capacidad para cambiar las señales cerebrales casi al instante, como lo han demostrado varios estudios que muestran que la conexión con la tierra impulsa patrones de ondas cerebrales alfa apenas milisegundos después de que los sujetos la experimentaran. Otro estudio reveló que la conexión a tierra durante el día mejora significativamente la calidad del sueño, incluso en pacientes con alzhéimer.

Los beneficios del *grounding* incluyen:

- Mejora del ánimo.
- Mejora de la concentración.
- Mejora del sueño.
- Reducción del dolor.
- Reducción del estrés.
- Reducción de la inflamación.

Ahora que sabes todo esto, ¿qué esperas? Descálzate cuando puedas y deja que tu cuerpo entre en contacto con la tierra. Acuéstate en la hierba, interactúa con los árboles, siéntate sobre ellos o abraza su tronco para compartir algo de su electricidad natural, que proviene de sus raíces conectadas a la Tierra. Báñate y rodéate de cualquier agua natural, como la de lagos, arroyos u océanos: es pura energía electromagnética en movimiento. Como dijo el Jefe Lutero Oso en Pie: «El antiguo Lakota era sabio. Sabía que, alejado de la tierra, el corazón del hombre se vuelve duro»... Y nuestro vago vaguea (eso lo añado yo).

Contempla el horizonte

A nadie se le escapa lo relajante que resulta admirar el mar, un bosque o una puesta de sol. Según los estudios, observar paisajes naturales mejora nuestros niveles de atención, reduce el estrés y evoca emociones positivas. Esto nos da una idea del poderoso efecto que tiene en nuestro cerebro el entorno que perciben nuestros ojos.

El mero hecho de visualizar imágenes o videos de la naturaleza que incluyan árboles, vegetación, flores o agua tiene efectos relajantes. Incluso los colores de la naturaleza, formados por azules, marrones y verdes, son colores que inducen a la calma y al bienestar, en contraste con los grises, que nos evocan la irritabilidad de las ciudades. Así que toca hablar de los beneficios visuales de la naturaleza, que literalmente expanden nuestra mirada.

Visión focalizada frente a visón panorámica

El SNA controla buena parte de las funciones del ojo. Cuando el simpático se activa ante un peligro potencial, dilata nuestras pupilas para focalizar nuestra mirada en la posible amenaza. En esos momentos, nuestra visión se convierte en un embudo que solo nos muestra aquello que nos preocupa. Por el contrario, en un entorno relajado, el nervio vago relaja las pupilas, de tal manera que tenemos visión amplia y percibimos todo el entorno en el que nos encontramos. Es la llamada «visión panorámica».

Algo muy interesante, que está siendo objeto de numerosos estudios neurocientíficos, es el hecho de que, igual que ocurre con la respiración, este sistema funciona también a la inversa. Mantener nuestra vista fijada en algo pequeño a lo que prestamos atención, como una pantalla, pone en alerta nuestro cerebro. En cambio, alzar la vista hacia la lejanía y amplitud del horizonte, como al observar una puesta de sol, estimula el nervio vago y nos calma.

Dar un paseo al aire libre mirando el paisaje lo más lejos y amplio posible estimula el nervio vago.

La buena noticia es que no importa dónde estés para beneficiarte de la visión panorámica. Si trabajas en una oficina, te recomiendo que cada veinte minutos levantes la vista del escritorio y te tomes veinte segundos para mirar por una ventana lo más lejos posible. Si la ventana no es una opción para ti, puedes despegar los ojos de la pantalla y mirar al frente, dilatando tu vista para poder ver el techo, el suelo y las paredes al mismo tiempo. Sin mover la cabeza ni los ojos, trata de expandir tu campo visual tanto como te sea posible, y con ello también estarás estimulando el vago.

21
Hormesis: devolver la coherencia evolutiva al estrés

Como ya vimos, nuestro sistema simpático evolucionó para activarse de manera rápida y potente ante amenazas ancestrales como depredadores, frío, calor, hambre o sed, que ponían en riesgo nuestra vida. Los antiguos peligros eran perfectamente reconocibles: muy intensos y con desenlaces rápidos, se resolvían tomando decisiones con la cabeza y moviéndonos con el cuerpo. Una vez superados, el parasimpático tomaba las riendas para ponerlo todo en su lugar mediante una respuesta de relajación y regeneración general.

El problema es que la naturaleza de estas amenazas ha cambiado radicalmente al haber evolucionado hacia áreas como la economía, las relaciones de pareja, el trabajo o las noticias, todas ellas crónicas, menos intensas y de difícil solución. Como ya vimos en el capítulo 4, a pesar de la diferencia entre aquellas amenazas de antaño y las amenazas modernas, la respuesta de nuestro organismo sigue siendo la misma: activar la lucha o la huida. Como resultado, nos pasamos el día preocupados ante «leones imaginarios» y acabamos padeciendo estrés crónico. Habitamos en exceso la mente y en defecto nuestro cuerpo.

La solución para romper la sobreactivación simpática pasa por hablar a nuestro cuerpo en el idioma que entiende y volver a dar un sentido evolutivo al estrés. Justo eso es lo que conseguimos con la hormesis, un término acuñado por el neurocientífico Mark P. Mattson que hace referencia al proceso por el cual, al **exponer nuestro cuerpo a estresores** evolutivos como el frío, el calor o los ayunos en dosis terapéuticas y seguras, activamos en nuestro organismo **vías protectoras** contra las patologías. Gracias a ello, generamos una coherencia entre la naturaleza del estímulo y la respuesta del organismo, al activar al simpático de manera momentánea (como debe ser) para dar paso a una activación prolongada del parasimpático.

Algunos ejemplos de estímulos horméticos conocidos por nuestros ejes de estrés son los siguientes:

- Actividad física.
- Ayuno intermitente.
- Exposición al frío.
- Exposición al calor.
- Técnicas de hiperventilación cíclica.[23]

Cuando practicamos deporte, ayunamos, nos damos un baño frío, una sauna o hacemos unos ejercicios de hipoxia intermitente, generamos una activación de nuestro organismo seguida de una gran relajación posterior. Otra ventaja considerable es que, al exponernos de forma voluntaria a la incomodidad y aceptarla, restamos parte del poder del simpático de sacarnos de nuestra ataraxia. Puede que las estrategias de hormesis tarden un poco en llevar el cuerpo al parasimpático, pero son muy potentes.

---

[23] Las técnicas de hiperventilación cíclica (hipoxia intermitente) son una maravillosa forma de estimulación hormética que encontrarás detallada en el capítulo 25 («Optimiza tu respiración»).

La hormesis es una vacuna ancestral contra el estrés moderno que reduce la neuroinflamación, regula el sistema nervioso autónomo y calibra el hipotálamo.

21.1. Actividad física

La actividad física es el ejemplo por antonomasia de hormesis. Durante su práctica, se comporta como un estresor y activa por tanto el sistema nervioso simpático, pero a largo plazo, después de ejercitarnos, el parasimpático entra en juego de manera poderosa y mejora la variabilidad de la frecuencia cardiaca.

El objetivo de la activación simpática es dotar al cuerpo de la energía necesaria para luchar o huir. En un mundo en el que estas respuestas, lejos de solventar nuestros problemas, los aumentarían, el ejercicio, más que una opción, se convierte en una salvación. Aporta coherencia entre el estímulo estresante y la respuesta, sirviéndonos para soltar la tensión acumulada como consecuencia de la vida moderna. Poner nuestro cuerpo en movimiento para nuestra cabeza. Además, el **ejercicio es una vía de escape para las emociones**. Recuerda, tus demonios odian el aire fresco, así que intenta practicar el ejercicio al aire libre. Y si es en un entorno natural, mucho mejor.

Ya sea aeróbico (correr, ir en bicicleta, nadar...), de fuerza (entrenamiento con pesas, calistenia...) o interválico de alta intensidad (HIIT), el ejercicio físico es muy beneficioso para nuestro tono vagal. Como leíste anteriormente, incluso el ejercicio ligero de una caminata vigorosa mejora la variabilidad de la frecuencia cardiaca.

Ejercicio interválico de alta intensidad

El entrenamiento con intervalos de alta intensidad, conocido como «interválico» o «HIIT» por sus siglas en inglés (*high intensitive intermittent training*), está caracterizado por periodos de alta intensidad que activan el simpático seguidos de descansos breves que despiertan el parasimpático. Según la ciencia, es la mejor forma de mejorar el tono vagal, ya que, por su carácter intermitente, funciona como un potente reinicio del SNA.

A la hora de elegir ejercicios para introducir en una sesión de HIIT, puedes optar por ejercicios puramente aeróbicos como esprintar, la bicicleta estática, la elíptica o la remadora, u otros ejercicios corporales con un componente de fuerza como las flexiones, las sentadillas, el escalador o el *swing* con una pesa rusa (*kettlebell*). También puedes probar los *jumping jacks*, un ejercicio consistente en saltar separando los pies y elevando los brazos por encima de la cabeza, para luego volver a la posición inicial.

Snacks de movimiento

Introducir pequeñas dosis de ejercicio repartidas a lo largo del día en forma de ráfagas de actividad física vigorosa aporta grandes beneficios para la salud general y para el nervio vago en particular. Estos *snacks* de movimiento van quemando durante el día la adrenalina y el cortisol que vamos acumulando por el estrés de la vida moderna. Si quieres incorporarlos en tu rutina, calcula un espacio cada hora para levantarte de la silla y moverte de forma vigorosa de manera que notes que tu corazón se acelera.

Para estimular el nervio vago, saltar la cuerda o unos *jumping jacks* son ideales, ya que, además del ejercicio, el impacto repetitivo en el suelo hace que todo el cuerpo vibre estimulando aún más el vago.

Disfruta del proceso

Ya sé qué estás pensando: sabes perfectamente lo bueno que es el ejercicio para la salud, pero tu problema es la falta de motivación. En efecto, la motivación es tan efímera como un caramelo en el patio de un colegio. Pero lo bueno es que esto no se trata de motivación, ni siquiera de compromiso. Se trata de disfrutar el proceso. No tienes que moverte por el deseo de verte mejor, ni siquiera por ese concepto abstracto que denominamos salud. La cosa (bien podría decir «la vida») se trata de disfrutar el movimiento, de pasártela bien, de sentir la tensión en tus músculos, el calor en tu cuerpo, el sudor en tu frente, el ritmo en tu corazón, el jadeo en tus pulmones... y de sentirte agradecido de poder experimentarlo. Se trata de recordar que lo puedes hacer porque estás vivo y eso, en sí, es un milagro.

Tenemos el movimiento grabado en nuestros genes y no solo porque de él dependiera nuestra supervivencia para comer y evitar ser comidos. El juego de los niños, antes de que secuestráramos infancias encerrándolas en pantallas, es movimiento; el baile es movimiento. Expresamos la alegría moviéndonos y, cuando dejamos de hacerlo, envejecemos. No dejamos de movernos al hacernos viejos; nos hacemos viejos al dejar de movernos. La cosa no se trata de años, se trata de vida. Da igual la edad. Una persona de veinte años que no se mueve es más vieja que una de sesenta activa.

No eres una estatua. La cosa no se trata de cómo te ves; se trata de cómo te sientes. Y, por favor, nunca dejes de jugar, nunca pares de bailar.

21.2. Ayuno intermitente

El ayuno intermitente al que llegamos al cenar antes y/o desayunar un poco más tarde se comporta como un estresor hormético a corto plazo que mejora nuestra salud a largo plazo. Ayunos cortos de entre trece y dieciséis horas elevan la variabilidad de la frecuencia cardiaca, cuando lo esperable —dado que es una forma de estrés— sería un descenso. Esto es una señal inequívoca de una activación del sistema nervioso parasimpático como consecuencia de la estimulación del nervio vago mediante el ayuno.

En este sentido, el neurocientífico Mark P. Mattson, profesor e investigador de la Universidad Johns Hopkins considerado el «rey del ayuno intermitente», nos explica magistralmente en su libro *La revolución del ayuno intermitente* cómo los ayunos cortos estimulan el nervio vago desde el intestino. Lo logran activando el parasimpático, quizás en un intento del organismo de alcanzar claridad y calma mental suficientes para encontrar comida, ya que para el cerebro seguimos viviendo en la sabana y seguimos siendo hijos de la adversidad. Una señal inequívoca de esto es que, según diversos estudios neurocientíficos, cuando tenemos el estómago vacío, las neuronas del sistema nervioso entérico vibran en un ritmo alfa, que arrastra el cerebro hacia un estado de calma concentrada y motivada.

Además, gracias a la investigación de Mattson, entre otros autores, sabemos que el ayuno intermitente mejora la regulación de la glucosa sanguínea y disminuye la inflamación del intestino y del cerebro, lo que redunda en la salud del vago.

Para lograr todos estos beneficios solo necesitas alargar un poco más la ventana de tiempo del ayuno nocturno que practicas cada noche mientras duermes hasta llegar a las doce o, mejor, las trece horas. Si terminas de cenar a las nueve de la noche y desayunas a las diez de la mañana del día siguiente, ya tienes ahí trece horas de ayuno. Esto no significa que cuando te despiertes no puedas tomar nada. Al contrario, empezar tu día con un vaso de agua calentita con limón y una pizca de sal te hidratará (todas las personas se levantan deshidratadas) y gracias a su temperatura y al contenido en ácido y sal, estimulará el nervio vago. También puedes optar por una infusión caliente como el té verde con limón. Aunque no sea lo ideal, puedes añadir un poco de estevia o eritritol al agua o la infusión para darle un toque más dulce.

Debes saber que las personas que no están adaptadas al ayuno al principio lo perciben como una amenaza, activando la respuesta al estrés y disminuyendo con ello el tono vagal y la VFC. Los ayunos forzosos por falta de alimento nos han acompañado durante toda nuestra historia evolutiva, pero en una sociedad en la que lo primero que hacemos por el día y lo último por la noche es comer, el hambre es una amenaza desconocida a la que nuestro organismo responde de forma desproporcionada. De ahí que mi recomendación, y la de los que más saben de esto, sea ir poco a poco. Si tu ayuno nocturno es de ocho horas, como es el de muchas personas, y las trece horas te abruman, empieza con diez y cada semana añade una hora más de ayuno. En menos de un mes habrás logrado el objetivo de las trece horas de ayuno nocturno. Una vez alcanzada nuestra meta, eres libre de experimentar añadiendo horas extra hasta llegar a las dieciséis, en las que se produce una mayor estimulación del vago. Si no puedes hacer un ayuno tan largo, no te agobies; el beneficio de pasar de ocho horas de ayuno a trece es infinitamente mayor que el de pasar de trece a dieciséis.

21.3. Los desafíos térmicos

Las temperaturas extremas, tanto por frío como por calor, han sido uno de los mayores peligros con los que hemos tenido que lidiar como especie. Tanto las olas de frío como las de calor suponen una gran amenaza para nuestra homeostasis. Por eso, si hay un estímulo que active rápidamente la liberación de adrenalina y noradrenalina, es sin duda la variación extrema de la temperatura. La percepción del frío y del calor en nuestra piel manda un mensaje poderoso al hipotálamo que genera una estimulación simpática impresionante, pero también una respuesta compensadora enorme del parasimpático una vez hayamos superado la amenaza. **Es coherencia evolutiva del estrés en estado puro**, de ahí que podamos usar los estímulos térmicos para regular nuestro SNA.

Rituales de sanación

Desde tiempos inmemoriales, numerosas culturas ancestrales han usado, sin necesidad de estudios científicos que lo avalen, prácticas como la inmersión en agua fría, los baños en aguas termales, los baños de vapor o las saunas con fines rituales, terapéuticos y espirituales para mejorar tanto la salud como el bienestar. Hay registros de monjes tibetanos meditando sobre las nieves vírgenes del Himalaya o místicos adentrándose en los desiertos, ambos con el mismo fin: alcanzar la iluminación propia de un estado elevado de consciencia a través de rituales que hackean nuestro cerebro a través del frío o el calor.

¿Quieres más ejemplos? Mi amigo Jesús Costa, un médico uruguayo que ha pasado largas temporadas con los nativos shuar en la Amazonía ecuatoriana, me contaba que creen que a las personas occidentales que apenas duermen y siempre tienen muchas cosas en la cabeza se les calienta el cerebro y eso les impide acceder a un estado elevado de consciencia que las unifica con el universo. Por eso, cuando estas acudían a la región de Gualaquiza, en medio de la selva, para asistir a un ritual de sanación chamánica, los nativos las hacían ayunar y bañarse en una cascada sagrada de aguas muy frías para enfriar su cabeza como parte de su proceso curativo.

En el otro extremo tenemos el ejemplo del temazcal, un baño de vapor purificador usado por las culturas indigenas, en especial, las de Mesoamérica y Norteamérica, que se lleva a cabo en una pequeña choza hecha expresamente para tal fin.

Gracias a numerosos estudios en neurociencia, hoy sabemos que los sanadores ancestrales accedían a estos elevados estados de consciencia gracias, entre otros mecanismos, a una intensísima estimulación del nervio vago.

Efectos beneficiosos

Cuando nos exponemos voluntariamente a temperaturas extremas en periodos de corta duración, tanto por el frío (entre 7 y 18 °C) de un baño helado como por el calor (entre 45 y 100 °C) de una sauna o un baño de vapor, nuestro SNA reacciona a varios niveles con una potente respuesta termorreguladora cuyo fin es mantener la homeostasis. En otras palabras, hormesis pura y dura.

Sabemos que los extremos terminan por tocarse y dos estímulos *a priori* antagónicos, como los baños en agua fría y la sauna, comparten muchos de sus beneficios, fruto de la regulación que ambos consiguen del SNA (hipotálamo incluido). Entre ellos hay efectos analgésicos, antidepresivos, ansiolíticos, antiinflamatorios (tanto del cuerpo como del cerebro) y de reducción del cortisol, como consecuencia de la poderosa estimulación del nervio vago que se produce.

Durante una sesión de baño frío o de sauna se induce un aumento de la frecuencia cardiaca como consecuencia de la activación simpática, pero, durante el periodo posterior de vuelta a la normalidad de la temperatura corporal, la variabilidad de la frecuencia cardiaca aumenta de forma significativa. Esto indica el papel dominante de la actividad parasimpática y la disminución de la actividad simpática como consecuencia de la activación del nervio vago.

Cuando nos exponemos voluntariamente tanto al frío como al calor y aceptamos que no son enemigos con los que luchar, sino sensaciones por experimentar, fortalecemos la capacidad de nuestro jinete de tomar las riendas del elefante y nos convertimos en personas menos reactivas en nuestro día a día.

Nadar en aguas frías

Nadar y flotar en un lago, en el mar o en una piscina es una experiencia envolvente que estimula nuestro nervio vago. Aunque no lo creas, el apetito que te entra después de un baño, la tendencia a bostezar o el sentirte relajado son síntomas de esta estimulación del vago.

Sin duda, la mejor manera y más divertida de disfrutar de las bondades del agua fría es bañarte todo el año, y no solo en verano, en el mar o en un lago. Lo ideal es aprovechar la inercia del verano y seguir bañándonos durante el resto del año. La sensación que provoca el bañarte sin nadie y sin que la temperatura te limite para hacer algo que te gusta es muy liberadora. Por supuesto que la piscina es otra opción, aunque muchas piscinas climatizadas están cerca de los 30 °C, cuando lo ideal sería que no superaran los 24 °C. Pero algo es algo.

¿Qué dosis necesitamos para lograr estos beneficios?

Según los estudios, la dosis ideal de sauna es de 57 minutos a la semana, pero no es necesario que sea en una sola sesión y es incluso mejor dividirlos en dos o tres sesiones semanales de un tiempo mínimo de 20 minutos.

Para estimular el tono vagal mediante el agua fría necesitarás darte un baño centrado en la espalda y el cuello a una temperatura en la que el agua te haga sentir ese escalofrío característico de la activación simpática que te pide huir del estímulo desagradable, pero que seas capaz de tolerar. En otras palabras, que sea incómoda pero tolerable. Hazlo durante uno o dos minutos, aunque con tan solo diez o veinte segundos ya se producirá algo de activación del simpático. Progresa en tiempo y temperatura de forma gradual, según la tolerancia que vayas desarrollando. Si al principio solo aguantas diez segundos con agua tibia, ya es suficiente. Según los estudios, el tiempo de baño frío ideal es el de once minutos semanales.

¿Qué pasa si la idea de abrir la llave con agua fría no te parece nada atractiva? Tampoco necesitamos que te bañes directamente a esa temperatura. Puedes empezar con agua caliente tanto tiempo como quieras y terminar con agua fría. De hecho, esta forma de contraste es aún más efectiva para estimular el vago, ya que, cuando los extremos se tocan, surge la magia y aparece el estado *totonou*. ¿No te suena? Vayamos al próximo capítulo.

22

El estado *totonou*

En todas las culturas que usan la sauna, después del baño es habitual refrescarse sumergiéndose en la nieve o en el agua fría y hacer una pausa al aire libre antes de volver a entrar en la sauna. Después de este protocolo de contraste térmico, a las personas que lo practican les invade una breve pero intensa sensación de bienestar y felicidad, conocida en la cultura japonesa como estado *totonou*. Según los japoneses, el estado *totonou* activa las capacidades reguladoras innatas de la persona.

Durante el estado *totonou* se liberan en nuestro organismo moléculas como las betaendorfinas, responsables de la euforia y el bienestar, y la dopamina, responsable de la concentración y la motivación. Además, la actividad cerebral cambia, aumenta de manera significativa en la potencia theta (responsable de la actividad del nervio vago) y alfa (responsable de los estados meditativos) y disminuye las beta, propias de la actividad simpática.

Tanto los datos fisiológicos como los de la evaluación psicológica de numerosos estudios muestran que el estado *totonou* se caracteriza por una profunda relajación física y mental acompañada de una sensación de claridad mental, felicidad y emociones positivas. Este estado también conlleva una mayor capacidad de vuelta a la calma tras un evento estresante.

Según los investigadores, para alcanzar el estado *totonou*, el cuerpo necesita ser calentado y enfriado repetidamente al menos tres veces, con un descanso al aire libre después de cada ciclo de sauna y baño de agua fría. No obstante, como te digo siempre, no dejes que lo perfecto sea enemigo de lo bueno. Puedes adaptar el método *totonou* a tu estilo de vida, por ejemplo, disfrutando cada mañana de un baño de contraste.

Para ello, comienza con el agua tan caliente como toleres, sin que llegue a quemarte, durante unos treinta segundos (por aquello de que el agua es un bien muy preciado). Después, gira la llave hacia el agua fría tanto como seas capaz y, si puedes, al máximo, y deja que el agua fría corra por tu cabeza, tu cuello y tu espalda entre diez y veinte segundos. Repítelo tres veces, terminando siempre con agua fría. Por último, al salir de la regadera, permítete unos segundos para disfrutar prestando atención plena a la sensación de bienestar que inunda tu cuerpo. Date permiso a que se instaure en ti el estado *totonou* y verás cómo mejora tu estado de ánimo y cuentas con más concentración y energía con las que afrontar el resto del día.

22.1. Un alegato al hedonismo

Parece que en esta vida no podemos lograr nada que valga la pena sin sufrir. «Te ganarás el pan con el sudor de tu frente», se escucha a menudo. Por supuesto que hay que trabajar por aquello que queremos, pero la vida también es hedonismo. Los baños en aguas heladas y las saunas están muy bien, pero también lo está el permitirnos disfrutar de un baño caliente o bañarse en las aguas frías de la naturaleza.

Desde el disfrute podemos estimular el nervio vago.

Un baño caliente

Se ha demostrado que darse un baño calentito tienen multitud de beneficios para la salud, todos ellos mediados, en parte, por la estimulación del nervio vago que se consigue y que puedes aumentar si añades las sales de baño, conocidas como sales de Epsom (sulfato de magnesio). Entre esos beneficios se encuentran:

- Reducción de la inflamación.
- Relajación y mejora del sueño.
- Reducción de la tensión arterial y los niveles de glucosa.
- Alivio del dolor musculoesquelético.
- Reducción de los síntomas de la ansiedad y la depresión.
- Reducción de los niveles de cortisol.

Como ves, un baño de agua caliente, que no te queme pero que te resulte un poco agobiante, es una poderosa forma de medicina. Hazlo cubierto hasta el cuello, aguantando hasta que el agua se temple y ya no notes calor.

Quizás me creas lo del baño calientito pero, si eres de los que aún no he conseguido convencer de los beneficios del frío, en el próximo capítulo voy a reducírtelo a la mínima expresión con el reflejo mamífero.

23

El reflejo de inmersión

Las ama japonesas, las haenyeo coreanas o la tribu indonesia de los bajau son verdaderos especialistas en la pesca submarina en apnea. Capaces de estar sumergidos durante diez minutos sin más oxígeno que el almacenado en sus pulmones, estas personas precisan aprovechar al máximo cada molécula de oxígeno de su sangre. Pero estos *aquaman* no están solos en sus aventuras submarinas, sino que cuentan con la inestimable ayuda de su nervio vago.

Estos especialistas en buceo tradicional han aprovechado y desarrollado al máximo el conocido como «reflejo de inmersión», que les permite potenciar sus capacidades de apnea. Vamos a ver en qué consiste exactamente ese superpoder al alcance de todos.

23.1. ¿Qué es el reflejo de inmersión?

El reflejo de inmersión mamífero o simplemente reflejo de inmersión es un conjunto singular de adaptaciones evolutivas que permanecen presentes en todos los mamíferos desde los tiempos en que la vida se desarrollaba en los océanos. Se desencadena cuando aguantamos la respiración mientras nuestra cara entra en contacto o es sumergida en agua fría. Sí, es importante que el agua esté fría y no caliente, pues, de lo contrario, los receptores del nervio trigémino no se activarán de forma tan potente.

Cuando esto sucede, los receptores térmicos del trigémino (quinto par craneal) de la cara, en especial, en la región de los pómulos, los ojos y la frente, se activan, lo que conduce a la estimulación del nervio vago a través del reflejo trigémino vagal. En consecuencia, se produce una poderosa estimulación parasimpática que optimiza la función cardiorrespiratoria para permitirnos permanecer bajo el agua durante largos periodos de tiempo.

La activación parasimpática inducida por la respuesta al buceo baja de revoluciones el corazón, pero también nuestro cerebro. Para economizar al máximo el oxígeno, nuestro cuerpo va más lento y redirige el flujo de sangre de las extremidades hacia los órganos vitales, sobre todo, el cerebro (otro beneficio extra para nuestro timonel).

Esta respuesta física también tiene sus repercusiones psicológicas. Una vez que pasan los primeros segundos bajo el agua y se estimula el vago, alcanzamos una sensación de calma total, como si el tiempo estuviera detenido. Si prolongamos la apnea, llegará un momento en el que el oxígeno baje y el dióxido de carbono se eleve en nuestra sangre, por lo que el simpático tomará las riendas para impulsarnos a buscar oxígeno. Ese momento también es muy interesante porque nos da una oportunidad, siempre desde la prudencia y la sensatez, de domar el simpático cuando decidimos voluntariamente prolongar la apnea un poco más.

El mundo de la apnea y del buceo es apasionante, así que, si quieres investigar más al respecto, no puedo dejar de recomendarte el libro *A -122 metros* de Miguel Lozano.[24]

---

[24] Lozano, Miguel, *A -122 metros*, Alienta Editorial, Barcelona, 2023.

23.2. Cómo estimular tu reflejo mamífero

Estimular tu reflejo de inmersión es muy simple, solo necesitas tres cosas:

1. Una cara (de ser posible, la tuya).
2. Un recipiente.
3. Agua fría.

Si cuentas con estas herramientas, tienes todo para poder estimular tu nervio vago de la mejor manera posible con el siguiente protocolo:

- Entre 1 y 3 minutos de apnea metiendo la cara en el recipiente con agua fría.
- 10 respiraciones nasales, lentas y profundas entre apnea y apnea.
- Haz series de tolerancia máxima cómoda.

Con esta técnica, la estimulación del nervio vago que se produce es rapidísima. Según algunos investigadores, el inicio de la bradicardia ocurre, en promedio, 5.6 segundos después del inicio del estímulo de apnea en agua fría. Es tan potente que es capaz de reducir la sensación de estrés y los niveles de cortisol en un breve periodo de tiempo. Además, esta técnica tiene otro beneficio y es que es en sí una técnica de respiración muy interesante para estimular el vago, y justo de técnicas de respiración hablaremos en el siguiente capítulo.

En mi caso, mezclo el baño *totonou* con el reflejo de inmersión. Mientras me cae el agua caliente respiro a profundidad por la nariz y, cuando doy paso al agua fría, dejo que esta caiga libremente mientras contengo la respiración. Tú puedes hacer lo mismo, y también puedes usar lo aprendido cada vez que sientas que el estrés te está ganando la batalla. Si esto ocurre, lávate la cara con agua fresca durante unos segundos; te ayudará a relajarte rápidamente.

24

Todo lo que no sabías sobre respirar

Una persona adulta respira un promedio de quince veces por minuto, lo que implica unas veintiún mil respiraciones por día en las que movilizamos entre siete mil doscientos y ocho mil seiscientos litros de aire. Estas cifras casi llegan a duplicarse ante el estrés, el miedo o el ejercicio físico. ¡Se supone que debemos ser todos unos expertos en respirar! Pero, créeme, **hay mucho que podemos hacer al respecto**.

El objetivo de la respiración es llevar oxígeno (O_2) a nuestras células para que las mitocondrias puedan producir energía con él a partir de los alimentos que comemos, generando dióxido de carbono (CO_2) que expulsamos con cada exhalación. Como nuestro organismo necesita de un aporte constante de oxígeno, incluso al dormir, es lógico que pongamos este trabajo en manos del sistema nervioso autónomo. ¡Bastantes cosas tenemos ya en la cabeza como para estar pendientes de respirar!

Si bien tendemos a ver al dióxido de carbono como un gas de desecho metabólico, esto no es del todo cierto, ya que también es esencial para la adecuada oxigenación de nuestras células. El dióxido de carbono provoca que la hemoglobina, la molécula que transporta el oxígeno en la sangre, lo libere para que pueda acceder a los tejidos que lo necesitan.

La misión de la respiración es equilibrar la proporción de oxígeno y dióxido de carbono en nuestro cuerpo y nuestro cerebro.

Si respiramos por la boca en vez de por la nariz o lo hacemos demasiado rápido, retiramos demasiado CO_2 de la sangre. Como resultado, sufrimos la triste paradoja de que aumentamos el oxígeno en la sangre, pero este no se puede liberar de la hemoglobina, por lo que no puede llegar en las cantidades necesarias allí donde se necesita, en especial, al cerebro, el mayor consumidor de oxígeno de nuestro organismo. Una proporción inadecuada de oxígeno y dióxido de carbono en la sangre puede generar una ligera falta de oxígeno en el cerebro (hipoxia) que afecte a tus niveles de energía, a tus capacidades cognitivas y que dispare la respuesta de estrés. ¡Qué mayor amenaza que la falta de oxígeno! La solución es otra paradoja: respirar más lento para aumentar la oxigenación de tu cerebro.

24.1. La forma en que respiras es la forma en que vives

Nuestro SNA está continuamente modulando nuestra respiración para adaptarnos a las necesidades del medio en cada momento. Durante el estrés y el ejercicio, la respiración tiende a acelerarse. De las quince veces, en promedio, que respiramos por minuto cuando estamos tranquilos, con predominio del parasimpático, podemos pasar al doble de respiraciones cuando el simpático toma el mando.

Por el contrario, cuanto más estimulado está nuestro nervio vago, menor será la frecuencia respiratoria. Por ejemplo, cuando estamos dormidos, el mayor exponente del dominio parasimpático, la frecuencia cae hasta las diez respiraciones por minuto.

Como ves, la respiración es uno de los marcadores somáticos más evidentes de cómo está operando el sistema nervioso autónomo. La respiración, igual que el corazón, no engaña. Aunque lo más evidente es la cadencia respiratoria, la forma en la que respiramos es, también, fiel reflejo del estado emocional. En su intento por meter la mayor cantidad de oxígeno en el menor tiempo posible, el sistema simpático, además de elevar la frecuencia respiratoria, eleva la inhalación por encima de la exhalación y provoca que respiremos por la boca, tirando del pecho en vez del diafragma (el músculo respiratorio por excelencia).

Al contrario, el sistema parasimpático activa la respiración nasal, que utiliza el diafragma como motor de una respiración profunda. En este caso, respiramos desde la parte baja de las costillas, no desde el pecho, de forma lenta, constante y con predominio de la exhalación.

Tabla 24.1. Tipos de respiración y su impacto en el SNA

SISTEMA NERVIOSO AUTÓNOMO	ACCIÓN	TIPO DE RESPIRACIÓN QUE LO ACTIVA			
Simpático	Lucha o huida	Bucal	Rápida	Superficial	Predominio inspiratorio
Parasimpático	Descansa y repara	Nasal	Lenta	Profunda	Predominio exhalatorio

Fuente: Elaboración propia.

Pongamos dos ejemplos antagónicos para ver la disparidad entre los dos patrones respiratorios:

- Imagina a una persona que huye despavorida de un apocalipsis zombi. Como ejemplo del total dominio simpático, respirará por la boca, con una respiración

muy rápida, entrecortada y superficial, utilizando la musculatura del cuello y del pecho.
- Por otro lado, imagina a un bebé durmiendo, como paradigma del dominio parasimpático. Respirará por la nariz, con su boquita cerrada, de una forma plácida y profunda, con la parte baja del tórax, inflando y desinflando su pancita con cada respiración.

Círculo vicioso o virtuoso

Recuerda que los marcadores somáticos son susurros del cuerpo que le dicen al cerebro cómo comportarse. No solo nuestro estado emocional hará que respiremos de una forma u otra, sino que también ocurre a la inversa: la forma en que respiramos activará tanto el sistema simpático como el parasimpático.

Un patrón respiratorio dominado por la hiperventilación basada en una respiración bucal superficial (torácica), corta y rápida con predominio de la inhalación es uno de los síntomas más característicos del estrés, pero también se trata de una de sus causas. Esta respiración manda un mensaje de peligro y urgencia al cerebro que disparará la activación automática del sistema nervioso simpático.

En cambio, un predominio de respiración nasal diafragmática profunda y calmada estimula el nervio vago, lo que activa el sistema nervioso parasimpático o, lo que es lo mismo, favorece un estado de relajación en nuestro día a día.

Respiración nasal lenta → Estimula el nervio vago → Reduce la frecuencia cardiaca → El corazón se comunica con el cerebro → El cerebro interpreta que el cuerpo está tranquilo y a salvo → El cerebro activa el parasimpático

24.2. Pasajero o conductor de tu vida

Aquí es donde ocurre la magia. La respiración es algo único: podemos ser su pasajero o su conductor. Podemos dejarla en manos del sistema nervioso autónomo o controlar su ritmo sin problemas. Podemos respirar más rápido o más lento, por la nariz o por la boca, más superficial o más profundo (con el pecho o con el diafragma) e incluso dejar de respirar a nuestro antojo. Si, voluntariamente, respiramos por la nariz de forma lenta y profunda, estaremos estimulando nuestro nervio vago y reduciremos la excitación autónoma y mental.

- Respiración automática = Tronco del encéfalo
- Respiración consciente = Corteza frontal

Controla tu respiración y podrás controlar tu vida

La respiración es el control remoto del sistema nervioso y nos permite tener acceso directo a él. Al controlar nuestra respiración, al hacerla voluntaria y consciente, conseguimos que el sistema nervioso autónomo deje de ser autónomo. Tomamos las riendas y dejamos de ser presos de nuestras emociones, salimos de bucles mentales tóxicos, volvemos al aquí y al ahora y nos conectamos con el momento presente. Nos convertimos en arquitectos de nuestra vida.

La respiración voluntaria representa un puente único y poderoso entre la mente subconsciente y consciente.

Bajar el ritmo de la respiración baja el ritmo del cerebro. Es tan fácil que lo realmente difícil es acordarse de respirar de manera profunda, lenta y consciente cuando el simpático nos domina y la amígdala nos secuestra. Cuando algo o alguien nos altera, parar y respirar separa el estímulo estresante de nuestra reacción y da espacio a la corteza prefrontal (nuestro jinete) para responder, en vez de dejarlo en manos de una reacción instintiva del cerebro subconsciente (nuestro elefante emocional).

Cuando se respira de forma lenta, profunda y constante a través de la nariz, se utiliza el diafragma como motor respiratorio, lo que produce un descenso acusado del diafragma, por lo que la activación del nervio vago en esa zona es mucho más potente.

Tu respiración marca el ritmo de tu vida. Puedes tener una vida acelerada, entrecortada y superficial o una vida consciente, plena y profunda.

Tu cerebro sabe cómo respiras

Numerosas pruebas de resonancia magnética funcional han demostrado que la forma en la que respiramos influye directamente en nuestra actividad cerebral. Tu cerebro monitoriza tu respiración detalladamente en cada momento y, en función de cómo respiras, orquesta una u otra respuesta, incluidas las de atención, memoria, emociones y estrés.

La actividad de ciertas regiones del cerebro involucradas con la atención, la emoción, la memoria y el aprendizaje, como la corteza prefrontal, la amígdala, el hipocampo, la ínsula o la corteza cingulada anterior, es distinta según el tipo de respiración.

Una de las consecuencias más interesantes de esta relación respiración-cerebro es que cuando respiramos por la nariz tenemos más capacidad de memoria. Todos hemos experimentado alguna vez lo poderosos que son los aromas para evocar viejas sensaciones y recuerdos, incluso tras años sin haber estado en contacto con un olor. El sentido del olfato tiene el privilegio especial de tener relación directa con los circuitos cerebrales de la memoria, ya que el hipocampo está muy conectado con el bulbo olfatorio. Al respirar por la nariz, activamos dicho bulbo, lo que potencia el hipocampo, cosa que no ocurre cuando respiramos por la boca.

Tabla 24.2. Tipos de respiración y su impacto en distintas áreas cerebrales

TIPO DE RESPIRACIÓN	CORTEZA PREFRONTAL	HIPOCAMPO	ÍNSULA	CORTEZA CINGULADA ANTERIOR	AMÍGDALA
Nasal	Activa	Activa	Mejora su función	Mejora su función	Calma
Oral	Disminuye	Disminuye	Altera su función	Altera su función	Activa

Fuente: Elaboración propia.

Algo muy interesante al respecto es que, según diversos estudios, el entrenamiento olfatorio con aceites esenciales es más eficaz para la memoria que hacer sudokus. Entre los aceites esenciales más eficaces para mejorar la memoria destacan los de romero, lavanda, cítricos o menta, todos ellos estimuladores del nervio vago. En mi caso, siempre que escribo (como ahora mismo) o preparo alguno de mis cursos o conferencias, tengo al lado un difusor de aceites esenciales para potenciar y calmar mi mente.

Además, cuando estamos aprendiendo, las neuronas del hipocampo vibran en gamma, la frecuencia más alta, por lo que necesitan un ritmo más lento que las estabilice. Eso es justo lo que hace la respiración nasal lenta al generar ritmos theta, muy lentos.

Las exhalaciones prolongadas también son muy interesantes para mejorar nuestra memoria, ya que, al exhalar, el nervio vago libera acetilcolina en el cerebro, donde es importante para la memoria y la cognición. Hay que tener en cuenta que el nervio vago solo libera acetilcolina durante la exhalación; por eso, muchas prácticas yóguicas de respiración lenta enfatizan la exhalación. Varios estudios ponen de manifiesto que la práctica del pranayama mejora el ánimo y reduce la ansiedad, ya que incrementa las conexiones en la ínsula y en la corteza cingulada anterior que son claves para darnos cuenta de nuestro propio estado mental y para la regulación emocional. Además, mejoran la neuroplasticidad de la corteza prefrontal cerebral.

25
Optimiza tu respiración

La mayoría de las personas respiran un promedio de quince veces por minuto, pero esto no significa que sea lo necesario. No podemos caer en el error de confundir lo común con lo normal. Lo ideal sería que respiráramos un poco menos, aproximadamente, unas **doce respiraciones por minuto**.

Como acabas de leer, la respiración excesiva, propia de la vida moderna, provoca un intercambio demasiado rápido de gases en el que se expulsa demasiado CO_2 y, paradójicamente, se disminuye el suministro de oxígeno al cerebro y otros tejidos. Para el cerebro, no recibir el oxígeno adecuado es una gran alarma, por lo que dispara el simpático provocando así dificultad para concentrarse, agitación, nerviosismo y ansiedad. Lo que ocurre es que, cuando domina el simpático, respiramos por la boca y de un modo superficial, lo que empeora aún más la oxigenación y genera un círculo vicioso terrible. Para escapar de ese círculo, debemos observar dos partes de nuestra anatomía que se convertirán en nuestras salvadoras: la nariz y el diafragma.

25.1. La nariz

La nariz es el órgano que ha evolucionado para respirar. Su estructura, sus membranas mucosas y su vello nasal favorecen la filtración, el calentamiento y la humidificación del aire inhalado para que llegue a los pulmones a la temperatura ideal y para que la oxigenación del organismo sea adecuada.

La respiración nasal estimula la producción de óxido nítrico en los senos paranasales, una sustancia que se difunde a los bronquios y los pulmones para producir efectos broncodilatadores y vasodilatadores, que mejoran nuestra salud cardiovascular. Otra ventaja de la respiración nasal es que, al ser los orificios de la nariz más pequeños que la boca, entra menos aire en cada inhalación, lo que evita la hiperventilación crónica por respirar por la boca. Las exhalaciones nasales extienden su duración sin que te des cuenta, lo que, como ya sabes, estimula el vago.

La respiración nasal, al ser más lenta que la oral, ofrece el tiempo necesario para que se produzca un intercambio adecuado de gases y que cada uno cumpla su función. Así, el dióxido de carbono estimulará la liberación del oxígeno de los glóbulos rojos para poder, de este modo, oxigenar los tejidos.

25.2. El diafragma

Otro de los beneficios de la respiración lenta y por la nariz es que activa de forma automática el diafragma, el músculo de la respiración por excelencia, que está íntimamente conectado con el nervio vago. Al contrario que con la respiración por la nariz, cuando respiramos por la boca no lo reclutamos para la causa.

El diafragma posee doble inervación, tanto somática (voluntaria) como autónoma. De la inervación autónoma se encargan el vago a través del sistema parasimpático y las fibras simpáticas del nervio frénico. De la inervación somática se encargan las fibras motoras del nervio frénico. Cuando decides respirar voluntariamente de forma lenta, estimulas tu nervio vago.

El diafragma tiene forma de paraguas, con una cúpula horizontal que separa el tórax del abdomen. Cuando tomamos aire, el diafragma se contrae y, por su anatomía particular, desciende, lo que aumenta el volumen torácico. Por su parte, en la exhalación, el diafragma se relaja y vuelve a ascender mientras soltamos el aire. La inhalación siempre es un movimiento activo, mientras que la exhalación es, en general, un movimiento pasivo.

Figura 25.1. Movimiento del diafragma y los pulmones al inhalar y exhalar

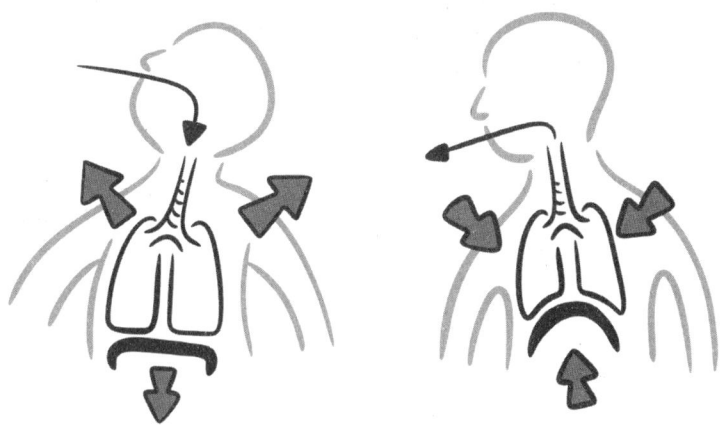

Fuente: © Miss Calorie.

Con cada respiración, el diafragma, subiendo y bajando, ejerce un bombeo constante sobre nuestros órganos, como un masaje que favorece su funcionamiento, especialmente importante en casos de estreñimiento crónico y mala digestión. Este movimiento de bombeo diafragmático también actúa sobre la circulación sanguínea y linfática, y estimula el vago.

25.3. Aprende a respirar

Para optimizar nuestra respiración, debemos respirar por la nariz, usando el diafragma, en ciclos completos y profundos que utilicen toda nuestra capacidad respiratoria. No debemos crear movimiento en el pecho ni elevar los hombros, como tampoco tenemos que inflar y desinflar el abdomen con cada respiración. No se trata de eso, sino de llevar el aire a la parte inferior de las costillas. Tienes que notar que se abren y se cierran como un acordeón. Durante el día, presta atención con frecuencia a cómo estás respirando y, si caes en una mala práctica, corrígela rápido.

Si quieres mejorar tu respiración, practica a diario la **respiración consciente**. Cada vez que te acuerdes o tengas un ratito libre (cuando esperes en la fila del súper, cuando escuches música...), presta atención a tu respiración diafragmática:

1. **Cierra la boca e inhala por la nariz.** Puedes poner las manos en las costillas para sentir cómo tus pulmones se expanden con la entrada de aire.
2. **Retén el aire.** Cuando termines de inhalar, haz una breve pausa.
3. **Exhala por la nariz o la boca,** lentamente, sintiendo la calidez del aire que sale de tu cuerpo.

Además de mejorar la respiración, este proceso también ayuda a conectar con el momento presente y con nosotros mismos. Concentrarse en la respiración, con la mente atenta solo al ejercicio que estamos realizando, es una suerte de meditación. Según los estudios, dedicar unos minutos a respirar por la nariz de forma consciente activa la neuroplasticidad cerebral de áreas involucradas en la memoria, las emociones, la atención y el bienestar.

- La respiración nasal mejora la memoria.
- La respiración calmada mejora la atención.
- La respiración calmada con exhalación prolongada calma nuestras emociones y es capaz de reducir la presión arterial y la frecuencia cardiaca.

Figura 25.2. Practica la respiración consciente siempre que puedas

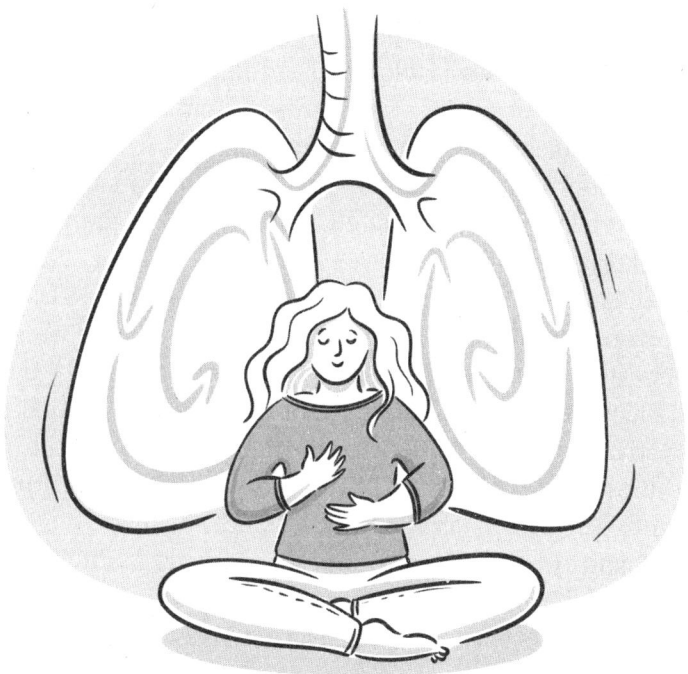

Fuente: © Miss Calorie.

Respirar bien también es no respirar mal

Como te decía al principio, no por mucho repetir algo nos convertimos en expertos en ello. Si fuera así, todos los que llevamos años conduciendo seríamos pilotos de carreras. Con respecto a la respiración, lo cierto es que el estrés de la vida moderna que mantiene activado al simpático y la mala postura imperante, fruto de las horas que pasamos sentados en el sofá y frente a la computadora, nos alejan mucho de ser unos expertos en buena respiración.

Todos esos ratos sentados dedicados a la computadora, al celular o la tablet encorvan nuestra espalda, bloquean nuestro diafragma y adelantan nuestra cabeza abriéndonos la boca y cerrando las vías respiratorias de la nariz. **Como resultado, respiramos por la boca, de manera superficial (respiración torácica) y demasiado rápido (hiperventilando).**

Este tipo de respiración retroalimenta el bucle del estrés. Además, nos lleva a usar otros músculos para respirar como la musculatura del hombro y el cuello (trapecios, esternocleidomastoideos, elevadores de las escápulas, escalenos...) y del pecho (intercostales y pectorales) en detrimento del diafragma.

El uso continuado de los músculos accesorios de la respiración, que solo se deberían llamar a filas cuando necesitamos un plus respiratorio como, por ejemplo ante el ejercicio físico intenso, hacen que se sobrecarguen. El simpático se activa y genera disfunción, ese dolor cervical tan común en nuestra sociedad y, algo muy importante, un atrapamiento del vago en la zona lateral del cuello.

Respirar por la boca, además de reclutar los músculos cervicales, implica adelantar la cabeza, a través de la flexión de la columna cervical baja y de la extensión de la columna cervical alta, para facilitar la entrada de aire por la boca. Esto provoca cambios en la postura de los hombros y la región torácica que hacen que el nervio vago también se atrape en esta zona. Lo mismo sucede en la musculatura de la mandíbula, al obligarla a mantener la boca abierta, lo que hace que las ramas faciales del vago también capten la tensión. Así se genera un círculo vicioso de tensión muscular cuello-mandíbula con mala respiración bucal, y viceversa.

Figura 25.3. El círculo vicioso de la respiración bucal

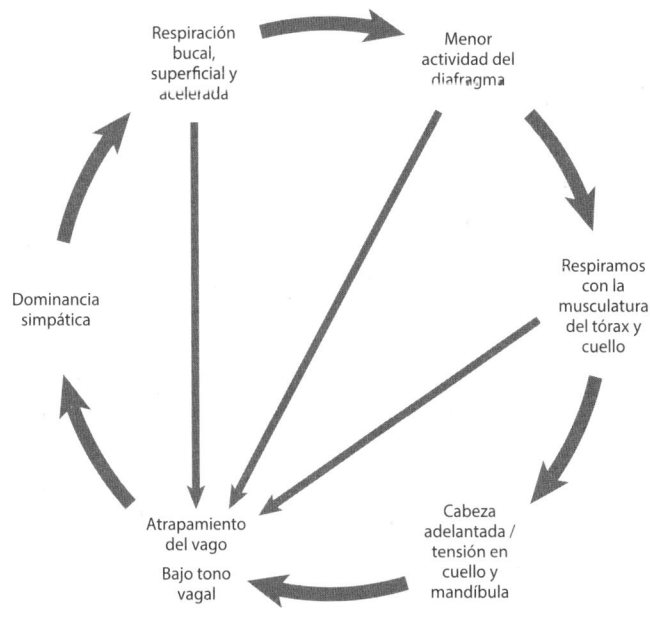

Fuente: © Salomart.

El «quiero y no puedo» de respirar bien

Muchas veces ocurre que nos proponemos respirar bien, pero la restricción de movilidad y la tensión muscular que sufrimos es tan grande que sentimos que el cuerpo que habitamos se convierte más en una cárcel que en un hogar.

Queremos expandirnos con cada respiración, pero hay una coraza de tensión que nos oprime. De ahí que dedicar unos breves momentos a relajar el cuerpo con técnicas somáticas como los automasajes de la musculatura implicada en la respiración y con estiramientos pueden ayudarnos a respirar con libertad. Lo veremos más a fondo en la siguiente parte del libro, pero, ya que te he hablado aquí del diafragma, me gustaría explicarte el masaje del que es el principal músculo de la respiración.

Masaje del diafragma

Esta técnica es ideal si padeces de estreñimiento, dolor de espalda baja, pasas muchas horas sentado, sufres de problemas respiratorios como el asma o simplemente quieres mejorar tu función respiratoria.

Para realizar el masaje del diafragma, lo mejor es que te acuestes boca arriba con las piernas flexionadas y los pies bien apoyados en el suelo, de forma que la zona abdominal esté relajada y te sea más fácil acceder al diafragma.

El siguiente paso es colocar las yemas de los dedos en el reborde costal, justo debajo del esternón. Toma aire profundamente e intenta que tus costillas se abran hacia los lados y hacia arriba. En el momento en que empieces a soltar el aire, mete los dedos un poquito bajo el mismo borde de las costillas para relajar el diafragma. Esto no debe dolerte, aunque sí puedes notar una pequeña molestia.

Puedes realizar solo una ligera presión hasta que notes cómo se va relajando o recorrer todo el reborde hasta llegar a los laterales. El tiempo del masaje depende de cómo reaccione tu musculatura. Lo ideal sería esperar a que notes cómo va bajando el tono.

25.4. Hackea tu SNA con la respiración

La respiración es una alquimista de las emociones: puede transportarnos a estados de activación o de calma según nuestras necesidades en cada momento. Ya los antiguos yoguis, hace más de cinco mil años, usaban la respiración como medicina con las técnicas de respiración yóguicas que conducen a la concentración y al control del *prana*, la energía vital.

Al controlar nuestra respiración, al hacerla consciente, conseguimos que el SNA deje de ser autónomo, tomamos las riendas y dejamos de ser presos de nuestras emociones. La respiración es la parte más fácil e instrumental del SNA que podemos controlar. Respirar deliberadamente de una manera particular durante una serie de minutos cambia nuestra fisiología e incluso nos permite acceder a estados alterados de consciencia, de los que hablaremos más adelante.

Para hackear nuestro SNA recurriremos tanto al yin, basado en inhalaciones nasales, profundas y calmadas con exhalaciones prolongada, como al yang encarnado en la hiperventilación con retención caracterizada por un énfasis en inhalaciones de mayor duración y mayor intensidad que las exhalaciones.

Las técnicas de respiración lenta se basan en reducir la frecuencia respiratoria por debajo de diez respiraciones por minuto. Según los estudios, los efectos más poderosos los conseguimos cuando bajamos a seis respiraciones por minuto. Para maximizar los beneficios de la respiración lenta, debemos:

- Respirar por la nariz de una forma lenta y profunda, usando la expansión del diafragma de forma tridimensional como motor respiratorio. Recuerda poner

- las manos en las costillas para notar cómo se abren al respirar.
- Respirar suave y con tranquilidad, reduciendo nuestra frecuencia respiratoria a cuatro o seis respiraciones por minuto.
- Aumentar el tiempo de exhalación para que doble el de la inhalación. Esto no es imprescindible, pero ayuda.
- Hacer una pequeña pausa de apnea entre la inhalación y la exhalación.
- Practicar diariamente un mínimo de cinco a diez minutos para notar efectos beneficiosos.

Numerosos estudios indican que estas técnicas sencillas de **respiración** son muy efectivas para mejorar la VFC, ya que, al enfatizar la exhalación, aprovechan la arritmia sinusal respiratoria. ¿Recuerdas que la inhalación está controlada por el simpático, mientras la exhalación lo está por el parasimpático? De ahí que prolongar la exhalación estimule el vago, induciendo una respuesta relajante generalizada. Sabemos que controlar la mente con la mente es muy difícil, sobre todo, cuando estamos en estados elevados de activación; por eso, usar la respiración para ello se vuelve casi obligatorio cuando nos sentimos agitados y preocupados.

Beneficios de las técnicas de respiración lenta

Como ya dijimos, la respiración nasal, profunda y calmada, con la exhalación prolongada, estimula el nervio vago, lo que activa el sistema nervioso parasimpático que favorece la relajación y reduce la excitación autónoma y mental. Todo ello aporta grandes beneficios para la salud, entre los que destacan:

- Favorecer un estado de reposo reparador, una respuesta general de descanso y relajación contra la ansiedad y el estrés del cuerpo, que desencadena una respuesta de relajación muscular en todo el organismo.
- Mejorar nuestro estado de ánimo y ayudarnos a conciliar el sueño.
- Disminuir la frecuencia cardiaca y la presión arterial, a la vez que aumenta la variabilidad de la frecuencia cardiaca (VFC).
- Cambiar la química del organismo al reducir la acidez metabólica y mejorar la oxigenación de nuestras células, lo que aumenta la tolerancia al dolor y reduce la inflamación.
- Mejorar la circulación sanguínea y linfática.
- Mejorar la función digestiva.

Si padeces de malas digestiones, haz diez respiraciones nasales lentas antes de comer y después come de forma consciente, practicando el *mindful eating* y masticando al menos treinta veces cada bocado antes de tragarlo. Con ello estarás usando una medicina tan potente como cualquier probiótico que exista. Además, las técnicas de respiración lenta ayudan a regular la función del hipotálamo, lo que incrementa la sensación de saciedad.

Algunos tipos de respiración lenta

Hay diferentes técnicas de respiración lenta que te ofrecen patrones que seguir para llevar a tu organismo a esa sensación de calma propia del parasimpático. Algunas de estas técnicas son:

- La respiración 4-7-8.
- El suspiro fisiológico.
- El sonido «vooo».

La respiración 4-7-8

Si a la respiración diafragmática consciente le das unos tiempos específicos de cuatro segundos de inhalación, siete segundos de retención y ocho segundos de exhalación, estarás aplicando los criterios ideales, según la neurociencia, para estimular el vago a través de la fórmula 4-7-8.

Para maximizar los efectos relajantes de la respiración lenta, puedes poner unas gotas de aceite esencial de salvia o lavanda en el labio superior a la hora de practicarla.

El suspiro fisiológico

El suspiro fisiológico es, quizás, la estrategia más rápida y la más fundamentada en fisiología y neurociencia para estimular el nervio vago y poder calmarnos ante un evento estresante. Si bien fue descubierto en los años treinta, hoy la conocemos gracias al trabajo de los neurobiólogos Jack Feldman, de la UCLA, y Mark Krasnow, de Stanford. Su objetivo es relajar el sistema nervioso en un momento de estrés.

Es posible que hablarte de neurocientíficos te lleve a pensar que esta técnica salió de un laboratorio; nada más lejos de la realidad. El suspiro fisiológico es algo que hacemos los humanos y los animales cada vez que estamos a punto de quedarnos dormidos para generar una relajación profunda que nos introduzca en el trance del sueño. Si tienes mascota, te habrás dado cuenta de ello. Tengo que confesarte que escuchar a mis perros suspirar por la noche, cuando estamos en el salón leyendo o viendo una peli, es de las cosas que más me relaja y me hace sentir en un hogar.

El suspiro fisiológico consiste en una secuencia específica de respiración en la que se hace una doble inhalación profunda por la nariz, seguida de una exhalación larga por la boca. La segunda inhalación es muy importante, ya que permite llenar de oxígeno los alveolos pulmonares, que tiende a colapsar ante el estrés. Ese oxígeno resulta esencial en un momento de estrés, ya que el dióxido de carbono se acumula en nuestro torrente sanguíneo y esa es una de las razones por las que también nos sentimos agitados. La exhalación prolongada también es fundamental, puesto que estimula de forma poderosa el vago, activando el sistema nervioso parasimpático, que ralentiza el ritmo cardiaco y tiene un efecto relajante sobre el cuerpo.

El suspiro fisiológico paso a paso

1. **Inhalación profunda.** Inhala aire profundamente por la nariz al máximo de tu capacidad pulmonar.
2. **Segunda inhalación.** Cuando sientas que no puedes más, sin soltar el aire, inhala una segunda vez, también por la nariz, para expandir aún más tus pulmones y llenarte por completo. Esta inhalación será más corta que la primera; como dice mi amigo Rubén Sosa de @medita_por_elmundo, «sería como tomar un poquito de aire».
3. **Exhala hasta vaciarte.** Suelta el aire por completo de forma prolongada y relajada por la boca.

Repetir el suspiro fisiológico de una a tres veces te transporta a un estado más tranquilo, algo muy útil cada vez que sientas que te pones nervioso en el trabajo, en el tráfico, durante una discusión... No obstante, **para obtener el efecto completo, Feldman recomienda hacer esto durante cinco minutos, ya que los estudios muestran que esto reduce el estrés general, promueve la relajación, mejora el sueño, reduce la frecuencia cardiaca en reposo y mejora el estado de ánimo.**

Para maximizar los beneficios de esta técnica, practícala de forma **consciente**: presta atención a las sensaciones de tu cuerpo durante la respiración y siente la relajación y la calma que te envuelven.

El sonido «vooo»

Al alargar la pronunciación del sonido de una vocal durante la exhalación, la respiración se vuelve más profunda y la exhalación más prolongada. Además, en el cuello y el tórax se genera una vibración que estimula poderosamente el nervio vago.

De entre todos, parece que el uso del sonido «vooo» es el que más ayuda a generar las sensaciones interoceptivas más positivas. Te animo a que, en cada exhalación, pronuncies la palabra «voooo» con voz profunda y grave, que transmita la vibración hasta las entrañas como si fueras la sirena de un barco en la niebla. Al principio te sentirás un poco raro, pero te prometo que al poco tiempo entrarás en un estado casi meditativo profundamente relajante.

25.5. Tonifica tus técnicas de respiración

El sonido «vooo» se sirve de la vibración para maximizar la estimulación del vago, pero no es la única técnica que combina con la respiración. Veamos otras estrategias que usan la vibración en sus distintas modalidades y te permitirán llevar tus ejercicios de respiración a otro nivel.

Choque de talones

Una forma de potenciar el efecto vago estimulador de la respiración es el choque de talones. Se trata de una técnica muy sencilla en la que nos ponemos de puntillas mientras inhalamos y dejamos caer los talones al suelo mientras exhalamos. Al hacerlo, sentiremos cómo la onda de vibración del choque recorre todo nuestro cuerpo.

Encogimiento de hombros

Este ejercicio es excelente para liberar la tensión acumulada en cuello y hombros, estimular el nervio vago y regular el sistema nervioso autónomo. Se basa en el mecanismo de contracción-relajación, muy utilizado en la fisioterapia, según el cual es mucho más fácil relajar un músculo si este se contrae antes.

Combinar el ejercicio con una respiración poderosa permite estimular de una forma más potente el vago, soltar más tensión y mover la energía a lo grande. Para completar el ejercicio, debes seguir estas indicaciones:

1. Siéntate cómodo con la columna recta.
2. Inhala y lleva los hombros hacia las orejas.
3. Exhala y déjalos caer vigorosamente, manteniendo los brazos relajados.
4. Sincroniza el movimiento con tu respiración: inhala mientras levantas los hombros hacia las orejas y exhala al bajarlos.

5. Puedes ir intercalando inhalaciones más profundas en las que dejes los hombros encogidos más tiempo para potenciar el efecto de la técnica.

En tan solo un minuto notarás que se aligera la tensión de tus hombros y de tu cabeza. Si después del ejercicio dedicas unos segundos a masajearte los hombros con cariño, como si fueran una esponja a la que estrujas el agua, y les das unas palmaditas con la palma de la mano o el puño, como si te estuvieras diciendo a ti mismo «lo estás haciendo muy bien», estarás relajando aún más la zona y estimulando con mayor intensidad tu nervio vago.

Percusión del esternón y las clavículas

Podemos aprovechar la respiración para hacer una técnica de golpeteo o *tapping* en clavículas y esternón que amplifique los efectos de la respiración. Te hablaré de ella a profundidad en la sexta parte del libro.

25.6. Técnicas de hiperventilación cíclica con retención

Todas las formas y técnicas de respiración que acabas de ver se basan en estimular directamente el nervio vago para inducir un estado de calma en el organismo. Sin embargo, también podemos abordar la respiración desde otro punto de vista: el de inducir una tormenta fisiológica para que después llegue la calma neurológica o, lo que es lo mismo, usar técnicas de hiperventilación cíclica que generen estados de hipoxia intermitente.

El término *hipoxia intermitente*, al igual que su primo, el famoso «ayuno intermitente», trata de privar al cuerpo de algo esencial durante un tiempo corto para generar una serie de adaptaciones beneficiosas. Consiste en generar episodios de hipoxia cortos aguantando la respiración, combinados con intervalos en los que respiramos de forma vigorosa. A esta técnica también se le conoce como «hiperventilación cíclica con retención», ya que consta de una serie de inhalaciones y exhalaciones profundas y rítmicas, en las que tomamos aire con más intensidad y más duración del que lo soltamos: inhalamos con intensidad y dejamos ir el aire para exhalar.

Veamos ahora esta técnica de respiración paso a paso.

1. Ponte cómodo, sentado o acostado, como prefieras. Dado que al principio es fácil que puedas marearte, te recomiendo que comiences a experimentar con la técnica acostado.
2. Haz 30-40 respiraciones profundas. Inhala profundamente por la nariz y exhala soltando el aire por la boca, sin forzar. Es normal experimentar mareos y hormigueo en los dedos y los pies; estos efectos secundarios son completamente inofensivos.
3. Haz una apnea después de la última exhalación. Para ello, inhala una última vez, tan profundamente como puedas. Luego deja salir el aire y deja de respirar. Aguanta la respiración el máximo tiempo, hasta que sientas la necesidad de respirar de nuevo.
4. Para recuperarte, toma aliento. Cuando sientas la necesidad de respirar, es porque tu simpático dispara la alarma de que falta oxígeno y sobra CO_2. En este momento, invita a tu sistema nervioso a calmarse y a que posponga sus ansias de respirar unos instantes más. Una vez que vuelvas a sentir la necesidad de tomar aire, hazlo a profundidad y llena por completo los pulmones. Siente cómo se expanden al máximo y, entonces,

vuelve a contener la respiración, esta vez solo durante diez o quince segundos. Una vez cumplidos, suelta el aire.

Los cuatro pasos que acabas de leer completan un ciclo. Este proceso puede repetirse de uno a cuatro ciclos, aunque al inicio es suficiente con tres. Después de completar el ejercicio de respiración, tómate tu tiempo para disfrutar del estado de calma y bienestar que se genera.

Respiración tummo

Hay técnicas de hiperventilación cíclica con retención que tienen nombre propio porque definen un tiempo concreto de inhalación, retención o exhalación, pero no dejan de ser variaciones del mismo tipo de respiración. Es el caso de Wim Hof, que asocia su método de respiración a la terapia del frío o a la respiración tummo.

El tummo, conocido también como «fuego interior», es considerado una de las prácticas espirituales más sagradas de los monjes budistas tibetanos. Tan antigua como relevante, consiste en un patrón específico de respiración combinado con la visualización de una llama que sube por la columna. Su objetivo es alcanzar niveles profundos de meditación y bienestar mental, y sus efectos fisiológicos son tan potentes que tienen la capacidad de elevar la temperatura corporal.

Para realizar la técnica tummo debes seguir estos pasos:

1. Siéntate en una postura cómoda con los ojos cerrados y las manos sobre el estómago.
2. Visualiza un fuego en el interior del estómago, cerca del ombligo, cuyo calor aumenta con cada respira-

ción. Esta visualización debe continuar durante toda la meditación.
3. Haz cuatro respiraciones profundas, divididas en dos partes:
   - Inhala profundamente por la nariz, inclinándote con suavidad hacia atrás y expandiendo el pecho al máximo. Imagina que el oxígeno de la respiración alimenta el fuego interior, haciéndolo más grande y caliente.
   - Exhala con fuerza por la boca mientras frunces los labios, como si soplaras a través de un popote. Encórvate hacia delante e imagina que la llama extiende su calor por todo el cuerpo.
4. Haz una quinta respiración en la que, al final de la inhalación, tragues saliva suavemente. Ahora haz una apnea durante el mayor tiempo posible, contrayendo los músculos del abdomen como si te protegieras de un golpe en el estómago. Luego exhala relajando los músculos.
5. Repite este ciclo entre una y cinco veces.

Beneficios de las técnicas de hipoxia intermitente

Con las superrespiraciones de estas técnicas, lo que hacemos es saturar la sangre de oxígeno. La última exhalación del ciclo la hacemos más prolongada para finalizar con un tiempo de retención, en el que aguantamos la respiración un buen rato. Durante este periodo de hipoxia, damos un momento de calma al organismo y le ofrecemos un estímulo para que ese oxígeno que inunda nuestras arterias penetre en las células, generando un plus de oxigenación cerebral, que conduce a un estado de calma y bienestar y a una mejor concentración y claridad mental.

Hacer ejercicios de hipoxia intermitente nos activa de manera instantánea y consigue:

- Elevar la dopamina y la noradrenalina y, con ellas, la motivación, la activación y la concentración.
- Mejorar la oxigenación cerebral.
- Ampliar la capacidad analgésica al reprogramar la ínsula y la corteza cingulada anterior.
- Mejorar el rendimiento deportivo.
- Dar más enfoque y claridad mental.
- Proporcionar más energía y aportar efectos antidepresivos.

Si bien la hiperventilación cíclica aumenta el estrés a corto plazo, al activar de forma voluntaria la respuesta de huida o lucha, la práctica cotidiana tiene un potente efecto hormético sobre nuestro carácter. Al aumentar la tolerancia a la incomodidad que supone aguantar la respiración y domar un sistema simpático disparado por la falta de oxígeno, incrementamos la tolerancia al resto de las incomodidades de la vida diaria. **Entrenándonos a mantener la calma mientras nos sentimos agitados nos conduce a un umbral de tolerancia del estrés más alto.** Recuerda, somos hijos de la adversidad: los desafíos fortalecen nuestro carácter. ¡Y qué mayor desafío que privarnos de manera voluntaria del nutriente más importante!

Estas técnicas de respiración rápida y enérgica también son relevantes para combatir el estado de congelación que nos lleva a estados de fatiga, respuesta de cierre, melancolía y/o depresión.

Además de los beneficios instantáneos, podrás sentir otros posteriores derivados de la activación del parasimpático. Dependerán de cada persona y de la actividad que haga después, por ejemplo, deporte o descansar, pero pueden incluir:

- Recuperación más rápida del esfuerzo físico.
- Liberación de acetilcolina, que aumenta el tono vagal y provoca una reducción de estrés y un aumento del *flow*.
- Mejora del sueño.

Algunas reglas de uso

Algunas cosas que conviene tener en cuenta para las técnicas de hipoxia intermitente son:

- El momento ideal para practicarlas es por la mañana temprano, en ayunas. En el resto de ciclos que incluyas a lo largo del día, procura tener el estómago vacío.
- Sobre todo, al inicio, debe practicarse sentado o acostado, ya que puedes marearte.
- No son recomendables para personas con problemas de hipertensión, cardiacos y epilépticos no controlados, así como tampoco para mujeres embarazadas.
- Debes tener cuidado al practicar esta técnica si eres propenso a sufrir ataques de pánico o estás atravesando una racha con mucha ansiedad.
- **Nunca, jamás, realices esta técnica como preparación a la apnea ni conduciendo.** Como ya dijimos, existe la posibilidad de un desmayo que te provocaría un apagón bajo el agua o al volante con fatídicas consecuencias.

Sexta parte

EL ENFOQUE SOMÁTICO

26

Conociendo las técnicas somáticas

La terapia somática es un enfoque poderoso que reconoce el profundo impacto que tiene el estrés en el cuerpo. Se centra en las sensaciones y las experiencias físicas del cuerpo para reconectarse con ellas, liberar la tensión almacenada y regular el sistema nervioso autónomo. Por ello, **también es conocido como un enfoque terapéutico de abajo hacia arriba o ascendente.**

La terapia somática se enfoca en sentir el cuerpo más que en pensar. Con ella, exploramos nuestras emociones y experiencias a través del movimiento y la consciencia corporal, además de con actividades sensoriales basadas en el tacto, el gusto, el oído y el olfato. El objetivo es, desde el cuerpo, inundar nuestro cerebro emocional con sensaciones y estímulos que lo regulen. **Es lo que llamamos «estimulación del nervio vago».**

Para comprender su potencial has de saber que, además de los impulsos nerviosos, dentro de cada nervio existe un flujo llamado «axoplásmico». El axoplasma es un líquido viscoso que fluye dentro de los nervios para distribuir nutrientes y retirar desechos. Cuando el flujo axoplásmico se reduce o interrumpe, el funcionamiento del nervio se convierte en patológico por la falta de nutrientes y la acumulación de desechos tóxicos. Si esto ocurre en el nervio ciático, por una hernia discal o una contractura, sufriremos un proceso muy doloroso conocido como ciática. Si, en cambio, esto sucede en el nervio vago, se reducirá su tono vagal y perderá la capacidad de cumplir con sus funciones de forma óptima.

En este sentido, podemos echar mano de técnicas que mejoran el flujo axoplásmico del nervio vago como los estiramientos, la vibración, la percusión, la presión mantenida de un masaje o la estimulación eléctrica.

26.1. La vía directa para estimular el nervio vago

Estimulación eléctrica del nervio vago

Existen modernos dispositivos médicos que se usan para la estimulación eléctrica del nervio vago, tanto con implantes bajo la piel que descargan directamente sobre el nervio o mediante electrodos colocados sobre la oreja o el cuello. En ambos casos se utilizan impulsos eléctricos que activan la función del nervio vago para generar la respuesta parasimpática.

Esta estimulación artificial no es invasiva, porque no necesita ningún tipo de cirugía, pero no es la única que existe. Podemos estimular el nervio vago de una forma más holística usando técnicas naturales.

Estimulación natural del nervio vago

Entonces, ¿qué estimula de forma natural el nervio vago? En este punto se nos abren dos nuevos horizontes, dos estrategias *a priori* contrarias para romper con el estado de dominancia simpática y aumentar el tono vagal:

- **Vía indirecta.** La hormesis, que consiste en generar coherencia evolutiva en nuestra respuesta al estrés y de la que ya hablamos de manera extensa en el capítulo 21.
- **Vía directa.** La estimulación directa de la función del vago mediante técnicas somáticas específicas.

Vía directa

Para estimular el nervio vago de forma directa a través de técnicas somáticas, aprovecharemos el flujo axoplásmico. Con este enfoque, tratamos de estimular la función del nervio vago desde el cuerpo usando técnicas como el yoga o la respiración y terapias orientadas al cuerpo como la experiencia somática, la danza, el canto, los masajes, las terapias manuales, la música, etcétera.

Cuando caminas sintiendo el aire que te rodea, tocas las hojas de los árboles, saboreas la comida, paseas deteniéndote a disfrutar de los detalles o te esfuerzas por responder con sonrisas y amabilidad a quien te encuentras, estás aplicando terapias somáticas en estado puro. **Todos esos pilares fundamentales para nuestra salud que vimos en la segunda parte del libro y que incluyen el *savouring*, la conexión con la naturaleza o la vida *flâneur* parten de este enfoque somático.** En realidad, podríamos considerar técnica somática cualquier acción hecha desde el cuerpo con consciencia plena y con la mentalidad de que lo que estamos haciendo es bueno para nosotros.

Cuando nuestro nervio vago se estimula, puede que suspires, tragues, bosteces, empieces a salivar, se te escape alguna lágrima, exhales profundamente o te entre una profunda sensación de relajación y de haber liberado tensión. Todo ello son señales de tu cuerpo que te muestran que tu sistema nervioso se está relajando.

26.2. Dos enfoques son mejor que uno

Al abordar el estrés crónico, es importante combinar los enfoques de arriba hacia abajo y de abajo hacia arriba. La visión ascendente o somática proporciona un enfoque sensorial para liberar el estrés del cuerpo, mientras que la visión descendente ayuda a las personas a dar sentido a sus experiencias y replantear sus perspectivas.

- **Enfoque ascendente.** Se centra en las sensaciones de los sentimientos y lo podemos resumir en «para salir de tu mente, entra en tu cuerpo». Desde las sensaciones regulamos las emociones y los pensamientos. Así como la vía directa de la activación del nervio vago es rápida, las estrategias de hormesis tardan más en llevar el cuerpo al parasimpático, pero son muy potentes.
- **Enfoque descendente.** Se centra en los pensamientos de los sentimientos, algo así como «la mente sobre la materia». Desde los pensamientos modificamos la fisiología de nuestro cuerpo.

Este enfoque dual reconoce la interconexión de la mente y el cuerpo al abordar los aspectos cognitivos y fisiológicos del estrés. A través de una combinación de psicoterapia e intervenciones somáticas, las personas pueden trabajar ambos enfoques y recuperar la función de su nervio vago. Normalmente, se recomienda la hormesis por la mañana y la estimulación del vago por la tarde-noche o cuando sintamos que el estrés nos domina.

26.3. Movimiento somático

Uno de los máximos exponentes de las terapias somáticas es el doctor Peter A. Levine, doctor en Física de la Medicina y Biología por la Universidad de California y doctor en Psicología por la International University de Los Ángeles. Considerado un líder en el ámbito del estudio y el tratamiento del trauma, el doctor Levine es el autor del popular libro *Curar el trauma*.[25] Durante más de cuarenta y cinco años se ha centrado en estudios multidisciplinarios de fisiología del estrés, psicología, etología, biología, neurociencia y prácticas curativas indígenas con el fin de desarrollar una terapia centrada en resolver los síntomas del estrés crónico y del estrés postraumático llamada experiencia somática (*Somatic Experience*).

Si nos paramos a mirar, es fácil encontrar referentes del enfoque somático a nuestro alrededor. Todos los métodos tradicionales de movimiento meditativo, como la danza, el yoga, el taichí y el qigong son grandes exponentes de técnicas somáticas, igual que otros sistemas de movimientos terapéuticos menos conocidos, desarrollados en Occidente, como la técnica Alexander, el método Feldenkrais o la antigimnasia. Eso sí, recuerda que, si eliminamos la consciencia de la ecuación, el movimiento deja de ser somático. Incluso el yoga, en palabras del gran maestro Ramiro Calle:

> Sin el componente de concentración y control de la respiración, estamos hablando de una mera clase de estiramientos. El error es creer que el yoga son solo *asanas* que se pueden hacer sobre el cofre de un coche, en un trapecio, en un jacuzzi o sobre hielo. Si se trata de posturas, el mejor yogui que conozco es mi gato, sin duda. [...] El yoga es desapego y no culto al

---

[25] Levine, Peter A., *Curar el trauma*, Diana, Barcelona, 2022.

cuerpo. El yoga es superación del ego y no narcisismo; es una técnica para calmar y esclarecer la mente, y no competencia.

Un movimiento se convierte en somático cuando involucramos en su ejecución cuerpo, corazón y mente.

Durante esta parte del libro vamos a hablar de técnicas somáticas específicas que podrás usar en momentos puntuales, como masajes o estiramientos, pero, antes de entrar en faena, hay dos modalidades específicas de técnicas de las que me gustaría hablarte: la PNM y las *clubbells*.

También llamada «PNM» por sus siglas, es una metodología de entrenamiento cuyo principal exponente y cocreador es el español Pedro Vivar. La PNM fusiona principios de neurociencia y biomecánica y se basa en el control motor a través de la consciencia corporal, la propiocepción y la psicomotricidad fina, mediante patrones y secuencias de movimiento que entienden el cuerpo como un todo orquestado, en lugar de partes independientes sin conexión unas con otras. La clave de la PNM está en interiorizar la coherencia en el movimiento, con lo que se logra una gran conexión entre nuestro cuerpo y el cerebro-sistema nervioso.[26]

Por su parte, la maza india o pesa persa, también conocida como *clubbell*, es una herramienta ancestral que regresa a nuestras vidas de la mano de referentes como Víctor Téllez, cofundador de T-Center (Madrid). Con las *clubbells* trabajamos al unísono fuerza, movilidad y resistencia mental. Al combinar movimientos balísticos en las tres dimensiones del espacio, generas un coreografiado balanceo que se convierte en una suerte de entrenamiento meditativo

---

[26] Si te interesa, te recomiendo la lectura de *PNM: Programación neuromotriz* de Pedro Vivar y Josué Tarí, Lunwerg, Barcelona, 2023.

donde tu atención plena debe estar puesta en el movimiento que estás ejecutando. Usar las *clubbells* es entrar en un tiempo en el que todo se para salvo tu cuerpo y tu maza, ya que, de lo contrario, puedes llevarte un buen coscorrón con ella. Ya sabes, «meditando o con el mazo dando».

En definitiva, lo que pretendemos con las técnicas somáticas es alinear al jinete con su elefante. La consciencia depende de la corteza prefrontal y la acción del cuerpo involucra al elefante. Cuando ambos se alinean en torno a un sentimiento positivo, cargan nuestra ínsula y nuestra corteza prefrontal de sensaciones positivas que nos llevan a un estado de calma y paz que se manifiesta en la estimulación de nuestro nervio vago.

Las técnicas que vamos a ver en esta parte son muy potentes a la hora de estimular el vago. Cuando masajeamos (presionamos), hacemos vibrar o estiramos el nervio vago, aumentamos su flujo axoplásmico y, por lo tanto, mejoramos su función, estimulando así la liberación de acetilcolina. Estas herramientas pueden ser también grandes aliadas a la hora de relajar la tensión y los dolores musculares que las malas posturas, el sedentarismo y el estrés graban en nuestro cuerpo.

Gracias a que el nervio vago cumple tantas funciones y se conecta con tantas partes del cuerpo, es posible estimularlo mecánicamente a través de ellas, incluso con los actos más insospechados. ¿Por qué cuando tenemos sueño nos frotamos los ojos o bostezamos? ¿Por qué mecemos a los pequeños para que se duerman? ¡Es porque así estimulamos el nervio vago!

27
La sabiduría salvaje

Una de las investigaciones que permitió a Levine desarrollar el enfoque somático fue la observación de cómo los animales manejan el estrés. Ellos, a diferencia de nosotros, desarrollan la secuencia completa de respuesta al peligro. ¿Qué significa esto? Que perciben el peligro y reaccionan luchando o huyendo (activación del simpático y un descenso del parasimpático) y luego se recuperan (activación del nervio vago), a menudo con la ayuda de movimientos físicos que liberan energía, como temblar, sacudirse, estirarse, bostezar o suspirar. En otras palabras, hacen ajustes somáticos una vez superado el estresor. Los humanos, por otro lado, no siempre completamos este ciclo, lo que nos puede llevar a quedarnos atascados en el evento estresante.

Para recuperar el equilibrio del SNA, no basta con que el simpático baje: tiene que haber una acción que haga que el parasimpático suba y genere la respuesta reguladora o, lo que es lo mismo, el vago tiene que estimularse para restaurar la homeostasis. Un ejemplo de ello sería llorar, un potente estímulo para nuestro nervio vago asociado a la liberación de la tensión cuando el estresor ha pasado. El problema aparece cuando reprimimos el ciclo natural de nuestras emociones, bloqueando la restauración del equilibrio.

27.1. Llora y ríe para sacar el estrés de tu cuerpo

Uno de los conceptos más interesantes introducidos por el doctor Levine es el de «descarga». Cuando el simpático se activa, prepara el cuerpo para un movimiento muy intenso, activando una energía biológica que se utiliza para potenciar una intensa actividad muscular. En términos químicos, esto implica una liberación de sustancias neuroendocrinas como la adrenalina y el cortisol y la activación del sistema nervioso. Una vez superada la amenaza, gracias a la intensa actividad muscular, el estado de activación da paso a un sentimiento de euforia seguido de relajación, fruto de la entrada en escena del parasimpático gracias al nervio vago.

Sin embargo, el estrés mental crónico moderno hace que el SNA se atasque en un estado de exceso de activación. La actividad muscular no ocurre, por lo que se siguen liberando moléculas de estrés que hacen que el vago no pueda activarse.

Levine puso de manifiesto que la actividad muscular intensa es el desencadenante del apagado simpático y del encendido parasimpático. En su laboratorio pudo comprobar que las ratas a las que se les permitió pelear entre sí después de una experiencia que les provocó estrés se recuperaron mucho antes que aquellas que se mantuvieron separadas y, por lo tanto, incapaces de pelear. Como ves, el sistema nervioso tiene formas de liberar el exceso de activación.

Nuestro organismo es capaz de generar una descarga de toda la energía de estrés acumulada, pero tenemos que darle la ocasión de hacerlo.

La principal acción de descarga es el movimiento intenso, así que, si sientes que el estrés nubla tu mente y tensa tu cuerpo, lo mejor que puedes hacer es regalarte un minuto de actividad física intensa. Saltar, correr en el sitio, subir escaleras rápidamente, unas sentadillas, tal vez unas flexiones... Cualquier cosa que acelere tu corazón desacelerará tu mente.

Dicho esto, existen otras formas de descargar el estrés. La sabiduría innata grabada en nuestros genes es capaz de desencadenar movimientos espontáneos del cuerpo (incluyendo sacudidas suaves y cambios posturales sutiles), a menudo acompañados de sentimientos de miedo, tristeza o alivio, para liberarnos del estrés.

El poder de las lágrimas

Sin duda alguna, una de las acciones más liberadoras que existen es llorar. El investigador Graèanin define el llanto como una actividad biológica espontánea que puede conducir a la restauración del equilibrio del SNA, aunque yo prefiero la descripción de la doctora Elisabeth Kübler-Ross, que cuenta en su maravilloso libro *Sobre el duelo y el dolor* que «las lágrimas son unas de las muchas maneras que tenemos de aliviar nuestra pena, uno de los múltiples y prodigiosos mecanismos de curación». Para Kübler-Ross, «por desgracia, con demasiada frecuencia, intentamos detener este alivio necesario y primario de nuestros sentimientos».[27] Por eso, nos recomienda:

> Llora cuando lo necesites. Lo peor que puedes hacer es impedirte a ti mismo desahogarte. Las lágrimas no lloradas se en-

---

[27] Kübler-Ross, Elisabeth, *Sobre el duelo y el dolor*, Luciérnaga, Barcelona, 2023.

cargan de hacer más profundo el pozo de la tristeza. Si necesitas llorar durante media hora, no te detengas al cabo de veinte minutos. Llora todo lo que debas. Ya parará solo. Si lloras hasta la última lágrima, te sentirás aliviado. Las lágrimas te dan la capacidad de tomar el dolor de dentro y sacarlo.[28]

Las lágrimas son una parte de lo que somos y de lo que sentimos. Son un símbolo de vida, como lo es la risa. De hecho, a menudo nos sorprendemos cuando, en medio de las lágrimas, estallamos en carcajadas, como pasa a veces en los funerales. Todos los extremos tienden a tocarse e, igual que reímos entre el llanto, también podemos llorar de risa.

Ríete del mundo

La risa resetea tu sistema nervioso para hacerte feliz. Estimula la liberación de endorfinas que mejoran el estado de ánimo y disminuyen los niveles sanguíneos de adrenalina y cortisol. Además, la risa estimula mecánicamente el nervio vago, ya que el «jajaja» hace vibrar la laringe y, con ella, el vago. Además, cuando reímos, se activa el diafragma, por lo que la estimulación es doble. Por eso, la risoterapia promueve la risa incluso forzada. Y, como seguramente ya sabes, la risa es contagiosa, así que todo se trata de empezar.

Tal y como dice mi querida Silvia Abril, en su libro *Pérdidas de risa*, «es ideal irnos a la cama reídos», y es que «el humor es el antídoto contras las "puñeteras" e inevitables crisis que aparecerán a lo largo de nuestra vida».[29] Andreu Buenafuente, la pareja de Silvia Abril, filósofo disfrazado de cómico, suele decir que «reír es la única salida».

---

[28] Ibídem.
[29] Abril, Silvia, *Pérdidas de risa*, HarperCollins, Madrid, 2023.

¿Te has parado a pensar por qué nos hacen tanta gracia los videos donde la gente se golpea por accidente? Cuando nos reímos de algo, le quitamos dureza al asunto. La risa hace que nuestra amígdala incorpore menos negatividad en el síntoma y este aflora a la consciencia de la ínsula de un modo más amigable. Fíjate en cómo los niños pequeños, tras una caída, esperan para ver la cara de sus padres y cómo ellos afrontan su caída para decidir si llorar o no.

Según los estudios, no solo reírnos es sanador. Escuchar la risa de otras personas también mejora el proceso de recuperación del sistema nervioso autónomo después de una tarea de carga de estrés. De todos es sabido que la risa rebaja la tensión del ambiente.

Como ves, tu sistema nervioso necesita descargar toda la energía emocional contenida durante el evento estresante. El cuerpo, en su sabiduría innata, sabe hacerlo llorando, riendo, moviéndose de forma eufórica, tal vez gritando o haciendo todo lo anterior a la vez. El problema llega cuando la corteza prefrontal, llena de ideas, convencionalismos sociales, prejuicios y creencias, bloquea esta respuesta y, con ello, la restauración del tono vagal.

> **Quizás el mejor consejo que pueda darte es que te permitas sentir: ríete cuanto quieras, llora cuando lo necesites y deja que la vida te sacuda.**

27.2. Usa tus movimientos innatos

Sacudirse

Otro de los movimientos innatos liberadores es el sacudirnos. Levine señala que los animales se sacuden y tiemblan para ayudar a liberar la tensión muscular y el estrés, así como a quemar el exceso de adrenalina y estimular el nervio vago. Piensa en cómo un perro se estira y tiembla después de levantarse o cuando tiene miedo.

Los animales se sacuden para ayudar a regular su SNA.

Qué curiosa sincronía que, mientras escribo estas líneas un sábado por la mañana de finales de mayo, un mes en el que las fiestas locales empiezan a florecer como los hongos en otoño, la vida me da el ejemplo perfecto. Acaba de escucharse un cohete, algo que ya debería estar prohibido, ya que para el increíble oído de un perro supone una agresión a todas luces. Yo tengo la suerte de vivir con mi mojito: Ginger, Menta y Limón, tres seres llenos de sabiduría ancestral, amor incondicional y pura emoción, que viven en un ahora infinito, y sé de lo que hablo cuando digo que el ruido de los cohetes constituye una enorme agresión para ellos. Tras el sonido, se pusieron a ladrar sin parar, corriendo de acá para allá sin saber muy bien qué hacer, queriendo que los tome en brazos y que no los toque, todo a la vez.

¿Qué hicieron para soltar el estrés? Se sacudieron como si no hubiera un mañana, se estiraron y bostezaron, tres estrategias estimuladoras del vago. Y no han necesitado que ningún neurocientífico les hable de ellas. Después vinieron los tres para que acariciemos sus cuerpecitos compungidos por el estruendo. El contacto cálido y cercano (acariciar, un abrazo o un masaje) libera oxitocina en el cuerpo, una hormona relajante y estimuladora del vago. Otra muestra más de que ellos saben lo que necesitan sin que nadie tenga que venir a decírselo, porque escuchan su sabio interior.

Emulando a estos sabios de cuatro patas, una de las técnicas más poderosas que Levine usa en su metodología «experiencia somática» es el sacudirnos y vibrar para ayudarnos a liberar tensión. Sacudirte es una liberación para el cuerpo y una liberación de la mente. Sacude tu cuerpo y tus pensamientos como si fueras un flan: suelta caderas y rodillas, hombros y brazos, como si fueras un muñeco de trapo en manos de un niño pequeño. Concéntrate en partes específicas del cuerpo y no busques nada en particular, salvo soltar. Repite en cada pierna, en las caderas y luego en todo el cuerpo. Agita y mueve cualquier parte que desees: los brazos, las manos, los dedos, la cabeza y, por qué no, el trasero.

Sacúdete todas las mananas y todas las noches entre treinta segundos y dos minutos o hazlo en cualquier momento que sientas el estrés en tu mente y tu cuerpo. Te aseguro que después te sentirás mucho más suelto y relajado.

Balancéate

Desde el bebé que se duerme mecido en unos brazos amorosos mientras le cantan una nana al niño pequeño que disfruta en un columpio, desde desconectar con el suave balanceo de una mecedora o una hamaca hasta abandonarnos a merced de las suaves olas del mar o el mismo acto de bailar, está claro que el balanceo es otro de esos movimientos que tenemos grabados en nuestro ADN, que nos calma y nos proporciona una profunda sensación de bienestar detrás de la que se encuentra la estimulación del nervio vago.

El balanceo es una de las técnicas somáticas más poderosas. Te animo a que uses una mecedora mientras lees o termines tu sesión de ejercicio o tu día con un abrazo a ti mismo (con consciencia) y te balancees con los ojos cerrados mientras estás de pie, con suavidad y al son de una música relajante.

Por supuesto que también puedes balancearte hacia delante y hacia atrás mientras estás sentado y, es más, puedes combinarlo con rodar en el suelo para convertirlo en un poderoso ejercicio somático que además te ayudará a activar la musculatura abdominal y a relajar tu espalda.

Para rodar, siéntate en el suelo en una colchoneta y dobla las rodillas hacia el pecho sujetándolas con tus manos. Redondea tu espalda y activa la musculatura abdominal. Ahora déjate caer suavemente hacia atrás de forma que tu espalda ruede por el suelo. **El objetivo es mantener la espalda redondeada y las rodillas cerca del pecho y activar los abdominales.** Después de rodar, puedes tomar un ligero impulso para regresar a la posición sentada, con la columna aún redondeada. Si lo necesitas, puedes ayudarte un poco con tus manos.

Figura 27.1. Rodar sobre la espalda estimulará tu nervio vago

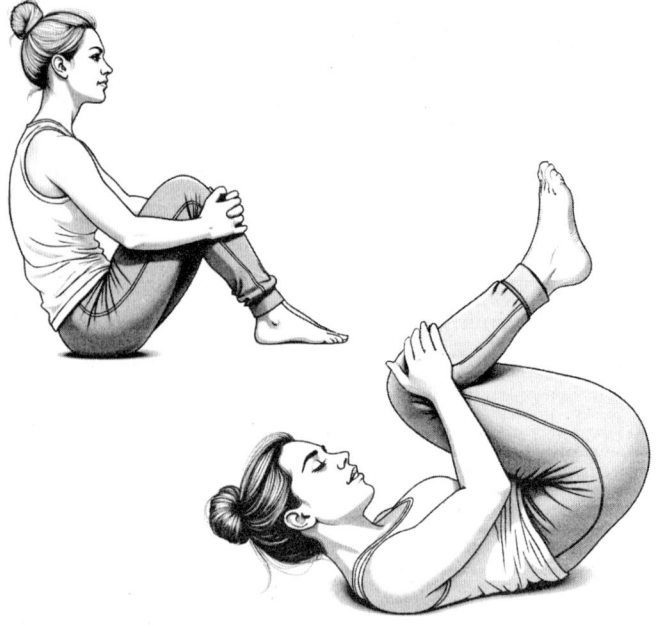

Fuente: © Salomart.

La pandiculación

Uno de los hallazgos más revolucionarios de la somática fue el descubrir los efectos de la pandiculación en el organismo. Es posible que te estés preguntando qué es eso de la pandiculación, ¿verdad? Se trata de otra muestra más de cómo el saber ancestral grabado en nuestros genes es silenciado por absurdos convencionalismos sociales.

La pandiculación no es otra cosa que el acto de estirarse y bostezar, en especial, al despertar, para desperezarnos. Este acto resetea el SNA a nivel muscular para adaptar su tono a las necesidades de cada momento. Si te fijas, los perros se estiran arqueando sus lomos tanto cuando se levantan para desperezarse como antes de irse a la cama y, por supuesto, antes de salir de paseo. De hecho, una las *asanas* más famosas y practicadas en yoga, la a*dho mukha svanasana*, significa literalmente «la postura del perro boca abajo», y se basa en emular la respuesta de pandiculación de los animales.

Todos sabemos pandicular de forma innata. Seguimos el mismo patrón instintivo, realizado en conjunto con el bostezo, de apretar primero los músculos de todo el cuerpo de forma lenta, para después levantar los brazos y estirarnos creciendo todo lo posible, sintiendo que nuestro cuerpo se alarga. Finalmente, relajamos el cuerpo y recibimos la sensación de comodidad y bienestar que nos aporta.

Este patrón de movimiento innato envía una cascada de impulsos nerviosos al cerebro que restaura y restablece el tono muscular, reduciendo con rapidez la tensión muscular gracias a la estimulación del nervio vago.

La pandiculación es nuestra respuesta innata a las sensaciones de falta de movimiento y a la tensión que se acumula en nuestros músculos, que a menudo van de la mano. A todos nos gusta estirarnos y bostezar tras haber pasado un tiempo sentados. Ahora que ya sabes que es una forma de soltar la tensión de tus músculos y estimular tu nervio vago, espero que, en vez de evitarlos, fomentes estos movimientos cada vez que te sientas estresado o tenso. Que no te importe lo que los demás digan: ¡vivan los bichos raros!

28

El sistema fascial

La fascia es una estructura de tejido fibroso conectivo rico en colágeno de apariencia membranosa que se extiende por todo el cuerpo como una red tridimensional que envuelve todas las estructuras corporales conectándolas entre sí. Cada órgano (sí, también el cerebro), nervio, vaso sanguíneo, músculo o hueso está envuelto por su fascia, que además forma las cápsulas articulares, los tendones y los ligamentos. Esta estructura genera un sistema único que conecta y sostiene todo nuestro cuerpo.

La fascia funciona como un sistema de unificación estructural y funcional del cuerpo al que le brinda soporte y protección. Entre sus principales funciones se encuentran la de mantener la postura, proteger los tejidos de posibles impactos o lesiones e informar al sistema nervioso central de la posición, el movimiento, el dolor y el estado general del cuerpo o, lo que es lo mismo, de la propiocepción, la interocepción y la cinestesis. Como ya vimos anteriormente, la propiocepción constituye la información que se recoge desde la postura corporal y la tensión muscular, la interocepción es la información que dan los órganos y la cinestesis recoge toda la información que se obtiene de los movimientos de nuestro cuerpo.

El sistema fascial está continuamente remodelándose en respuesta a los estímulos que recibe del medio. La vida moderna, con su falta de movimiento, su sedentarismo, sus posturas tan repetitivas y el estrés asociado, altera la tensión del sistema fascial. Si nos movemos poco y en rangos muy reducidos, además de vivir con la continua amenaza simpática activada, generamos tensiones y restricciones en forma de tiranteces en nuestro sistema fascial. Estas distorsionan nuestra propiocepción y alteran el movimiento, con lo que nuestro sistema fascial se tensa.

En cambio, si rompemos el tiempo sentados, nos movemos en abundancia y con fluidez, estiramos nuestro cuerpo con frecuencia y no dejamos que el estrés domine nuestra vida, no tendremos la sensación de vivir en un traje que nos queda pequeño debido a un sistema fascial sobretensionado.

28.1. EL PAPEL CLAVE DE LA FASCIA EN LAS TÉCNICAS SOMÁTICAS

Dado que el sistema fascial lo envuelve todo y, según algunas estimaciones, cuenta con más terminaciones nerviosas que la piel, la fascia se comporta como uno de los órganos sensitivos más ricos de nuestro cuerpo. Localizadas tanto en los tejidos conectivos viscerales como en los musculoesqueléticos, las terminaciones sensitivas de la fascia aportan información del funcionamiento de nuestros órganos y de la posición y la actividad de nuestro cuerpo al cerebro. Por eso, la fascia juega un papel clave en las técnicas somáticas, que bien podríamos llamar «técnicas fasciales».

Hagamos un pequeño repaso de lo que aprendiste en capítulos anteriores. Como ya sabes, la vía neuronal ascendente de las terminaciones nerviosas interoceptivas se proyecta hacia la corteza insular. En esta área cortical, las sensaciones somáticas internas se asocian con preferencias emocionales y actitudes afectivas y así generan los marcadores somáticos. Si las sensaciones somáticas que llegan a la ínsula son positivas y calmantes, esta ordena la estimulación del nervio vago en consecuencia. En cambio, si las sensaciones somáticas que llegan no son tan agradables, como en el caso del sedentarismo, la tensión muscular excesiva, el mantenimiento de posturas muy repetitivas o el dolor, tendrán un impacto negativo en nuestras emociones y se reflejarán en forma de marcadores somáticos propios del estrés.

La relación entre la fascia y el SNA no funciona en una sola dirección. La fascia no solo se encarga de mandar información al cerebro, sino que también recibe información de este y actúa en consecuencia. A través de su estructura, recibe terminaciones nerviosas eferentes tanto simpáticas como parasimpáticas (vagales). La composición de la fascia no solo lleva colágeno; también posee fibras elásticas y fibras contráctiles de musculatura lisa, que responden al SNA y que pueden retraerse o relajarse según las órdenes que reciban, sean simpáticas o parasimpáticas.

28.2. Fascia, postura y emociones

Como ya dijimos, la fascia interviene en nuestra postura corporal y también reacciona a nuestras emociones, ya sean negativas o positivas, empoderadoras o debilitadoras, por lo que, en función de nuestro estado de ánimo y nuestra personalidad, adoptaremos una postura u otra. Si lo piensas, no tiene nada que ver la postura de una persona tímida con la de una extrovertida, como tampoco será la misma si recibimos una noticia genial o una nefasta.

Las experiencias que vivimos y nuestra propia personalidad se graban en el cuerpo generando una actitud corporal que es, en buena medida, un fiel reflejo de nuestra actitud ante la vida, como muestra el trabajo de investigación de neurocientíficos como António Damásio o la psicóloga de la Universidad de Harvard Amy Cuddy, autora del libro *Presencia* y protagonista de una de las charlas TED más vistas de la historia.[30]

Posturas de poder frente a posturas de derrota

Según la doctora Cuddy, «las posturas de poder, aquellas en las que muestras una actitud de seguridad y confianza en ti mismo, le mandan un potente mensaje de seguridad al cerebro e incluso modifican la manera en la que nos sentimos». Tienes que ser consciente de como tus sentimientos y tu cuerpo están interconectados. Una postura erguida, sacando pecho ante la vida, con los brazos y las piernas separadas y en ligera rotación externa te hará sentir fuerte y orgulloso. Por el contrario, una postura de derrota, en la que el cuerpo está colapsado, con espalda encorvada, cabeza agachada, hombros rotados hacia delante y las rodillas mirando hacia dentro, conduce a tu cerebro hacia una bioquímica de pesimismo y debilidad. Este tipo de postura nos hace cerrarnos y hacernos más pequeños, como si quisiéramos pasar desapercibidos y no molestar o como si estuviéramos a la defensiva por si sucede un ataque externo. Es la postura que observamos en personas que han sufrido un trauma, ya sea físico o emocional.

Según algunos estudios muy interesantes, el número de palabras negativas que recordamos es mayor cuando esta-

---

[30] Cuddy, Amy, *Presencia*, Urano, Barcelona, 2021.

mos en una postura encorvada. Nuestro cerebro interpreta que una postura encogida tiene connotaciones negativas y favorece un sesgo negativo: «De todo lo que me presentan, me quedo con lo malo». Por el contrario, recordamos más palabras positivas cuando estamos erguidos.

Figura 28.1. Diferencias entre posturas poderosas y posturas sumisas

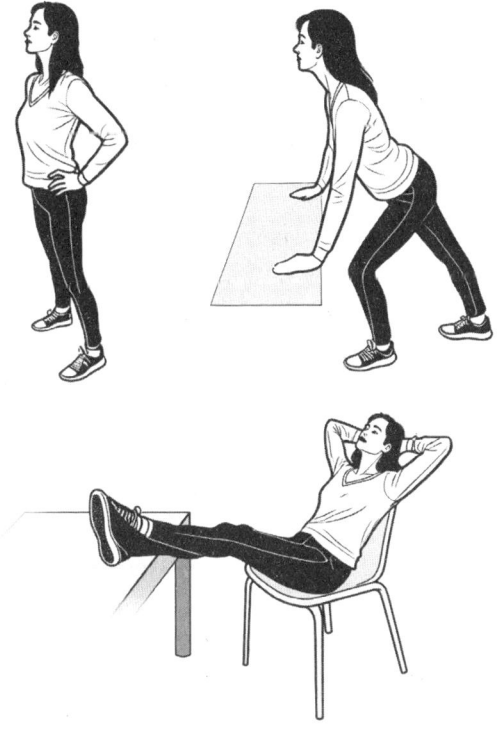

Fuente: © Salomart.

Una postura encorvada se asocia con peor memoria y percepción, menos emociones positivas, menor autoestima y peor nivel de felicidad. En cambio, una postura poderosa empodera tu carácter como consecuencia de la actividad de tu cerebro en ese sentido.

Nuestra postura **tiene un impacto inmediato en el SNA y el tono vagal**. Una postura de poder eleva la variabilidad de la frecuencia cardiaca, reflejo de la estimulación del vago, mientras que una postura de derrota disminuye la variabilidad de frecuencia cardiaca, sinónimo de activación del simpático. Varios estudios han puesto de manifiesto que la liberación de cortisol de nuestro organismo es mayor ante posturas sumisas que ante posturas de poder.

Se ha descubierto que las posturas poderosas no solo impactan de forma positiva en nuestro estado de ánimo, sino que también lo hacen en la capacidad de la ínsula para enfocarse en las señales interoceptivas positivas y reducir la percepción del dolor.

Una postura sumisa como defensa ante un mundo hostil

La zona del cuello, los hombros y el pecho es una de las cerraduras que el cuerpo utiliza para protegerte de sentir. La tensión y la contracción en hombros y cuello y el cierre del pecho son un patrón de defensa para proteger un corazón herido por las emociones, una postura fijada como consecuencia de una actividad cronificada del simpático y de un bajo tono vagal, que nos hace parecer más pequeños, al escondernos así del mundo. Todas estas manifestaciones físicas del estrés crónico no son una elección consciente; son la forma que tiene el cuerpo de protegernos del dolor de experiencias pasadas y presentes, así como del anticipo de las futuras.

Al adoptar una postura de cierre, inhibimos el nervio vago disminuyendo así drásticamente el tono vagal, lo que se traduce en una forma de reducir o cortar la entrada de información sensorial que viene del cuerpo a través de la presión que ejerce la tensión sobre el nervio vago. Recuerda que sus dos ramas descienden desde el tronco encefálico por el cuello inervando cada órgano, recogiendo la información sensoriomotriz de todo el cuerpo y, con ella, las emociones almacenadas en estos lugares. Si la ruta está cortada, para la información será más complicado completar el camino.

Tenemos que ser conscientes de nuestra postura y mejorarla: soltar los hombros, abrir el pecho, hacernos conscientes; este es el primer paso y es fundamental. No obstante, si no desarrollamos los recursos internos para procesar de manera segura aquello por lo que se sigue contrayendo, el patrón de tensión no desaparecerá y se fijará en otro segmento corporal.

La hipótesis de la retroalimentación

¿Podríamos decir que se establece un bucle de retroalimentación entre postura y emociones? Todo apunta a que sí. Nuestra postura es reflejo de nuestras emociones, pero algo muy interesante y práctico es saber que esta relación es bidireccional. Cambiando la postura podemos mejorar nuestro estado de ánimo y a esto lo llamamos «hipótesis de retroalimentación».

Tu postura influye en tu carácter y viceversa.

Hace más de un siglo, William James, médico y filósofo estadounidense, dijo sabiamente: «No nos reímos porque seamos felices; estamos felices porque nos reímos». Desde entonces, esta hipótesis de la retroalimentación o *feedback* facial ha sido una cuestión muy estudiada por la ciencia. Este planteamiento sostiene que el cerebro utiliza la información facial para interpretar el mundo, por lo que la activación de la musculatura del rostro implicada en la expresión de determinadas emociones influye directamente en la manera en que las experimentamos.

Así, fingir una sonrisa elevando de las comisuras de los labios engaña a nuestro cerebro y hace que interpretemos el mundo de una manera más optimista, incrementando nuestra sensación de bienestar. Por el contrario, fingir una cara enfadada o triste frunciendo el ceño, provoca que interpretemos el mundo de una manera más pesimista y nos hace sentir enojados.

Con el lápiz en la boca

Para comprobar esta hipótesis, el psicólogo Fritz Strack y sus colaboradores desarrollaron el procedimiento del lápiz en la boca. Estos investigadores informaron a una serie de personas que tenían que sujetar un lápiz entre los dientes, lo que las llevaba a forzar una sonrisa, o entre los labios, lo que les dibujaba un semblante triste, mientras veían caricaturas. Aquellas a las que se forzó a esbozar el gesto risueño manifestaron haberse divertido más que las que tenían un gesto triste.

Basándose en este tipo de hallazgos, los investigadores propusieron estrategias terapéuticas como sonreír unos segundos cada día delante de un espejo para aumentar la sensación de bienestar. Lo que está claro es que en el día a día hay que pacificar nuestra cara, sobre todo, nuestra boca y sus muchas terminaciones neuronales, ya que **un rostro calmado calma nuestro cerebro**.

A partir de ahora, cuando el instructor de *spinning* te grite «¡Sonríe!» después de media hora de tortura, intenta corresponderle. Aunque tengas el corazón a punto de salirse por la boca.

Nuestra postura ante la vida

En otro interesante estudio llevado a cabo por Amy Cuddy y sus colaboradores, se demostró que adoptar una postura de poder expansiva y abierta ante una entrevista de trabajo hacía que se obtuvieran mejores resultados y aumentaran las posibilidades de ser contratados frente a aquellos que adoptaban posturas de derrota contraídas y cerradas. Otra conclusión importante fue que quienes practicaban posturas de poder a modo de preparación antes de una entrevista de trabajo estresante mejoraban su desempeño durante esta.

Otros investigadores han continuado estudiando este fenómeno y afirman que los beneficios de las posturas de poder son también extrapolables a los más pequeños. En un colegio alemán, los niños de hasta cuarto grado que asumieron una postura expansiva reportaron mejores relaciones entre estudiantes y maestros y declararon sentirse más poderosos y con mayor autoestima que quienes adoptaron una postura contraída.

En su libro *Presencia*, Cuddy nos explica cómo «nuestro lenguaje corporal gobierna cómo pensamos y sentimos acerca de nosotros mismos y, por lo tanto, la forma en que sostenemos nuestro cuerpo puede tener un impacto en nuestra mente». En otras palabras, adoptar una postura poderosa nos hace sentirnos poderosos, lo que calma nuestra mente y aumenta la seguridad en nosotros mismos.

Adoptar una postura de poder

Una postura de derrota conduce a tu cerebro hacia una bioquímica de pesimismo y debilidad, pero, si adoptas voluntariamente una postura poderosa,

empoderarás tu carácter como consecuencia de la actividad que despiertes en tu cerebro.

Amy Cuddy explica que adoptar una postura de poder durante dos minutos nos hace sentirnos más seguros y relajados, más todavía si lo hacemos frente a un espejo. Tras la gran popularidad alcanzada por esta psicóloga, se ha vuelto muy común ver desde candidatos a puestos de trabajo hasta oradores públicos, pasando por deportistas de todo tipo, adoptar posturas corporales expansivas similares a las de la Mujer Maravilla para estimular el nervio vago y hackear su cerebro.

En la pose de poder recomendada por Amy Cuddy, sacas el pecho, separas las piernas a la altura de los hombros y levantas los brazos en forma de V o pones las manos en las caderas. También puedes dar tu propio toque a las posturas de poder y crear las tuyas propias; lo importante es que te hagan expandir tu cuerpo hacia fuera y fomenten una sensación de poder.

¿Quieres activarte en veinte segundos? Levanta los brazos en forma de V, con las palmas de las manos bien abiertas, levanta la cabeza y mira hacia arriba, sonríe y comienza a dar pequeños saltos. De forma automática, tu cerebro empezará a producir moléculas como la dopamina y las endorfinas que te aportarán una sensación de bienestar y motivación inmediata.

Cuida tu postura a lo largo del día

¡Ojo! De poco sirve adoptar una postura de poder durante dos minutos si nos pasamos el día encorvados. Debes cuidar tu postura a lo largo del día y para ello puedes seguir estas recomendaciones:

- Lleva los hombros ligeramente hacia atrás y hacia abajo, con el pecho bien abierto y hacia arriba. Tus hombros deben quedar alineados con las caderas y las caderas, con los pies.
- Asegura que tienes el cuello largo (las orejas siempre lejos de los hombros) y la cabeza en alto, con la mirada al frente y alineada por completo con el tronco.
- Mantén siempre una cierta activación abdominal, del 20 o 30%, para fijar esta postura, pero que te permita respirar con normalidad.

No se trata de que vayas caminando demasiado rígido y artificial, como si fueras un robot, pero sí debes ser consciente de tu postura, sentir tu cuerpo cada poco tiempo y escucharlo con atención. Si percibes que te estás encorvando, recupera la postura que acabas de leer.

Tener la cabeza y el tronco alineados y los abdominales activados es muy importante tanto cuando estás de pie como cuando estás sentado. Si te abandonas en la silla y te apoltronas, tu columna y tu postura se resentirán y aprisionarás tu nervio vago, inhibiendo su tono, con lo que aumentará la sensación de estrés en tu interior.

28.3. Estiramientos

Las interminables horas que pasamos sentados mirando pantallas hacen que nuestra postura se encorve, por mucho que intentemos corregirla. De ahí que sea muy interesante introducir en nuestra rutina estiramientos que faciliten adoptar una postura expansiva y que liberen de tensión nuestro vago. Así permitiremos que este desate todo su potencial y, por supuesto, que nos ayude a respirar mejor.

¿Sabías que, cuando estiras tu cuerpo, estás estirando la fascia del músculo, más que el músculo en sí? Como ves, el sistema fascial vuelve a ser fundamental en estas técnicas.

Estira tus trapecios con el ejercicio de la media salamandra

El nombre de este ejercicio hace alusión a la forma en que las salamandras miran el entorno, moviendo sus ojos mientras su cabeza se mantiene quieta.

1. Ponte cómodo de pie o sentado, con la cabeza mirando al frente.
2. Mira hacia la derecha moviendo los ojos sin girar la cabeza.
3. Inclina la cabeza hacia el hombro derecho.
4. Mantén esa posición entre treinta y sesenta segundos.
5. Recupera la posición normal de la cabeza y vuelve a dirigir la mirada al frente.
6. Repite los mismos pasos hacia el otro lado.

Este ejercicio estimula el nervio vago por partida doble, en primer lugar, por estirar el cuello (lo que estira al vago) y, en segundo, porque aprovecha la relación entre el nervio óptico (otro par craneal) y el vago. De hecho, masajear el globo ocular con el ojo cerrado produce una profunda estimulación del vago, algo que no debe sorprenderte, pues todos tendemos a frotarnos los ojos cuando estamos cansados, nerviosos u ofuscados con alguna tarea a la que no encontramos solución. Otra muestra más de la gran sabiduría de nuestro médico interno buscando la vía más rápida para relajarnos.

Estiramiento de pectorales

Estiramiento de la esquina o la puerta para pectorales

Este es uno de mis estiramientos favoritos para liberar la tensión acumulada en la zona del pecho, que hace que vayamos encorvados, tensiona nuestro cuello, presiona la articulación del hombro y atrapa nuestro nervio vago.

1. Sitúate en una esquina o una puerta con un pie un poco delante del otro.
2. Coloca los brazos hacia arriba, con los hombros y codos doblados a 90 grados.
3. Apoya los antebrazos en la pared o en el marco de la puerta.
4. Lleva el peso hacia delante, con la espalda y el cuello derechos, incluso sacando un poco de pecho.
5. Mantente así un minuto.

Figura 28.2. Estiramiento de pectorales con esquina o puerta

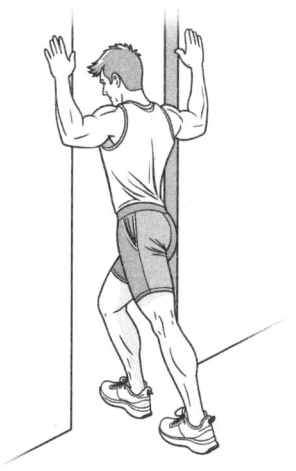

Fuente: © Salomart.

Deberías notar el estiramiento en la parte superior del pecho. Durante el minuto en que aguantes, realiza respiraciones profundas con exhalaciones prolongadas que te ayuden a soltar la tensión acumulada en la zona.

Estiramiento dinámico de pectorales

Este ejercicio no solo te ayudará a liberar el nervio vago, sino que también relajará la articulación del hombro y mejorará su flexibilidad. Solo necesitas una banda elástica o, más fácil aún, un palo de escoba.

Figura 28.3. Estiramiento con un palo o una banda

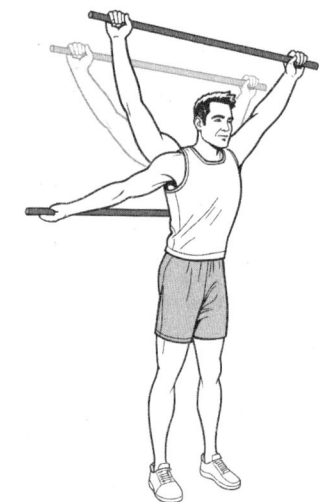

Fuente: © Salomart.

1. Sujeta la banda o el palo delante de ti, con las manos separadas.
2. Realiza rotaciones hacia atrás para que pase por encima de tu cabeza hasta dar la vuelta completa.

3. Repite el ejercicio entre ocho y diez veces en cada sentido para liberar cualquier tensión acumulada.

Al principio tendrás que abrir los brazos bastante para girar e incluso es normal que tengas que parar antes de conseguir el rango completo de movimiento. No te preocupes, ve poco a poco. A medida que ganes flexibilidad en los hombros, podrás aumentar la intensidad y reducir la distancia de tus manos sujetando la banda. Es importante que no encojas los hombros cuando la cinta pasa por encima de tu cabeza.

El trabajador feliz que mira de reojo

No esperes encontrar el nombre de este ejercicio en otro lugar, porque, la verdad, me lo acabo de inventar. Podría haberle llamado «extensión torácica en silla», pero seguro que me entiendes mejor si te digo que visualices la típica imagen de las películas en las que una persona se estira hacia atrás en su silla con las manos tras la cabeza y sonríe mirando con un gesto de satisfacción. Pues esto mismo es un ejercicio estimulador del vago.

1. Sentado en la silla, entrecruza los dedos de ambas manos y colócalos detrás de la cabeza para sostener el cuello.
2. Estírate hacia atrás, abriendo tu pecho de forma que tu rostro quede mirando hacia el techo.
3. En esta posición de estiramiento, sin girar la cabeza, mira a la derecha.
4. Permanece así treinta segundos.
5. Vuelve la mirada al centro.
6. Repite los pasos anteriores en el otro lado.

Figura 28.4. Estiramiento del trabajador feliz o extensión en silla

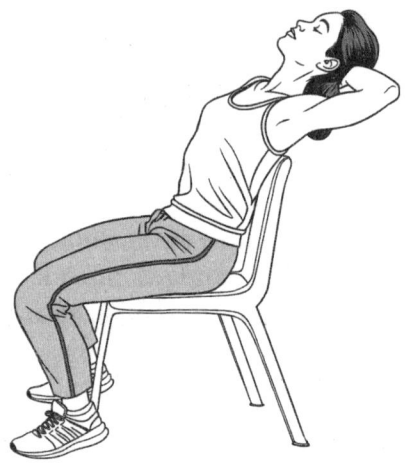

Fuente: © Salomart.

29

Técnicas somáticas miofasciales

Todas las estructuras de nuestro cuerpo están interconectadas por el sistema fascial, lo que hace que cualquier modificación en una fascia repercuta en todo el sistema. Eso nos permite regular todo el sistema desde la fascia de los músculos, también conocida como «miofascia». Este es uno de los mecanismos de acción de las técnicas de movimiento somático como sacudirnos, la pandiculación, rodar o el yoga, pero también podemos actuar sobre la fascia con técnicas manuales como el masaje en cualquiera de sus expresiones, la terapia craneosacra o la terapia miofascial.

Nuestro sistema nervioso autónomo responde al sentir el tacto de unas manos cualificadas que nos sanan, nos calman y nos sostienen; incluso cuando esas manos son las nuestras. Como no siempre tenemos la oportunidad de ponernos en manos de un fisioterapeuta, vamos a ver algunas técnicas de autotratamiento muy efectivas.

29.1. ¿Por qué funcionan las técnicas?

Las técnicas somáticas miofasciales tratan las restricciones del sistema fascial desde la fascia del músculo, aplicando estímulos de relajación que se transmiten a todas las fascias del cuerpo y, por supuesto, al sistema nervioso autónomo, ya que actuamos sobre las innumerables terminaciones que este tiene en el tejido fascial. Seguramente esto que te cuento no es nada nuevo para ti: la relajación y el bienestar que sientes después de un masaje o una sesión de yoga viene, en parte, de la armonización que has hecho del sistema fascial.

La fascia responde a los estímulos mecánicos de masaje, la presión, el estiramiento, la vibración o la percusión, los mismos estímulos activadores del nervio vago.

Ahora que ya eres un experto, puedo explicarte que la mayor parte de los estímulos que activan el vago, como un masaje de espalda, lo hacen gracias al mensaje de paz que manda la fascia al vago.

Diversos estudios han puesto de manifiesto cómo buena parte de los beneficios de estas técnicas conocidas como liberación miofascial vienen dados por la activación del parasimpático en respuesta a la presión mantenida a nivel muscular. Prueba de ello es la elevación de la VFC que podemos observar tras una sesión de liberación.

La fascia tiene propiedades tixotrópicas, es decir, responde a una fuerza mantenida con reblandecimiento y relajación, y a una fuerza brusca, con retracción. Por ello, la fuerza aplicada con rapidez a la fascia, como en el caso de un golpe o un estiramiento muy brusco, es percatada por el simpático y produce un endurecimiento defensivo. Por el contrario, la presión aplicada con gentileza y lentitud es recibida por el vago y aceptada por la fascia, que da comienzo a los procesos de relajación y desanudamiento. En estos casos, la fascia se vuelve más elástica, menos rígida, y se facilita la rehidratación. Además, manda un potente mensaje de paz a nuestro sistema nervioso autónomo.

Algunas técnicas de autotratamiento que aprovechan las propiedades de la miofascia son:

- El rodillo de masaje.
- El masaje del nervio vago.
- Técnicas de masaje de percusión.
- La lemniscata.

29.2. El rodillo de masaje

El rodillo de masaje, conocido popularmente por su denominación en inglés como *foam roller* ('rodillo de espuma'), es una herramienta de automasaje inventada a principios de los años dos mil por el fisioterapeuta norteamericano Mike Clark.

Fácil de usar y muy seguro, es una gran forma de autoterapia miofascial con poderosos efectos activadores del nervio vago, que además aumenta la circulación y la temperatura del músculo. Su uso continuado ha demostrado aumentar la flexibilidad y reducir el dolor muscular, así como inducir una respuesta de relajación de todo nuestro organismo. Un artículo de revisión concluyó que el uso del rodillo a partir de dos semanas puede conseguir aumentos en la flexibilidad a largo plazo equiparables a los conseguidos con un tratamiento convencional con estiramientos.

Cómo utilizar el rodillo de masaje

Su uso es muy sencillo. Lo único que tienes que hacer es apoyar el peso de tu cuerpo sobre él y hacerlo rodar sobre la musculatura que deseas masajear (piernas, glúteos, espalda...), prestando especial atención a las zonas más tensas y/o dolorosas. Para aplicar más presión, disminuye la zona de apoyo, por ejemplo, apoyando solo una pierna en lugar de las dos.

Figura 29.1. Uso del rodillo de masaje

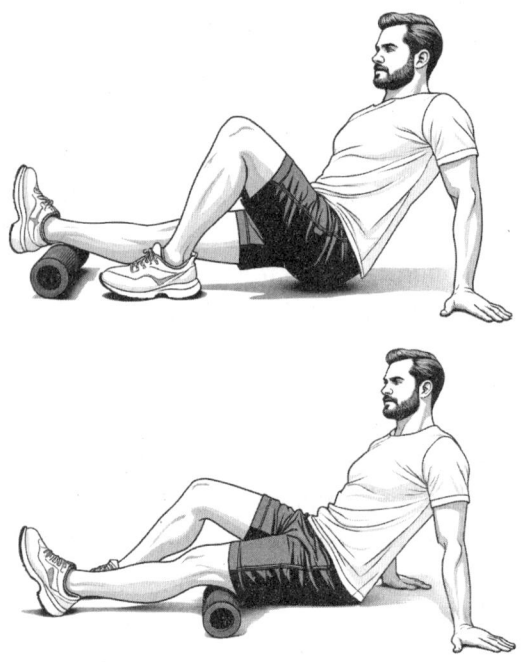

Fuente: © Salomart.

Antes de comenzar, necesitas saber unas pautas básicas:

- **Ve lento**. Céntrate en movimientos lentos, rodando con suavidad para dar a tus músculos el tiempo necesario para adaptarse a la presión.
- **Sé breve**. Trabaja cada área entre treinta segundos y dos minutos o hasta que sientas que la tensión disminuye y el músculo comienza a relajarse.

- **Usa la regla del no dolor**. Al principio puede ser doloroso, así que úsalo solo mientras la duración del ejercicio y la fuerza aplicada no te causen dolor, pero sí una molestia tolerable. Sentirlo demasiado fácil no aportará apenas beneficios.
- Si quieres realizar una liberación miofascial de calidad deberás completar una o dos series por músculo con un tiempo de aplicación máximo de unos dos minutos por zona y con poco movimiento.

Uno de mis ejercicios favoritos es usar el rodillo para estirar los pectorales para abrir la zona anterior del pecho y liberar así el nervio vago. Para ello solo tendrás que acostarte sobre el rodillo y dejar caer los brazos a ambos lados, dándote el tiempo suficiente para estirar todos los tejidos. Si se te duermen las manos con esta técnica, no te preocupes: es normal. Significa que tienes mucha tensión acumulada a este nivel y que haces bien en realizar este ejercicio.

Figura 29.2. Estiramiento de pectorales con un rodillo

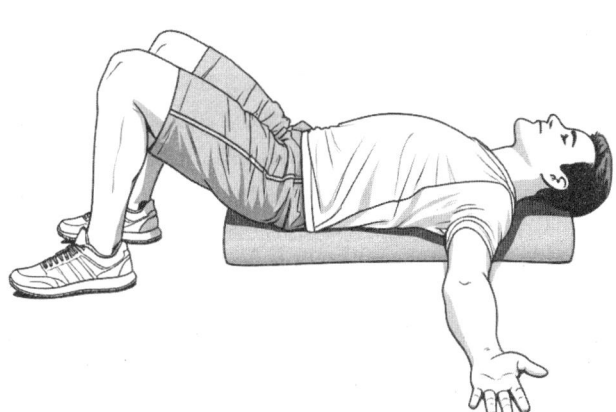

Fuente: © Salomart.

Tipos de rodillos

No todos los rodillos de espuma son iguales. Existen diferentes niveles de firmeza, los menos firmes son ideales para los principiantes, ya que producen menos presión y dolor. Te recomiendo que inicies usando uno menos firme y cambies a uno más duro cuando te sientas más cómodo. En cuanto al estilo, algunos rodillos tienen aristas y surcos para aplicar diferentes cantidades de presión, mientras que otros son suaves. Si eres nuevo en el rodillo, necesitarás este último.

La cosa no se trata de «*no pain, no gain*». Recuerda que estás tratando de regular tu sistema nervioso para hacer que la musculatura se relaje. Si generas dolor, tu cerebro lo percibirá como una amenaza, por lo que activará al simpático y con él se irá a la basura tu empeño por relajarte.

29.3. El masaje del nervio vago

Tomar tu nervio vago y masajearlo sería una opción genial para estimularlo, pero, claro, eso de que tengan que abrirnos... no suena bien. Por fortuna, nuestra anatomía nos ha regalado puertas de acceso directas al nervio vago, áreas en las que pasa de forma muy superficial, como la nuca cerca de la base del cráneo, el área lateral del cuello cerca de la arteria carótida, los hombros (trapecios), las clavículas y el esternón. Además, el nervio vago proyecta sus ramificaciones en la cara, las orejas y los globos oculares.

Masajear todas estas zonas con una presión agradable ha demostrado aumentar el tono vagal y la VFC y disminuir la sensación de estrés o, lo que es lo mismo, estimular el nervio vago. Por supuesto, el masaje de estas regiones es ideal para ayudarnos a conciliar el sueño.

Masaje craneal y facial

Masajear nuestra cabeza con la yema de los dedos es sinónimo de estimular el vago, ya sea durante el ritual del lavado al aplicar el champú, al aplicar un hidrolato de romero que mejora la salud del cabello o, sencillamente, en seco.

En la cabeza se encuentra uno de los puntos más estimulantes del nervio vago, conocido en acupuntura como «20 de Vaso Gobernador» o «VG 20». Se trata de un punto maestro regulador, muy interesante cuando nuestro simpático se «vuelve loco» en casos de estrés, ansiedad, depresión, etcétera. El VG 20 se sitúa en la fontanela posterior, una pequeña depresión que tenemos en el vértice del cráneo, el *punto* más alto de la cabeza, exactamente en la *línea* central. Aplicar una pequeña presión con el dedo índice a la vez que masajeamos en círculos durante un minuto es suficiente para que aparezca la magia.

El masaje facial también activa nuestro querido nervio. Para llevarlo a cabo, masajea toda tu cara con las yemas de tus dedos, trazando pequeños círculos y prestando especial atención a:

- La zona de las mandíbulas.
- El reborde superior e inferior de los labios.
- El reborde de los ojos, por encima de la ceja hasta la sien y por debajo en la zona del pómulo.
- Los globos oculares y todo su contorno.

No te olvides de las orejas

Debido a las ramificaciones del vago en la oreja, su masaje es una opción muy efectiva para la estimulación del vago. Cuando escribo estas líneas no puedo dejar de acordarme de mi querido Manuel Palomo Molina, mi gran maestro en el arte y la ciencia de la acupuntura, cuando decía que «nadie debería de irse a la cama sin haber masajeado sus orejas antes».

Masajear nuestras orejas mediante un pellizco firme pero no doloroso en sentido horario y antihorario estimula el nervio vago gracias al reflejo auricular.

De hecho, en la oreja existe un punto específico para la estimulación del vago conocido como **«punto cero»**. Se encuentra en el centro geométrico de la oreja, situado en el área del nacimiento de la pequeña cresta que tenemos en el hueco de la oreja (hélix), y se le considera uno de los puntos maestros de la auriculoterapia. El punto cero es inervado de forma directa por el nervio vago, por lo que su estimulación nos lleva directamente hacia la homeostasis.

Para activar el punto cero y con ello estimular el vago, masajea con suavidad cada oreja durante treinta segundos, haciendo movimientos circulares con la yema del dedo índice en el hélix. Puedes potenciar el efecto estimulando las ramificaciones del vago que bajan por el cuello a través de las cuerdas vocales al tararear con la boca cerrada un «ommmmmmmmm» mientras te masajeas tanto las orejas como la cabeza y la cara.

Una muy buena idea es convertir tu masaje de cabeza, cara y orejas en tu ritual para conciliar el sueño. No te llevará más de cinco minutos cada noche o hasta que notes las señales de estimulación del vago, es decir, hasta que bosteces, tragues, suspires o te entre una sensación de relajación y de liberación de la tensión. Si lo completas con un masaje de tu cuello, del que hablaremos a continuación, y con unos segundos de gárgaras después de lavarte los dientes, la relajación está asegurada.

Masaje carotídeo

Si hay una zona del cuerpo que destaque sobre las demás a la hora de estimular el nervio vago, esa es, sin duda, la zona lateral del cuello, por la que pasa el nervio vago junto con la arteria carótida. De hecho, el masaje carotídeo se utiliza para disminuir la taquicardia y la tensión arterial elevada, ya que estimula el tono vagal. Tú mismo puedes masajear la zona lateral del cuello con cariño, aplicando una presión suave con los dedos y trazando pequeños círculos descendentes a lo largo de todo el cuello.

Masaje en la nuca

El punto de quietud es una técnica manual que se aplica sobre la salida del nervio vago en la zona de la nuca. Es una técnica muy poderosa de estimulación del vago, muy útil en dolores cervicales y cefaleas, que puedes aplicarte a ti mismo con dos pelotas de tenis y un calcetín. Coloca las pelotas en la punta del calcetín y hazle un nudo de manera que estas queden firmemente unidas y así tendrás tu inductor del punto de quietud.

Acuéstate boca arriba en una superficie ni demasiado blanda ni demasiado dura, como una colchoneta de yoga. Coloca las pelotas simétricamente en posición transversal bajo la zona occipital, justo por encima de donde se une el cuello con la cabeza. Reposa el peso entero de la cabeza sobre ellas y deja que te invada, durante al menos cinco minutos, la sensación de relajación general que se produce cuando se activa el punto de quietud.

29.4. Masaje de percusión o *tapping*

Nuestro nervio vago es muy sensible a la percusión: un golpe violento nos pone automáticamente en lucha o huida, pero también una suave percusión de las «pistolas de masaje» relaja nuestra musculatura.

El *tapping* (golpeteo) es un masaje de percusión rítmica que aprovecha esta sensibilidad. Se lleva a cabo con movimientos ligeros de tecleo o tamborileo con la yema de los dedos, el canto de la mano o el puño. El suave ritmo de los golpecitos en determinadas zonas es perfecto para estimular el nervio vago y ayudarte a regular tu SNA, liberando tensiones y reduciendo el estrés. Además, este tipo de técnica aviva el riego sanguíneo y mejora el drenaje linfático. Y, por supuesto, también estimula los sentidos, dando lugar a una experiencia sensorial agradable, perfecta para estar contigo mismo calmando tu amígdala y llenando tu ínsula de mensajes interoceptivos agradables.

Puedes ajustar la intensidad y la duración de los golpecitos según tu sensibilidad. Para ello, siempre debes prestar atención a lo que tu cuerpo te pide. El masaje habrá terminado cuando sientas las señales de activación de tu nervio vago.

¿Qué zonas del cuerpo se pueden tratar con *tapping*?

La verdad es que todo nuestro cuerpo se beneficia de la percusión. Por ejemplo, puedes aplicar unos golpeteos con la yema de los dejos en la zona torácica, desde las clavículas hasta el esternón, para generar una vibración estimuladora del vago, que pasa bajo ellos y recibirá la vibración. El ritmo te ayudará a relajarte y soltar tensión de la zona pectoral, lo que favorece también que respires de una forma más calmada.

También puedes aplicar el *tapping* con el puño o la palma de la mano en las extremidades. Palméate a ti mismo como si te dijeras «enhorabuena, lo estás haciendo bien», para ganar consciencia de tu cuerpo y soltar la sensación contenida en él. Repite el golpeteo desde los hombros hasta la palma y también en las piernas. Otras zonas que responden fenomenal a la percusión son la cara y la cabeza. Aplícala en las mismas zonas que el masaje facial, pero esta vez golpeando ligeramente con la yema de los dedos.

La técnica del *tapping* combina muy bien con sacudirnos. Alternar un minuto de ambas técnicas por la mañana es ideal para despertar tu cuerpo y ponerlo a funcionar.

29.5. La lemniscata, el movimiento de liberación de la fascia

Nuestras fascias no son estáticas, sino que se mantienen en un equilibrio dinámico mediante un constante tira y afloja que genera un sistema de tensiones recíprocas a nivel tridimensional coordinado por el sistema nervioso. El simpático infunde tensión y el parasimpático se encarga de relajar y entre ambos imprimen en todos nuestros tejidos una serie de fuerzas en todas las direcciones del espacio que generan la forma de infinito o lemniscata.

«Lemniscata» es como se denomina a la curva continua en forma de ocho acostado (∞) que simboliza el infinito y que seguro que has visto más de una vez. La alquimia y la religión lo adoptaron para referirse a la eternidad, al equilibrio y al orden cósmico. Este símbolo también está presente en cada una de nuestras células, expresado en la doble hélice de nuestro ADN, y también en nuestras fascias. Podemos usar este símbolo poderoso en beneficio de nuestra salud.

Figura 29.4. La lemniscata

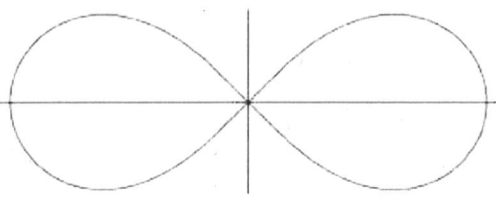

Fuente: © Salomart.

Cuando conectas con la fascia mediante el tacto, puedes sentir en las manos cómo el sistema de tensiones recíprocas describe un 8. Es lo que se conoce, en terapia manual, como un «micromovimiento», aunque sería más una intención de movimiento del tejido que un movimiento completo. ¿Te suena muy raro? Lo mejor es que lo experimentes por ti mismo.

Posa la mano con cariño sobre tu pecho y siente cómo poco a poco se funde en tu cuerpo. Date tiempo y espacio para sentir, hasta que notes que en tu mano aparece un movimiento espontáneo, guiado por la liberación de las fascias dibujando una lemniscata. Poco a poco irás notando que la zona se vuelve más blandita y desprende calor y tú te vas sintiendo más en calma, señales de que tu fascia se va relajando. ¡Enhorabuena! Acabas de tratar tu fascia como un profesional.

Las zonas que son ideales para tratar con esta técnica son la cabeza, el pecho y el estómago o, lo que es lo mismo, los tres cerebros.

Secuencia de autotratamiento

Aquí te dejo una secuencia de autotratamiento para soltar tus fascias, regular tu SNA y estimular tu nervio vago. Puedes hacerla entera o elegir los puntos que más te reclame tu cuerpo. Deja que tu intuición fluya y te guíe hacia la curación.

Ya sabes, dirige toda tu atención hacia las manos y la zona de tu cuerpo que está en contacto con ellas y permítete sentir las sensaciones que te atraviesan.

1. Ambas manos a los lados de la cabeza.
2. Una mano en la frente y otra justo detrás.
3. Un mano en la frente y la otra sobre el pecho, a la altura del corazón.
4. Una mano a la altura del corazón y otra en el vientre.
5. Una mano en la parte posterior del cuello, justo en la base de la cabeza, y la otra en la zona del diafragma, debajo del reborde de las costillas.

Figura 29.5. Cuida tus noches y cuidarás tu nervio vago

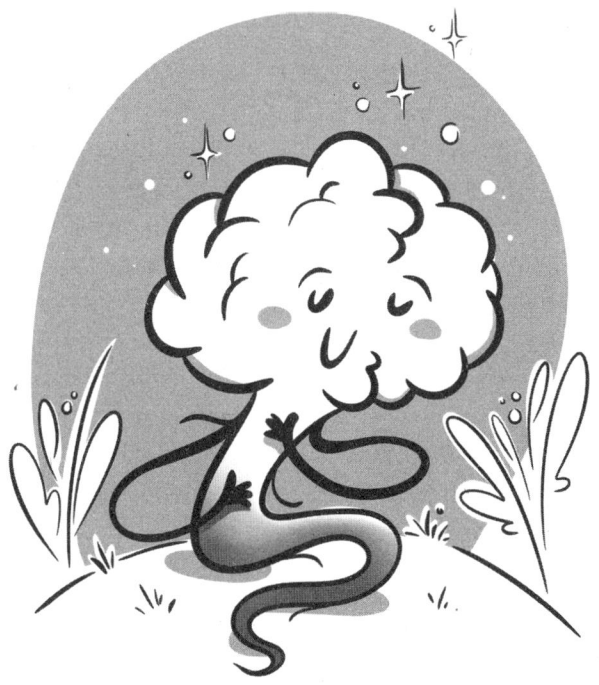

Fuente: © Miss Calorie.

Séptima parte

MEDITA CON EL CUERPO

30

Estados elevados de consciencia

¿Qué tienen en común un chamán del Amazonas, un artista creando, una persona soñando, un ferviente religioso en una ceremonia, jóvenes cantando y bailando sin parar en un festival, un monje budista tibetano meditando o un niño absorto en su juego?

Puede parecer un chiste malo, pero, lo creas o no, todos están unidos por un hilo invisible. Con diferentes propósitos y a través de distintas vías, cada uno de ellos entra en lo que se conoce como un «estado elevado de consciencia», un estado mental donde el ego se diluye, el tiempo y el espacio se vuelven relativos, la noción del ser se funde con el universo y todo fluye sin esfuerzo, cumpliendo la regla de las tres F: fácil, fluido y feliz. Así se accede a experiencias extraordinariamente enriquecedoras y liberadoras.

Desde tiempos inmemoriales, personas de todos los rincones del planeta, motivadas por alcanzar la sanación, la sabiduría o la inspiración o por intentar acercarse a lo divino, han buscado fórmulas para alcanzar estos estados. Para ello, han usado la meditación, la respiración, los cánticos, la danza, los rezos, las músicas ancestrales o todas las anteriores, también la sexualidad. Asimismo, podemos llegar a este objetivo generando un estado psicodélico provocado por la ingesta de ciertas drogas con propiedades enteógenas, sustancias psicoactivas capaces de inducir una experiencia espiritual enfocada al desarrollo personal, como la psilocibina, el LSD, la ayahuasca o la mescalina.

Quizás pienses que los estados alterados de consciencia se reducen a un simple «viaje»; nada más lejos de la realidad. **Bien empleadas, estas experiencias generan profundos cambios en la química y la arquitectura de nuestro cerebro y estimulan de la forma más poderosa posible el nervio vago.** Son capaces de despertar nuestro máximo poder sanador y humano, dejando una huella duradera y transformadora en nuestra forma de ser, pensar, sentir y actuar, que nos acerca a la sensación de verdadera libertad... En otras palabras, los estados alterados de consciencia nos dan esos «momentos ahá» o «momentos eureka».

30.1. LA NEUROBIOLOGÍA DE LOS ESTADOS ELEVADOS DE CONSCIENCIA

Cuando entramos en un estado no ordinario de consciencia, la actividad cerebral cambia. Se desactivan las áreas del cerebro que crean los conceptos del yo, del pasado y del futuro y se activan las que nos hacen ganar perspectiva, libertad y concentración. Además, las ondas cerebrales se ralentizan (en mayor medida según el grado de estado de alteración de la consciencia), pasando de las rápidas ondas beta a las ondas alfa, relacionadas con la meditación, o a las profundas ondas theta, **relacionadas con el sueño y con la estimulación poderosa del nervio vago.**

En realidad, en estos estados, el cerebro se comporta de forma muy similar al sueño. A nivel bioquímico se produce el mismo «caos ordenado» del que ya te hablé, que desempeña papeles importantes en las funciones reparadoras del sueño y, por lo tanto, nos pone en consonancia con el poder sanador de esta alteración de consciencia. Esta danza bioquímica y de ondas cerebrales nos induce momentos de paz, placer, conexión y pertenencia que facilitan el establecimiento de vínculos, tanto con los demás como con uno mismo e incluso con lo divino.

Cuando alcanzamos estos estados, dejamos de escuchar esa voz interna que no cesa de juzgarnos, ya que nos desprendemos de nuestro ego. Esto nos hace ver con claridad que mucho de lo que nos aflige habita en las historias que fabricamos y nos contamos una y otra vez.

Nos sumergimos en un «ahora» profundo, sin tiempo y sin yo, donde todo fluye sin esfuerzo. Lo vemos todo con más claridad. Y, de repente, percibimos cómo entramos en comunión con algo más grande que nosotros mismos, lo que nos hace sentir inmensamente ricos y afortunados.

El jinete suelta las riendas y el elefante, sus miedos, y juntos trotan al galope hacia territorios inexplorados y liberadores de nuestra psique.

30.2. Cómo inducir estados elevados de consciencia

La buena noticia es que no necesitas sustancias psicodélicas ni años de práctica meditativa profunda para inducir estados de consciencia superior que te ayuden a soltar peso y dejar ir. En esta última parte del libro te daré algunas herramientas que te ayudarán a descubrir este mundo y, además, estimularán tu nervio vago y generarán en ti el estado de la tan ansiada ataraxia.

Las técnicas de las que te voy a hablar a continuación son asombrosamente rápidas y permiten a la mayoría de las personas alcanzar, en el transcurso de pocas horas de práctica, experiencias que de otro modo les llevarían años de meditación silenciosa. Estas son:

- La respiración holotrópica.
- La meditación dinámica de Osho.
- La técnica de James Gordon: respira, agita, baila.
- Los viajes chamánicos.

Todas beben del conocimiento de las culturas ancestrales, del chamanismo, del saber de los Vedas, de nuestra sabiduría innata. Las técnicas de respiración holotrópica y de meditación dinámica son más intensas y, para llegar a la calma, debes navegar una intensa tempestad. Por otro lado, con la técnica de James Gordon o con un viaje chamánico se accede a un nivel de ensoñación muy agradable y a una sensación de profundo *flow* y relajación, fruto de la intensa estimulación del nervio vago.

Dicho esto, vamos a explorar algunas de estas formas de acceder a estados elevados de consciencia. ¿Estás preparado?

31

Respiración holotrópica

La respiración holotrópica es un método experiencial que induce estados elevados de consciencia sin drogas llamados «estados holotrópicos de consciencia». Para ello emplea una combinación de medios muy simples: respiración intensa, música evocadora y la capacidad de dejarnos llevar por lo que nos pide nuestro cuerpo para lograr una gran liberación tanto física como emocional.

El poder de los estados holotrópicos ha sido usado durante milenios en prácticas ancestrales rituales, espirituales y curativas.

Las sesiones de respiración holotrópica se extienden a lo largo de dos o tres horas en un proceso supervisado por facilitadores capacitados que ayudan a los participantes siempre que sea necesaria una intervención especial. Los participantes se encuentran acostados en un tapete en el suelo e inician la sesión con un ejercicio de relajación de todo el cuerpo. A continuación, comienza la música y se les guía para que aumenten el ritmo de la respiración. Durante toda la sesión, continúan respirando con más intensidad, siempre dentro de su propia velocidad.

La combinación del flujo acelerado de la respiración con la música hace que los participantes expresen lo que su inteligencia interior los guía a experimentar, tal y como propone Stanislav Grof, el gran desarrollador de la técnica. La experiencia llega al clímax y luego se calma, con un final que suele incluir un estado de ánimo meditativo. Después de las sesiones de respiración, los participantes expresan sus experiencias y comparten relatos de sus viajes internos en pequeños grupos.

La música, con una proporción significativa de música espiritual, ritual y aborigen, es muy importante en los estados de consciencia holotrópicos. Ayuda a movilizar las emociones, liberar la mente y, sobre todo, a soltar tensiones, antes de convertirse, al final de la sesión, en una hermosa y tranquila música que acompaña a un estado meditativo.

31.1. Técnica e indicaciones

La técnica de la respiración holotrópica

A la hora de realizar la respiración holotrópica, lo importante es tratar de llevar la mayor cantidad de aire al fondo de los pulmones mediante respiraciones profundas completas, de modo que, cuando se inhale, el abdomen se mueva un poco. **Debes inhalar y exhalar por la boca, creando una secuencia circular continua** y evitando en todo momento contener la respiración: empieza a exhalar cuando los pulmones estén casi llenos y, cuando estén casi vacíos, comienza a inhalar. De esta forma, siempre estarás inhalando o exhalando, creando un círculo de aliento.

Por último, ten en cuenta que se requiere respirar un poco más rápido de lo normal, pero no tanto como para crear tensión en el cuerpo y los pulmones. Al contrario, estos deben estar relajados y sin forzar, de forma que la respiración se pueda mantener durante un largo periodo de tiempo sin llegar a sentirse exhausto. Aunque parece complicado, después de unos minutos, el cuerpo encuentra su propio ritmo y, por lo general, dejas de pensar en cómo lo estás haciendo.

Riesgos y contraindicaciones

Si bien la técnica es sencilla y segura, no es inocua, **ni está exenta de riesgos y de posibles efectos negativos**. Por eso, al principio debe realizarse bajo la supervisión de facilitadores entrenados. Lo primero que tienes que saber es que, al «jugar» con los niveles de dióxido de carbono y oxígeno, se provoca un ligero estado que se denomina «alcalosis respiratoria», que hace que se presenten síntomas como la sensación de hormigueo, adormecimientos en los miembros, ligeros espasmos y algo de aturdimiento.

La respiración holotrópica no se recomienda si la persona presenta alguna dolencia o condición entre las siguientes:

- Hipertensión arterial no controlada.
- Angina de pecho.
- Insuficiencia cardiaca.
- Arritmia cardiaca.
- Glaucoma.
- Desprendimiento de retina.
- Ataques de pánico.
- Epilepsia y/o convulsiones.
- Antecedentes de accidentes cerebrovasculares, ataques cardiacos o aneurisma, que podrían significar un grave riesgo.

Otra consideración importante es la condición emocional y la historia psiquiátrica pasada y presente. Antes de realizar esta técnica, debe saberse si la persona tiene antecedentes de hospitalización psiquiátrica o está tomando algún tipo de medicación al respecto.

31.2. Mis experiencias holotrópicas

Las sesiones de respiración en serie generan en quien las practica una profunda sensación de liberación emocional, relajación física y bienestar. Representan un método extremadamente potente y eficaz de reducir la dominancia simpática y con ello el impacto del estrés crónico y las emociones negativas sobre la mente y el cuerpo. Son un viaje al interior de nosotros mismos que, muy a menudo, nos aporta un sentimiento de conexión y sentido. Pero, como en todo viaje del héroe, la travesía por las profundidades de nuestra mente puede ponernos ante aventuras catárticas que nos agiten desde lo más hondo, poniendo ante nosotros aspectos que habíamos ocultado en la sombra del subconsciente.

Estas prácticas pueden inducir un estado tan elevado de consciencia que, a veces, los participantes describen haber revivido el momento de su nacimiento o haber vislumbrado experiencias que bien podrían pertenecer a vidas pasadas.[31]

En mi caso, he participado en formaciones del método Wim Hof, que usa una técnica de hiperventilación cíclica con retención como la que vimos en el capítulo 25, y en *The Breath Act*, donde se siguen los principios de la respiración holotrópica. En ambas se usa la respiración en combinación con la música, con la guía de un facilitador.

---

[31] Si te interesa saber más sobre esto, puedes leer alguna de las muchas obras del psiquiatra Brian Weiss.

Figura 31.1. Los traumas del pasado pueden convertirse en una pesada carga en el presente que nos lleve a adoptar una postura de derrota

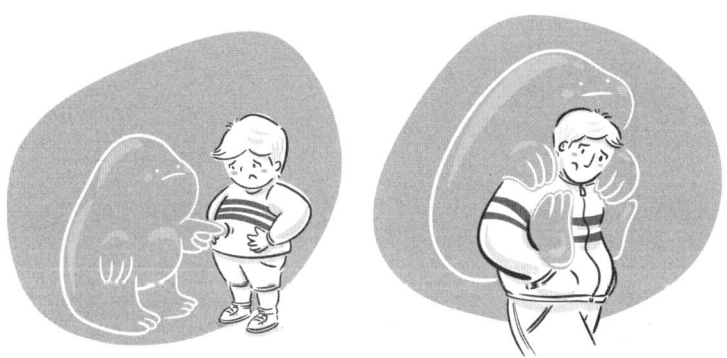

Fuente: © Miss Calorie.

Con las dos metodologías tuve efectos muy similares. En ambos casos, un par de horas de respiración intensa indujeron en mí un viaje psicodélico en toda regla que me dejó atónito, con la ventaja de que, al no ser inducido por ninguna sustancia, el viaje cesa al volver a respirar con normalidad. Jamás pensé que solo con cerrar los ojos y respirar hondo podría desconectar mi cerebro pensante y alcanzar una sensación de liberación tan grande. Esta experiencia hizo que en mi mente cristalizaran imágenes hipnóticas: me vi fusionado con el universo y sentí que algo inefable me acababa de ser revelado. Durante la sesión me vi invadido por todo tipo de emociones que me provocaron reír y llorar y, cuando terminé, sentí como si un gran peso se me hubiera retirado de los hombros. Eso sí, he de admitir que es una experiencia intensa.

32
Meditación dinámica: catarsis y celebración

> Cuerpo, corazón, mente: todas mis meditaciones se mueven de la misma manera. Comienzan desde el cuerpo..., se mueven a través del corazón..., llegan a la mente y entonces van más allá. Recuerda siempre: cualquier cosa que disfrutes puede llegar muy profundo en ti; solo eso puede entrar muy profundo en ti. Disfrutarlo simplemente significa que hay una sutil armonía entre tu ser y el método.
>
> Osho, gurú

El gurú hindú Bhagwan Shree Rajneesh, conocido como Osho, fue un personaje muy controvertido, pero nos dejó una herramienta de estimulación del nervio vago ideal para acceder a estados elevados de consciencia. A esa técnica la llamó meditación activa o dinámica.

Osho supo ver como nadie tanto las riquezas como la miseria de la sociedad moderna occidental. Entendió a la perfección cómo operaba la mente en Occidente y supo que hacer que un occidental se sentara a meditar sin más era una misión casi imposible. Para una persona que no se había desarrollado en un contexto meditativo y espiritual, la fricción al intentar acallar la mente era tan grande que abandonaba al poco tiempo de empezar. En la mayoría de los casos, no se le daba tiempo a la mente a adaptarse al hábito de la meditación.

Según Osho, **dejar la mente en blanco mientras permaneces inmóvil es mucho más difícil que meditar en movimiento**, con ejercicios que te ayudan a enfocar tus pensamientos. Sus «meditaciones activas» están diseñadas para liberar el estrés acumulado del cuerpo y la mente, mientras gestionas la actividad involuntaria de tu cuerpo para así lograr experimentar un estado de paz interior y armonía libre de pensamientos. Su lema era «piensa menos y siente más».

La meditación dinámica comparte los riesgos y contraindicaciones de la respiración holotrópica. **No se recomienda si la persona presenta alguna dolencia o condición** entre las siguientes:

- Hipertensión arterial no controlada.
- Angina de pecho.
- Insuficiencia cardiaca.
- Arritmia cardiaca.
- Glaucoma.
- Desprendimiento de retina.
- Ataques de pánico.
- Epilepsia y/o convulsiones.
- Antecedentes de accidentes cerebrovasculares, ataques cardiacos o aneurisma, que podrían significar un grave riesgo.
- Debe consultarse la condición emocional y la historia psiquiátrica de la persona.

32.1. Meditación activa por etapas

La meditación dinámica consta de tres etapas muy marcadas: una para soltar tu cuerpo siguiendo un movimiento profundo interior; otra etapa de silencio y quietud, en la que te conviertes en un mero observador, relajado y sin juicio, de tu cuerpo, tu mente y tus emociones, y otra para celebrar la vida.

A nivel práctico, la dividiremos en cinco fases de igual duración (de 3 a 15 minutos) que veremos ahora y que yo me he tomado la libertad de bautizar como respira-explota--ju, ju, ju-para-celebra.

1. **Primera fase: respira.** La meditación dinámica se inicia respirando de manera vigorosa, tan rápido e intenso como te sea posible. Hazlo a través de la nariz, concentrándote siempre en alargar la exhalación, que harás por la boca, hasta que sientas cómo te conviertes en la respiración.
2. **Segunda fase: explota.** ¡Explota! Deja salir todo lo que necesite ser arrojado fuera. Esta fase supone una catarsis absoluta, una liberación física de todas las tensiones emocionales retenidas. Conecta con los movimientos que el cuerpo está pidiendo en ese momento, expresa tus emociones con libertad, grita, chilla, llora, brinca, sacúdete, baila, canta, ríe, revuélcate. No te quedes nada dentro y no permitas que tu mente interfiera con lo que está sucediendo.
3. **Tercera fase: ju, ju, ju.** Con los brazos levantados, salta gritando el mantra «¡ju!, ¡ju!, ¡ju!» tan profundamente como puedas. Cada vez que caigas sobre la planta de tus pies, deja que la vibración estimule tu nervio vago. Da todo lo que tengas, hasta que acabes cansado.

4. **Cuarta fase: para.** ¡Detente! Acuéstate boca arriba y quédate quieto y tranquilo, con los ojos cerrados. Observa lo que está ocurriendo en tu interior. Sé testigo de lo que te sucede mientras respiras de forma calmada por la nariz. En esta fase puedes colocar una mano en tu vientre y otra en tu pecho para aumentar la conexión contigo mismo y aumentar la estimulación del vago.
5. **Quinta fase: celebra.** Para terminar, levántate, pon algo de música y baila para conectarte con tu estado natural de alegría, expresando tu gratitud hacia el todo.

Figura 32.1. Las cinco fases de la meditación dinámica

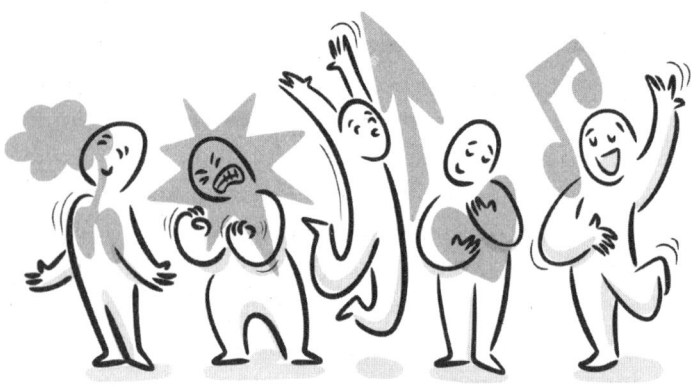

Fuente: Miss Calorie.

32.2. La técnica del doctor Gordon

El trauma nos llega a todos. Podemos utilizar herramientas de autoconsciencia y autocuidado para sanar nuestro trauma y volvernos más saludables y completos que nunca.

James S. Gordon, psiquiatra

James S. Gordon es un psiquiatra de fama internacional formado en Harvard, reconocido por utilizar la autoconsciencia, el autocuidado y el apoyo grupal para curar el trauma psicológico. Se ha especializado en contextos de catástrofe, como durante y después de las guerras en los Balcanes, Oriente Medio y África, en desastres relacionados con el clima en Luisiana, Texas, California, Puerto Rico y Haití; en comunidades afectadas por tiroteos escolares y con militares en servicio, veteranos y sus familias.

Para el doctor Gordon, la meditación es la medicina más restauradora que existe. Todas las culturas la han usado. Relajarnos y estar presentes con atención plena dirigida tanto a nosotros como a los demás es curativo. Y, para Gordon, bailar agitándose es también una forma de meditación.

Tuve la oportunidad de conocerlo en Estados Unidos, donde asistí a su formación sobre trauma y transformación. De su mano aprendí una poderosa técnica de estimulación del nervio vago que engloba acciones tan sanadoras como la comprensión de lo que nos ocurre, la respiración diafragmática, el baile, el movimiento libre y espontáneo, el sacudirse, el balanceo, la conexión con los demás, la meditación y la visualización, entre otras.

El eje central de su técnica nace de la premisa de que nuestros ancestros siempre estaban en constante movimiento, usaban el baile para liberarse y sabían que el contacto con los otros es sanador.

Gordon tiene muy presente que **el ejercicio sana el trauma** y, para beneficiarse de esto, propone una dinámica muy sencilla. Comienza con unas respiraciones diafragmáticas, después propone bailar, con una música optimista e inspiradora, agitando el cuerpo y, al final, incita a que la música te lleve. Para terminar hay que compartir la experiencia con tus compañeros, si practicas la técnica en compañía. Es ideal para hacerlo por la mañana o antes de irnos a dormir, para soltar el estrés y los problemas del día y no llevárnoslos a la cama con nosotros.

En sus sesiones, el doctor Gordon suele usar música electrónica rápida para que todos empiecen a temblar con él. Anima a los participantes a que suelten sus hombros tensos y aceleren la temblorina dejando que sus extremidades y sus cabezas se muevan con el ritmo. Después de cinco o seis minutos, apaga la música y les indica que se relajen y observen su cuerpo y su respiración. Luego usa otra música más tranquila como *Three Little Birds* de Bob Marley. Las personas empiezan a moverse de nuevo, esta vez con lentitud. La mayoría se balancean hacia delante y hacia atrás. Algunos levantan los brazos. «Deja que la música te mueva —los anima—. Cada uno de ustedes se moverá de la manera que más le convenga».

Con esta técnica de apariencia sencilla, te aprovechas del poder de sacudirnos y bailar para realizar una meditación expresiva que te puede ayudar a navegar a través del trauma para llegar más allá de él. Este ejercicio:

- Reduce el estrés a través de la actividad física.
- Rompe la tensión física y el sobrepensar.
- Energiza el cuerpo agotado por el trauma (congelado).
- Fomenta la consciencia y la expresión emocional.

33
Viaje chamánico hacia la gratitud

33.1. Mi experiencia con la chamana del monte sagrado

Cuando hace unos años comencé a interesarme sobre la capacidad de la música para estimular el nervio vago, empecé a leer numerosos artículos científicos al respecto. Muchos de ellos hacían referencia al viaje chamánico y a su capacidad, mediante la música y una especie de meditación guiada, de cambiar la dinámica de las ondas cerebrales hacia un patrón de ondas theta estimuladoras de la respuesta parasimpática del organismo.

La mayoría de las culturas tribales suelen usar sonidos rítmicos y repetitivos obtenidos con el tambor o la maraca para acceder a estados elevados de consciencia y permanecer en ellos mientras dura la música. Muchas culturas chamánicas se refieren a sus tambores como sus caballos o la canoa que los transporta a otros mundos. Para ellos, el tambor es el latido de la madre tierra; te ayuda, te guía, te acompaña en una aventura hacia lo más profundo de ti.

Durante un tiempo, maravillado por sus propiedades y sus nulos efectos secundarios, recomendaba a mis pacientes este tipo de música para ayudarles a conciliar el sueño y soltar el estrés contenido en su organismo. Más tarde, tras una serie de casualidades que darían para otro libro, me topé con *La senda del chamán* de Michael Harner.[32] Gracias a él pude aprender más sobre la cosmovisión chamánica y sobre cómo los chamanes, en su viaje, «exploran las infinitas mansiones de un universo oculto y magnífico», en palabras del propio Harner. «Terminado el viaje —cuenta el autor—, el chamán regresa cargado de descubrimientos, que ampliarán su campo de conocimiento y le permitirán ayudar a los demás».

Gracias al libro, accedí a los trabajos de Jilek y Ormestad, que estudiaron el efecto de los tambores de piel de ciervo de los nativos salish de la costa noroeste de Estados Unidos. Sus investigaciones también analizaron sus bailes espirituales y cantos de poder al compás de la música, que suelen ser repetitivos, monótonos y, en el caso de los cantos, llenos de sonidos guturales. En su conjunto, esas técnicas estimulan el nervio vago por diversas vías complementarias.

Fue entonces cuando recordé que una amiga me había hablado varias veces de una chamana que vivía en un monte sagrado de Granada. En aquel momento decidí que tenía que conocerla. Cuando por fin lo conseguí, descubrí que Dominique, que así se llama, se había formado con el mismísimo Michael Harner en chamanismo transcultural, aquellas enseñanzas y prácticas que comparten todas las culturas que practican chamanismo.

Tras varias largas conversaciones con Dominique y después de haber «viajado» varias veces con ella a lomos de su tambor ceremonial de piel de ciervo (como el de los nativos salish) que te hace vibrar física y emocionalmente, me propuse compartir contigo lo aprendido.

---

[32] Harner, Michael, *La senda del chamán*, Kairós, Barcelona, 2016.

Según Dominique, en el viaje buscamos luz, amor y compasión que den sentido a nuestra estancia en el cuerpo. Los viajes chamánicos enseñan el autoconocimiento; te van a dar lo que es perfecto para ti, que rara vez es lo que quieres pero siempre es lo que necesitas.

Cualquier persona puede transitar este viaje. Lo que nos cuesta no es lograrlo, lo que nos cuesta es creerlo. Igual que los niños, en sus juegos, son capaces de sumergirse en un mundo imaginario y fluir, tenemos que hacer un trato con nuestra mente y decirle: «Estoy experimentando algo que no tiene que ver con el control, tiene que ver con lo mágico, déjame experimentar sin juzgar y luego lo hablamos».

La realidad común se rige bajo las reglas del tiempo y el espacio; la realidad chamánica se rige bajo las reglas del corazón. Cada uno puede ir con sus preguntas al universo si está dispuesto a aceptar nuestra relación con el todo.

33.2. La gratitud cura

La conexión y la compasión son los cimientos de la seguridad que, a su vez, es el comienzo de la sanación. Prácticas milenarias como ejercer la gratitud nos permiten conectar con todo lo bueno de nuestra vida y generar ese entorno seguro tan necesario para que el vago se exprese. Eso sí, esto no se trata de escribirlo en un papelito al aventón; **hay que sentir la gratitud en el cuerpo y en la mente**, evocar la sensación que produce, visualizarla y corporizarla de la manera más vívida posible.

Los estudios nos dicen que, al practicar técnicas basadas en sentir un agradecimiento verdadero y genuino, baja la actividad de la amígdala y afloran a través de la ínsula sensaciones corporales de relajación y bienestar. Para eso debes dedicar tiempo a pensar, sentir y rememorar las emociones que percibiste cuando alguien hizo algo bueno por ti. No tiene que ser algo gigantesco, puede ser cuando alguien te cedió el asiento en el metro o cuando alguien te dejó pasar porque llevabas prisa para pagar.

Todavía más importante es la gratitud inversa. Ayudar a los demás otorga sentido a nuestra vida. Según los estudios, recibir gratitud por nuestros actos tiene los efectos más potentes sobre los circuitos cerebrales, que conducen a un aumento de la sensación de bienestar. Recibir gratitud por nuestras buenas acciones es más poderoso que sentirnos agradecidos por lo bueno que nos haya pasado. Por eso es importante también que rememores lo bien que te sentiste cuando tú ayudaste, cuando tú apoyaste a alguien. Pensar menos en uno mismo y actuar más para ayudar a los demás potencia nuestro bienestar.

La conclusión es que debemos dar y recibir gratitud y, por supuesto, hacerlo de una manera auténtica.

Viaje hacia la gratitud

Inspirada en la metodología de los viajes chamánicos, voy a explicarte una sencilla meditación basada en la gratitud. Espero, de corazón, que disfrutes de ella.

1. Elige la música chamánica que prefieras. Siéntate cómodamente o acuéstate. Cierra los ojos. Al principio, concéntrate en la respiración: siéntela como un flujo continuo en el que el espacio se expande y se contrae dentro de ti en un ciclo infinito.
2. Inhala con profundidad por la nariz e imagina que toda la energía y la luz del universo entran en ti. Ex-

hala por la boca y libera todas las tensiones y la ansiedad acumuladas en tu cuerpo.
3. Después de diez respiraciones profundas y purificadoras, tienes que prestar atención plena a tu cuerpo. Visualiza tus músculos relajándose progresivamente. Empieza por la cara y la mandíbula, pasa por el cuello y los hombros, los brazos, toda la espalda, la zona del abdomen y hasta las piernas. Tómate el tiempo que necesites recorriendo tu cuerpo en este camino de dejar ir todo lo que tienes almacenado.
4. En este momento, ya estás preparado para comenzar tu viaje hacia la gratitud. Voy a pedirte que recuerdes algún hueco que hayas visto en algún lugar y que resuene contigo. Puede ser natural, como un agujero en el suelo, una cueva, una madriguera, un hueco en un árbol, o artificial, como una puerta en un lugar sagrado o el pozo de la casa de tus abuelos. Una vez visualizado ese hueco, úsalo para acceder a lo más profundo de tu interior.
5. Entra en el universo interior de tu mente y visualízalo como ese lugar de la naturaleza mágico para ti: la playa donde veraneabas de pequeño, el campo de tus abuelos, tal vez un lugar que visitaste de vacaciones o quizás un entorno imaginario. Una vez en tu sitio mágico, imagina una pequeña caja donde se almacenan todos tus recuerdos (tu hipocampo). Ábrela, busca entre ellos tus momentos de agradecimiento, de felicidad, de experiencias positivas con personas que amas y elige el que prefieras para revivirlo lo más nítido posible y revivir aquello que sentiste. En tu lugar mágico, embargado por esa situación de gratitud, te encontrarás a ti mismo de pequeño: abraza a ese niño para liberar todos los miedos de tu amígdala y mira hacia arriba, donde verás una luz que representa tu

corteza prefrontal. Expande esa luz para expandir tu consciencia y tu gratitud al universo. Poco a poco, vuelve al mundo de lo real, pero conserva contigo esa sensación de bienestar.

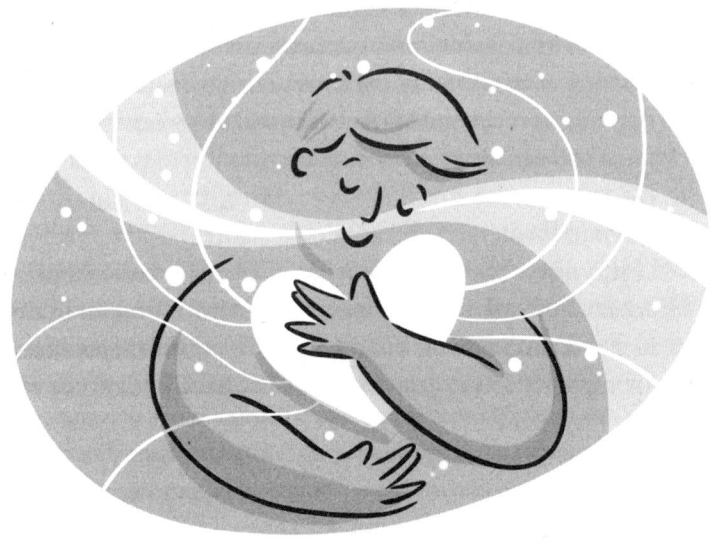

Fuente: © Miss Calorie.

Llegados a este momento, después de haberte guiado al interior de tu alma, nuestro viaje ha concluido. Juntos hemos vagado hasta encontrarnos y espero de corazón que haya valido la pena. Tengo que reconocer que no voy a echarte de menos, porque estoy seguro de que volveremos a vernos muy pronto.

Para terminar, antes de invitarte a que vengas a pasar conmigo «un día de lo más vago», me gustaría compartir contigo una reflexión del gran maestro Ramiro Calle, todo un yogui de Occidente y un grandísimo referente espiritual, al que en una conversación le pregunté cómo veía la sociedad actual. Esta fue su respuesta:

Estamos en una sociedad convulsa, peligrosa, basada en subvalores. Millones de personas padecen ansiedad en mayor o menor grado, otras tantas sufren melancolía o depresión; millones tienen que recurrir constantemente a terapias, formales o alternativas, por toda suerte de trastornos psicosomáticos, insomnio, gastritis... Y cientos de miles tienen que renunciar en el trabajo por estrés, depresión, angustia o crisis pánicas de ansiedad. Es una auténtica paradoja hablar de un estado del bienestar. Me pregunto qué tipo de bienestar es estar psíquicamente agitados, llenos de bloqueos, de autodefensas narcisistas.

Ante aquello, volví a preguntar: «¿Como arreglamos esto?». Él me contestó con un gesto amigable y una expresión de alegría mitad mística, mitad burlona: **«Con una mente en calma y una genuina apertura amorosa»**.

Un día en extremo vago

Quiero terminar el libro compartiendo contigo un día vago por excelencia. Ten presente que no tienes que hacerlo ni todo ni perfecto. Como decía Bruce Lee: «Adapta lo que es útil, rechaza lo que es inútil y añade lo que es específicamente tuyo». Recuerda: la acetilcolina es la molécula del *flow*, así que **hazlo fácil, fluido y feliz**. ¡Vamos!

Te levantas y te estiras para crecer. Bostezas feliz, con una sonrisa en la cara, agradeciendo que tienes un día más de vida por delante. Después de lavarte los dientes, haces unas gárgaras añadiendo un par de gotas de aceite de salvia y te activas, tanto tú como tu vago, con agua fresquita en la cara.

Agitas todo tu cuerpo durante un minuto y dedicas otro para un *tapping*. Puedes hacer un entrenamiento de alta intensidad de *jumping jacks* (8 series de 20 segundos, con descanso de 10 segundos entre ejercicio) y dar unos saltos mirando hacia el techo, con los brazos en alto para alcanzar el estado pico. Si tienes una cama elástica (las pequeñitas son muy económicas), puedes usarla durante cinco minutos. Es ideal para activar tus mitocondrias, tonificar la musculatura, mejorar la circulación sanguínea y linfática, aumentar el aporte de sangre al cerebro y, por supuesto, estimular tu nervio vago. Y que no se nos olvide lo más importante: es ideal para comenzar tu día de forma divertida.

Puedes aprovechar los descansos entre series o los saltos en la cama elástica para hacer un *tapping* en el esternón, clavículas e incluso en el abdomen con tus puños. Hazlo en «modo Tarzán», pero siempre sin dolor. En total, esto no te llevará más de diez minutos y habrás estimulado tu nervio vago y activado tus mitocondrias.

Después de mover tu cuerpo, es el momento ideal para hidratarte con un buen vaso de agua tibia, jugo de limón y una pizca de sal. Puedes aprovechar para añadir algo de magnesio en polvo.

Ahora es cuando te das un baño muy calentito y lo terminas con agua fresca para alcanzar el *totonou*. Aprovecha para hacer unos ciclos de hipoxia intermitente y masajearte la cabeza mientras te la lavas. Si te queda tiempo, puedes disfrutar de un té verde antes de salir de casa. Tómalo cerca de la ventana si ya amaneció o está por hacerlo, y ábrela, ya que el cristal filtra los beneficios del sol.

Si vas en el coche al trabajo, sírvete del tráfico para disfrutar de tu canción favorita cantándola a todo pulmón. Si vas en transporte público, puedes poner música que te guste y dedicarte a observar lo que te rodea, con atención plena y sin juzgar, mientras respiras por la nariz conscientemente de forma lenta, profunda y constante. Puedes llevar un pequeño bote con la mezcla de aceites esenciales que más te guste y usarlos en el transporte público para hacerte más agradable y efectiva la respiración.

Si vives cerca de tu trabajo, lo mejor es que vayas caminando de forma vigorosa, mientras disfrutas del sol de la mañana. Si no es así, siempre puedes detenerte unas paradas antes y aprovechar para caminar el último tramo. Y recuerda: durante el día, olvídate de escaleras mecánicas y ascensores.

En el descanso de la mañana, pides el café en la cafetería de la esquina y aprovechas para dar un paseo al sol conversando con tus compas de trabajo. Cuanta más exposición al sol acumules durante la mañana, mucho mejor. Ahora es el momento ideal de desayunar unos huevos duros, unas nueces y una barra de chocolate 85%, alimentos cargados de nutrientes estimulantes de vago que te caerán mucho mejor que el desayuno de la cafetería.

Durante tu jornada laboral, pierdes el tiempo sentado levantándote cada hora y moviéndote de tal forma que tu corazón se acelere. Estírate para evitar encorvarte y abre el horizonte de tu mirada tan amplio y lejano como sea posible.

Come de forma consciente, aunque sea en el trabajo. Una muy buena opción es salmón a la plancha o asado con ajo, salvia fresca (de tu minihuerto doméstico), jengibre, aceite de oliva y jugo de limón. De guarnición, por ejemplo, un hummus de garbanzos y betabel que alegre tu microbiota.

Al salir del trabajo, vas con tus seres queridos al parque y entrenas al aire libre en familia. Si hay posibilidad, no dudes en descalzarte y pisar el césped. Después, cenas un delicioso pavo asado con un pesto de pistache, albahaca y parmesano, acompañado de una ensalada de arúgula, una receta que eleva todo lo que necesitas para dormir como un bebé. De postre, te das un gusto con un kéfir con arándanos.

Creas tu santuario en tu hogar, con luces tenues y cálidas. Puedes relajarte viendo tu serie favorita, pero no te enganches y dedica tiempo a leer algo que te inspire con una música que te relaje. Por supuesto, no te olvides de saborear una infusión de toronjil.

Terminas tu día disfrutando de tu vaporizador de aceites esenciales, de unos estiramientos conscientes, unas pasadas con tu rodillo de masaje y cinco minutos de suspiros fisiológicos. También escuchas música chamánica o unos ritmos binaurales, descansando en una postura de yoga restaurativo. Puedes aprovechar para practicar tu meditación de gratitud.

Después de lavarte los dientes y hacer tus gárgaras, te mimas con tu rutina de masaje facial (no olvides las orejas y los ojos) y disfrutas de una sesión de yoga nidra metidito en la cama. Tuviste un día redondo y tu nervio vago no podría estar más agradecido.

Espero que nuestro viaje haya merecido la pena y ojalá me acompañes en el próximo.

Un abrazo de los que estimulan el vago.

Con todo mi cariño,

ANTONIO

Agradecimientos

El tiempo y el espacio se tejen con el hilo cuántico de la consciencia. Nos conectamos con aquello en lo que pensamos, sin conocerte llevo un año escribiendo pensando cada día en ti. Probablemente ya nos conocemos de esta o de otra vida, o quizás nunca nos conozcamos pero igualmente formas parte de mi vida.

Cada vez que aprendo algo pienso en ti, querido amigo, pienso en compartirlo contigo y, así, a mi tiempo en este mundo le otorgo un sentido. Mil gracias por ser parte de esto. Como decía Cervantes, «ahora el libro vuela alegremente, te pertenece a ti». Tú escribes tu libro al leerlo.

No te voy a engañar, escribir un libro es un trabajo arduo. El cerebro no entiende de horarios, de fines de semana ni de festivos. Así que gracias de corazón a mi familia, a la que quito tiempo para dárselo a lo demás.

Pero cuando crees que ya no puedes más, que estás atascado en un callejón sin salida, la escritura te regala momentos inefables que gracias a toda la familia editorial de Grupo Planeta puedo compartir contigo. Muy en especial, quiero agradecerles tanto a Héctor Juan Herrero como a María Sobrino su increíble trabajo capaz de dar forma y estructura a mi caos disléxico.

Este libro no habría sido el mismo sin mis conversaciones con personas mágicas como Ramiro Calle, Miguel Toribio-Mateas, Noelia Romero, Sari Arponen o Dominique. Gracias por compartir conmigo su tiempo, su energía y su conocimiento.

Y, por supuesto, mi máximo agradecimiento a mi queridísima María José Fernández (@misscalorie). Eres capaz de convertir experiencias alquimizantes en poesía visual. Tu inestimable trabajo, tu infinita paciencia y tu inmenso corazón han estimulado mi nervio vago durante todo este año.

Bibliografía

Libros

Arponen, Sari, *En la cocina con la doctora Arponen: 80 recetas para alimentar tu microbiota y cuidar de tu sistema inmune*, Alienta, Barcelona, 2023.

Castellanos, Nazareth, *Neurociencia del cuerpo: Cómo el organismo esculpe el cerebro*, Kairós, Barcelona, 2022.

Cuddy, Amy, *Presencia*, Urano, Barcelona, 2021.

Cunnane, S. C.; y Stewart, K. M., *Human Brain Evolution: The Influence of Freshwater and Marine Food Resources*, Wiley-Blackwell, Estados Unidos, 2010.

García Gil, Manuela, *Oriente y Occidente: Sabiduría ancestral*, Visión Libros, Madrid, 2009.

González, Asun, *¿Tú también tienes SIBO?*, Alienta Editorial, Barcelona, 2024.

Gros, Frédéric, *Andar, una filosofía*, Taurus, Barcelona, 2014.

Hall, John E., *Tratado de fisiología médica (13.ª edición)*, Elsevier España, Barcelona, 2016.

Hanson Lasater, Judith, *Yoga restaurativo: Recuperar el equilibrio con la relajación profunda*. Editorial Sirio, Málaga 2019.

Harner, Michael, *El viaje del chamán: Curación, poder y crecimiento personal*, Kairós, Madrid, 2016.

Kotler, Steven, *The Rise of Superman: Decoding the Science of Ultimate Human Performance*, Houghton Mifflin Harcourt, Estados Unidos, 2014.

Levine, Peter A., *Curar el trauma*, Diana, Barcelona, 2022.

—, *In an unspoken voice: How the body releases trauma and restores goodness*, North Atlantic Books, Estados Unidos, 2010.

Maeztu, Javi, *Entre fermentos: Descubre los alimentos fermentados y cómo pueden transformar tu vida*, Alienta Editorial, Barcelona, 2023.

Maman, Fabien, *The Role of Music in the Twenty-First Century*, Tama-Dõ Press, Estados Unidos, 1997.

Mattson, Mark P., *La revolución del ayuno intermitente*, Alienta Editorial, Barcelona, 2024.

McLuhan, T. C., *Tocar la tierra: Autorretratos de los indios de América del Norte*, Editorial Octaedro, Barcelona, 2002.

Niehues, L. J.; y Klovenski, V., *Vagal Maneuver*, StatPearls Publishing, 2024.

Osho, *Meditación, el arte del éxtasis: Sobre la meditación y las terapias meditativas*, Gaia Ediciones, Madrid, 2016.

Pollan, Michael, *Cómo cambiar tu mente: Lo que la nueva ciencia de la psicodelia nos enseña sobre la conciencia, la muerte, la adicción, la depresión y la transcendencia*, Debate, Barcelona, 2018.

Švorc, Pavol (ed.), *Chronobiology: The Science of Biological Time Structure*, IntechOpen, 2019.

Vivar, Pedro, *PNM: Programación neuromotriz*, Lunwerg, Barcelona, 2023.

Wilsen-Pauwels, L. et al., *Cranial nerves in health & disease*, BC Decker, pp. 3-6, Estados Unidos, 2002.

Artículos

«Evidence the oral stories of Australia's First Nations might be 10,000 years old», *University of the Sunshine Coast*, 1 de agosto de 2023, <https://www.usc.edu.au/about/unisc-news/news-archive/2023/july/evidence-the-oral-stories-of-australia-s-first-nations-might-be-10-000-years-old>.

«Foam rollers are easy-to-use fitness tolos that can soothe pain, quicken recovery from excercise, and reduce injury», *Harvard Health Publishing*, 1 de diciembre de 2017, <https://www.health.harvard.edu/staying-healthy/roll-away-muscle-pain>.

«Heart rate variability: standards of measurement, physiological interpretation, and clinical use. Task force of the European society of cardiology and the North American society of pacing and electrophysiology», *European Heart Journal*, 17, 3 (1996), pp. 354-381.

Aalbers S. *et al.*, «Music therapy for depression», *The Cochrane Database System Review*, 11, 11 (2017).

Adiasto, K. *et al.*, «Music listening and stress recovery in healthy individuals: A systematic review with meta-analysis of experimental studies», *PloS One*, 17, 7 (2022).

Al Sunni, A.; y Latif, R., «Effects of chocolate intake on perceived stress; a controlled clinical study», *Int J Health Sci (Qassim)*, 8, 4 (2014), pp. 393-401.

Alramadhan, E. *et al.*, «Dietary and botanical anxiolytics», *Medical science monitor: international medical journal of experimental and clinical research*, 18, 4 (2012).

Aubert, P. *et al.*, «Basal and spasmolytic effects of a hydroethanolic leaf extract of *Melissa officinalis* L. on Intestinal Motility: An *Ex Vivo* Study», *Journal of medicinal food*, 22, 7 (2019), pp. 653-662.

Bahi, C. *et al.*, «Efects of conscious connected breathing on cortical brain activity, mood and state of consciousness in healthy adults», *Current Psychology*, 43 (2024), pp. 10578-10589.

Bai, Y. *et al.*, «Review of evidence suggesting that the fascia network could be the anatomical basis for acupoints and meridians in the human body», *Evidence-based Complementary and Alternative Medicine* (2011).

Balban M. Y. *et al.*, «Brief structured respiration practices enhance mood and reduce physiological arousal», *Cell Reports Medicine*, 4, 1 (2023).

Barberger-Gateau, P. *et al.*, «Dietary patterns and risk of dementia. The Three-City cohort study», *Neurology*, 69, 20 (2007), pp. 1921-1930.

Barnish J.; Atkinson, R. A.; Barran, S. M.; y Barnish, M. S., «Potential benefit of singing for people with parkinson's disease: a systematic review», *Journal of Parkinson's disease*, 6, 3 (2016), pp. 473-484.

Bartel, L.; y Mosabbir, A., «Possible mechanisms for the effects of sound vibration on human health», *Healthcare*, 9, 5 (2021), p. 597.

Bawari, S. *et al.*, «Targeting BDNF signaling by natural products: Novel synaptic repair therapeutics for neurodegeneration and behavior disorders», *Pharmacological Research*, 148 (2019).

Beardsley, C.; y Škarabot, J., «Effects of self-myofascial release: A systematic review», *Journal of Bodywork and Movement Therapies*, 19, 4 (2015), pp. 747-758.

Bekdash, R. A., «Neuroprotective effects of choline and other methyl donors», *Nutrients*, 11, 12 (2019).

Bercik, P. *et al.*, «The anxiolytic effect of Bifidobacterium longum NCC3001 involves vagal pathways for gut-brain communication», *Neurogastroenterology and Motility*, 23, 12 (2011), pp. 1132-1139.

Bernardi, L., «Effect of rosary prayer and yoga mantras on autonomic cardiovascular rhythms: comparative study», *British Medical Journal*, 323, 7327 (2001), p. 1446-1449.

Black, C. J. *et al.*, «Functional gastrointestinal disorders: advances in understanding and management», *Lancet*, 396, 10263 (2020), pp. 1664-1674.

Bonaz, B.; Sinniger, V.; y Pellissier, S., «Vagal tone: effects on sensitivity, motility, and inflammation», *Neurogastroenterology and Motility*, 28, 4 (2016), pp. 455-462.

Brandan, N. *et al.*, «Hormonas catecolamínicas adrenales», Cátedra de Bioquímica (2010).

Carhart-Harris, R. L. *et al.*, «The entropic brain: A theory of conscious states informed by neuroimaging research with psychedelic drugs», *Frontiers in Human Neuroscience*, 8, 20 (2014).

Chaitanya, S. *et al.*, «Effect of resonance breathing on heart rate variability and cognitive functions in young adults: A randomised controlled study», *Cureus*, 14, 2 (2022).

Chan, Y. C. *et al.*, «Short-term effects of self-massage combined with home exercise on pain, daily activity, and autonomic function in patients with myofascial pain dysfunction syndromen», *Journal of Physical Therapy Science*. 27, 1 (2015), pp. 127-211.

Chang, M. *et al.*, «A study on neural changes induced by sauna bathing: Neural basis of the "totonou" state», *PloS One*, 18, 11 (2023).

Chatterjee, P. *et al.*, «Potential of coconut oil and medium chain triglycerides in the prevention and treatment of Alzheimer's disease», *Mechanisms of Ageing and Development*, 186 (2020).

Chen, C., «Exploring the impact of acute physical activity on creative thinking: a comprehensive narrative review with a focus on activity type and intensity», *Discover Psychology*, 4, 3 (2024).

Chevalier, G., «The effect of grounding the human body on mood», *Psychological Reports*, 116, 2 (2015), pp. 534-542.

Chiacchio M. F. *et al.*, «Baobab-Fruit shell and fibrous filaments are sources of antioxidant dietary fibers», *Molecules*, 27, 11 (2022).

Chrysant, S. G., «The impact of coffee consumption on blood pressure, cardiovascular disease and diabetes mellitus», *Expert Review of Cardiovascular Therapy*, 15, 3 (2017), pp. 151-156.

Cohen, J. A.; y Kaplan D. H., «Inflammatory thoughts can upset your guts», *Immunity*, 55, 1 (2022), pp. 11-13.

Cole, G. M.; Teter, B.; y Frautschy, S. A, «Neuroprotective effects of curcumin. *Advances in experimental medicine and biology*, 595 (2007), pp. 197-212.

Cordaro, M. *et al.*, «Key mechanisms and potential implications of *Hericium erinaceus* in NLRP3 inflammasome activation by reactive oxygen species during alzheimer's disease», *Antioxidants*, 10, 11 (2021).

Cowen, A. S. *et al.*, «What music makes us feel: At least 13 dimensions organize subjective experiences associated with music across different cultures», *Proceedings of the National Academy of Sciences of the United States of America*, 117, 4 (2020), pp. 1924-1934.

Craig, A. D., «A new view of pain as a homeostatic emotion», *Trends in neurosciences*, 26, 6 (2003), pp. 303-307.

Cuddy, A. J. C. *et al.*, «Preparatory power posing affects nonverbal presence and job interview performance», *The Journal of applied psychology*, 100, 4 (2015), pp. 1286-1295.

Cui, J. *et al.*, «Repeated warm water baths decrease sympathetic activity in humans», *Journal of Applied Physiology*, 133, 1 (2022), pp. 234-245.

Curran, P. F.; Fiore, R. D.; y Crisco, J. J., «A comparison of the pressure exerted on soft tissue by 2 myofascial rollers», *Journal of sport rehabilitation*, 17 4 (2008), 432.

Damásio, A., «Feelings of emotion and the self», *Annals of the New York Academy of Sciences*, 1001 (2003), pp. 253-261.

De Voogd, Lycia *et al.*, «Eye-Movement Intervention Enhances Extinction via Amygdala Deactivation», *The Journal of Neuroscience*, 38, 40 (2018), pp. 8694-8706.

Dean, J. *et al.*, «Biosynthesis and extracellular concentrations of N,N-dimethyltryptamine (DMT) in mammalian brain», *Scientific Reports*, 9, 1 (2019).

Dedovic K. *et al.*, «The Montreal imaging stress task: using functional imaging to investigate the effects of perceiving and processing psychosocial stress in the human brain», *Journal of Psychiatry & Neuroscience*, 30, 5 (2005), pp. 319-325.

DeGruttola, A. K. *et al.*, «Current understanding of dysbiosis in disease in human and animal models», *Inflammatory Bowel Diseases*, 22, 5 (2016), pp. 1137-1150.

Derbyshire, E., «Could we be overlooking a potential choline crisis in the United Kingdom?», *BMJ Nutrition, Prevention & Health*, 2, 2 (2019), pp. 86-89.

Diego, M. A.; y Field, T., «Moderate pressure massage elicits a parasympathetic nervous system response», *The International journal of neuroscience*, 119, 5 (2009), pp. 630-638.

Editors of Encyclopaedia Britannica, *Encyclopedia Britannica*, 2024.

Extremiana, M.; y Tejada, I., «DOMS: Dolor Muscular de Inicio Retardado», *Apunts: Medicina de l'esport*, 26, 136 (2001), pp. 5-13.

Fancourt, D.; Aufegger, L.; y Williamon, A. «Low-stress and high-stress singing have contrasting effects on glucocorticoid response», *Frontiers in psychology*, 6, 1242 (2015).

Fede, C. *et al.*, «Evidence of a new hidden neural network into deep fasciae», *Scientific reports*, 11, 1 (2021).

Feign, R., «The Effect of Binaural Beats on Synchronization to a Pacing Stimulus. Final Project for Music 251», *CCRM*, Stanford University, 2010.

Ferriday, D. *et al.*, «Effects of eating rate on satiety: A role for episodic memory?», *Physiology & behavior*, 152, Pt B (2015), pp. 389-396.

Foltz, M. *et al.*, «Baobab fruit pulp powder exerts prebiotic potential on the human gut microbiome in vitro», *Microorganisms*, 9, 9 (2021).

Frosch, D. L.; y Tai-Seale, M., «R-E-S-P-E-C-T--what it means to patients», *Journal of general internal medicine*, 29, 3 (2014), pp. 427-428.

Fujihira, K. *et al.*, «The effects of water temperature on gastric motility and energy intake in healthy young men», *European journal of nutrition*, 59, 1 (2020), pp. 103-109.

Fujiwara, Y.; y Okamura, H., «Hearing laughter improves the recovery process of the autonomic nervous system after a stress-loading task: a randomized controlled trial», *BioPsychoSocial medicine*, 12, 22 (2018).

Garaulet, M. *et al.*, «Validation of a questionnaire on emotional eating for use in cases of obesity: The Emotional Eater Questionnaire (EEQ)», *Nutricion hospitalaria*, 27, 2 (2012), pp. 645-651.
García-Argibay, M.; Santed, M. A.; y Reales, J. M., «Efficacy of binaural auditory beats in cognition, anxiety, and pain perception: a meta-analysis», *Psychological research*, 83, 2 (2019), pp. 357-372.
Ghaly, M.; y Teplitz, D., «The biologic effects of grounding the human body during sleep as measured by cortisol levels and subjective reporting of sleep, pain and stress», *The Journal of Alternative and Complementary Medicine*, 10, 5, (2004), pp. 767-776.
Ghorbani, A.; y Esmaeilizadeh, M., «Pharmacological properties of *Salvia officinalis* and its components», *Journal of traditional and complementary medicine*, 7, 4 (2017), pp. 433-440.
Gingras, B.; Pohler, G.; y Fitch, W. T., «Exploring shamanic journeying: repetitive drumming with shamanic instructions induces specific subjective experiences but no larger cortisol decrease than instrumental meditation music», *PloS One*, 9, 7 (2014).
Gkolias, V. *et al.*, «Reduced pain and analgesic use after acoustic binaural beats therapy in chronic pain - A double-blind randomized control cross-over trial», *European journal of pain*, 24, 9 (2020), pp. 1716-1729.
Glade. M. J.; y Crook, M. A., «Choline deficiency: Is it being recognized?», *Nutrition*, 94 (2022).
Goldsby, T. L. *et al.*, «Effects of singing bowl sound meditation on mood, tension and well-being: An observational study», *Journal of evidence-based complementary & alternative medicine*, 22, 3 (2017), pp. 401-406.
Graèanin, A., «Is crying a self-soothing behavior?», *Frontiers in Psychology*, 5 (2014).
Greenlund, I. M. *et al.*, «Evening binge alcohol disrupts cardiovagal tone and baroreflex function during polysomnographic sleep», *Sleep*, 44, 11 (2021).

Grof, S., «Holotropic breathwork: A new experiential method of psychotherapy and self-exploration», *Journal of Transpersonal Research*, 6, 1 (2014), pp. 7-24.

Guiraud, T. *et al.*, «High-intensity interval exercise improves vagal tone and decreases arrhythmias in chronic heart failure», *Medicine and science in sports and exercise*, 45, 10 (2013), pp. 1861-1867.

Hamidpour, M. *et al.*, «Pharmacology, and medicinal property of sage (salvia) to prevent and cure illnesses such as obesity, diabetes, depression, dementia, lupus, autism, heart disease, and cancer», *Journal of traditional and complementary medicine*, 4, 2 (2014), pp. 82-88.

Hazlett, L. I. *et al.*, «Exploring neural mechanisms of the health benefits of gratitude in women: A randomized controlled trial», *Brain, behavior, and immunity*, 95 (2021), pp. 444-453.

Herrero, J. L. *et al.*, «Breathing above the brain stem: volitional control and attentional modulation in humans», *Journal of neurophysiology*, 119, 1 (2018), pp. 145-159.

Hess, W. R, «Translations on the interrelationships between psychic and vegetative functions», *The Journal of Nervous and Mental Disease*, 74, 3 (1931), pp. 301-320.

Hsu, M. Y. *et al.*, «Is Brisk Walking an Effective Physical Activity for promoting Taiwanese Adolescents' Mental Health?», *Journal of pediatric nursing*, 60 (2021), pp. 60-67.

Huang, J. *et al.*, «The impacts of short-term exposure to noise and traffic-related air pollution on heart rate variability in young healthy adults», *Journal of exposure science & environmental epidemiology*, 23, 5 (2013), pp. 559-564.

Huang, Q.; y Babgi, A. A., «Effect of hanna somatic education on low back and neck pain levels», *Saudi Journal of Medicine and Medical Sciences* 10, 3 (2022), pp. 266-271.

Huttunen, J. *et al.*, «Effects of voluntary hyperventilation on cortical sensory responses. Electroencephalographic and magnetoencephalographic studies», *Experimental Brain Research*, 125, 3 (1999), pp. 248-254.

Hwang, E.; y Shin, S., «The effects of aromatherapy on sleep improvement: a systematic literature review and meta-analysis», *Journal of Alternative and Complementary Medicine*, 21, 2 (2015), pp. 61-68.

Jaatinen, N. *et al.*, «Effects of daily intake of yoghurt enriched with bioactive components on chronic stress responses: a double-blinded randomized controlled trial», *International journal of food sciences and nutrition*, 65, 4 (2014), pp. 507-514.

Jarczok, M. N. *et al.*, «Circadian rhythms of the autonomic nervous system: scientific implication and practical implementation», *Chronobiology: The Science of Biological Time Structure*, 2019.

Jeruzal-Świątecka, J.; Fendler, W., y Pietruszewska, W., «Clinical role of extraoral bitter taste receptors», *International Journal of Molecular Sciences*, 21, 14 (2020), p. 5156.

Jose, Paul E.; Lim, B. T., y Bryant, F. B., «Does savoring increase happiness? A daily diary study», *The journal of positive psychology*, 7, 3 (2012), pp. 176-187.

Jungmann, M. *et al.*, «Effects of cold stimulation on cardiac-vagal activation in healthy participants: randomized controlled trial», *JMIR Formative Research*, 2, 2 (2018).

Junko, Akiyama, y Mitsuaki, Ohta, «Hormonal and neurological aspects of dog walking for dog owners and pet dogs», *Animals: an open access journal from MDPI*, 11, 9 (2021), p. 2732.

Kelly, M. J. *et al.*, «Manipulation of the inflammatory reflex as a therapeutic strategy», *Cell reports. Medicine*, 3,7 (2022).

Kemper, K. J.; Danhauer, S. C., «Music as therapy», *Southern medical journal*, 98, 3 (2005), pp. 282-288.

Kennedy, D. O. *et al.*, «Effects of cholinesterase inhibiting sage (Salvia officinalis) on mood, anxiety and performance on a psychological stressor battery», *Neuropsychopharmacology: official publication of the American College of Neuropsychopharmacology*, 31, 4 (2006), pp. 845-52.

Kenny, B. J.; y Bordoni, B., «Neuroanatomy, Cranial Nerve 10 (Vagus Nerve)», *StatPearls, StatPearls Publishing*, (2022).

Ketelhut, S. et al., «The effectiveness of the Wim Hof method on cardiac autonomic function, blood pressure, arterial compliance, and different psychological parameters», *Scientific reports*, 13, 1 (2023).

Khurana, R. K.; Wu, R., «The cold face test: A non-baroreflex mediated test of cardiac vagal function», *Clinical autonomic research: official journal of the Clinical Autonomic Research Society*, 16, 3 (2006), pp. 202-207.

Kirschvink, J. L.; Kobayashi-Kirschvink, A., y Woodford, B. J., «Magnetite biomineralization in the human brain», *Proceedings of the National Academy of Sciences of the United States of America*, 89, 16 (1992), pp. 7683-7687.

Kjeld, T.; Pott, F.; y Niels, S., «Facial immersion in cold water enhances cerebral blood velocity during breath-hold exercise in humans», *Journal of applied physiology*, 106, 4 (2009), pp. 1243-1248.

Koniver, L., «Neurological Pathways Supported by Grounding», *Open journal of neurology & neuroscience*, 1, 1 (2023), p. 1002.

Körner, R.; Köhler, H.; y Schütz, A., «Powerful and confident children through expansive body postures? A preregistered study of fourth graders», *School Psychology International*, 41, 4 (2020), pp. 315-330.

Koulivand, P. H.; Khaleghi Ghadiri, M.; y Gorji, A., «Lavender and the nervous system», *Evidence-based complementary and alternative medicine*, 2013 (2013).

Kral, T. R. A. et al., «Impact of short and long-term mindfulness meditation training on amygdala reactivity to emotional stimuli», *NeuroImage*, 181 (2018), pp. 301-313.

Laborde, S. et al., «Effects of voluntary slow breathig on heart rate and heart rate variability: A systematic review and a meta-analysis», *Neuroscience and biobehavioral reviews*, 138 (2022).

Laborde, S.; Strack, N.; y Mosley, E., «The influence of power posing on cardiac vagal activity», *Acta psychologica*, 199 (2019).

Lai, H. L.; y Good, M., «Music improves sleep quality in older adults», *Journal of advanced nursing*, 49, 3 (2005), pp. 234-244.

Lane, M. M. *et al.*, «Ultra-processed food consumption and mental health: a systematic review and meta-analysis of observational studies», *Nutrients*, 21, 14 (2022), p. 2568.

Larsen, R. S.; y Waters, J., «Neuromodulatory correlates of pupil dilation», *Frontiers in neural circuits*, 12 (2018).

Lawrence, K. *et al.*, «Trialling a microbiome-targeted dietary intervention in children with ADHD—the rationale and a non-randomised feasibility study», *Pilot and feasibility studies*, 8, 1 (2022), p. 108.

Lee, D. Y.; Kim, E.; y Choi, M. H., «Technical and clinical aspects of cortisol as a biochemical marker of chronic stress», *BMB Reports*, 48, 4 (2015), pp. 209-216.

Li, T. M.; Chao, H. C.; y Zhang, J., «Emotion classification based on brain wave: a survey», *Human centric computing and information sciences*, 9, 42 (2019).

Lin, C. H. *et al.*, «Grounding the body improves sleep quality in patients with mild Alzheimer's disease: A pilot study», *Healthcare*, 10, 3, (2022), p. 581.

MacDonald, G. *et al.*, «Foam rolling as a recovery tool after an intense bout of physical activity», *Medicine and science in sports and exercise*, 46, 1 (2014), pp. 131-142.

Madison, A.; y Kiecolt-Glaser, J. K., «Stress, depression, diet, and the gut microbiota: human-bacteria interactions at the core of psychoneuroimmunology and nutrition», *Current opinion in behavioral sciences*, 28 (2019), pp. 105-110.

Marko, D. *et al.*, «Does Wim Hof Method Improve Breathing Economy during Exercise?», *Journal of clinical medicine*, 11, 8 (2022), p. 2218.

Martin, F. P. *et al.*, «Everyday eating experiences of chocolate and non-chocolate snacks impact postprandial anxiety, energy and emotional states», *Nutrients*, 4, 6 (2012), pp. 554-567.

McConnell, P. A. *et al.*, «Auditory driving of the autonomic nervous system: Listening to theta-frequency binaural beats post-exercise increases parasympathetic activation and sympathetic withdrawal», *Frontiers in psychology*, 5, 1248 (2014).

McPhee, G. M. *et al.*, «The neurocognitive effects of bacopa monnieri and cognitive training on markers of brain microstructure in healthy older adults», *Frontiers in aging neuroscience*, 13 (2021), p. 638109.

Meier, M. *et al.*, «Standardized massage interventions as protocols for the induction of psychophysiological relaxation in the laboratory: a block randomized, controlled trial», *Scientific reports*, 10, 1 (2020), p. 14774.

Meuret A. E. *et al.*, «Voluntary hyperventilation in the treatment of panic disorder—functions of hyperventilation, their implications for breathing training, and recommendations for standardization», *Clinical psychology review*, 25, 3 (2005), pp. 285-306.

Michalak, J.; Mischnat, J.; y Teismann, T., «Sitting posture makes a difference-embodiment effects on depressive memory bias», *Clinical psychology & psychotherapy*, 21, 6 (2014), pp. 519-524.

Miller, A.; y Raison, C., «Immune system contributions to the pathophysiology of depression», *Focus*, 6, 1 (2008) pp. 36-45.

Miller, J. C., «Walking facilitates positive affect (even when expecting the opposite)», *Emotion*, 16, 5 (2016), pp. 775-785.

Mordukhovich, I. *et al.*, «Exposure to sub-chronic and long-term particulate air pollution and heart rate variability in an elderly cohort: the Normative Aging Study», *Environmental health: a global access science source*, 14, 87 (2015).

Moss, L. *et al.*, «Differential effects of the aromas of Salvia species on memory and mood», *Human psychopharmacology*, 25, 5 (2010), pp. 388-396.

Moszeik, E. N.; von Oertzen, T.; y Renner, K. H., «Effectiveness of a short Yoga Nidra meditation on stress, sleep, and well-being in a large and diverse sample», *Current psychology* 41 (2022), pp. 5272-5286.

Mukherjee, P. K. *et al.*, «Acetylcholinesterase inhibitors from plants», *Phytomedicine* 14, 4 (2007), pp. 289-300.

Musto, S.; y Hazard Vallerand, A., «Exploring the uses of yoga nidra: An integrative review», *Journal of nursing scholarship*, 55, 6 (2023), pp. 1164-1178.

Muth, C. M.; Ehrmann, U.; y Radermacher, P., «Physiological and clinical aspects of apnea diving», *Clinics in chest medicine*, 26, 3 (2005), pp. 381-394.

Muzik, O.; Reilly, K. T.; y Diwadkar, V. A. «"Brain over body"- A study on the willful regulation of autonomic function during cold exposure», *Neuroimage*, 172 (2018) pp. 632-641.

Nelson, J. B., «Mindful Eating: The Art of Presence While You Eat», *Diabetes spectrum: a publication of the American Diabetes Association*, 30, 3 (2017), pp. 171-174.

Nir, Y.; y Tononi, G., «Dreaming and the brain: from phenomenology to neurophysiology», *Trends in cognitive sciences*, 14, 2 (2010), pp. 88-100.

Oppezzo, M.; y Schwartz, D. L, «Give Your Ideas Some Legs: The Positive Effect of Walking on Creative Thinking», *Journal of experimental psychology. Learning, memory, and cognition*, 40, 4 (2014), pp. 1142-1152.

Orhan, I. *et al.*, «Activity of essential oils and individual components against acetyl- and butyrylcholinesterase», *Zeitschrift fur Naturforschung, Journal of biosciences*, 63, 7-8 (2008), pp. 547-553.

Oschman, J, «Fascia as a body-wide communication system», *Fascia: The tensional network of the human body*, (2012), pp. 103-110.

Oschman, J. L.; Chevalier, G.; y Brown, R., «The effects of grounding (earthing) on inflammation, the immune res- ponse, wound healing, and prevention and treatment of chronic inflammatory and autoimmune diseases», *Journal of inflammation research*, 8 (2015), pp. 83-96.

Oster, G., «Auditory beats in the brain», *Scientific American* 229, 4 (1973), pp. 94-102.

Pandi-Perumal S. R. *et al.*, «The origin and clinical relevance of yoga nidra», *Sleep and vigilance*, 6, 1 (2022), pp. 61-84.

Park, S. A. *et al.*, «Metabolite profiling revealed that a gardening activity program improves cognitive ability correlated with BDNF levels and serotonin metabolism in the elderly», *International journal of environmental research and public health*, 17, 2 (2020), p. 541.

Paulev, P. E; y Nakamura, W., «Facial cold receptors and the survival reflex diving bradycardia in man», *The Japanese journal of physiology*, 40, 5 (1990), pp. 701-712.

Pavan P. G. *et al.*, «Painfull conections: Densification versus fibrosis of fascia *Current pain and headache reports*, 18, 8 (2014), pp. 3-8.

Pavlov, V. A.; y Tracey, K. J., «The vagus nerve and the inflammatory reflex--linking immunity and metabolism», *Nature reviews. Endocrinology*, 8, 12 (2012), pp. 743-754.

Payne, P.; Levine, P.; y Crane-Godreau, M., «Corrigendum: Somatic Experiencing: using interoception and proprioception as core elements of trauma therapy», *Frontiers in psychology*, 6, 423 (2015).

Payne, S. C. *et al.*, «Differential effects of vagus nerve stimulation strategies on glycemia and pancreatic secretions», *Physiological reports*, 8, 11 (2020).

Pérez, Alejandro; Carreiras, Manuel; y Duñabeitia, Jon Andoni, «Brain-to-brain entrainment: EEG interbrain synchronization while speaking and listening», *Scientific Reports*, 7 (2017).

Platero, J. L. *et al.*, «The Impact of Epigallocatechin Gallate and Coconut Oil Treatment on Cortisol Activity and Depression in Multiple Sclerosis Patients. *Life*, 11, 4 (2021), p. 353.

Puerto-Belda, V. *et al.*, «Measuring Vibrational Modes in Living Human Cells», *PRX LIFE* 2 (2024), p. 013003.

Raffin, J. *et al.*, «Effects of brisk walking on autonomic nervous system reactivation in nursing home residents. Additional effects of transcutaneous vagus nerve stimulation», *Annals of Physical and Rehabilitation Medicine*, 59 (2016).

Reiff C. M. *et al.*, «Psychedelics and Psychedelic-Assisted Psychotherapy», *Focus (American Psychiatric Publishing)*, 19, 1 (2021), pp. 95-115.

Richer, R. *et al.*, «Vagus activation by Cold Face Test reduces acute psychosocial stress responses», *Scientific reports*, 12, 1 (2022).

Robertson, R. *et al.*, «Walking for depression or depressive symptoms: a systematic review and meta-analysis», *Mental Health and Physical Activity*, 5, 1 (2012), pp. 66-75.

Roda, E. *et al.*, «Neuroprotective metabolites of *hericium erinaceus* promote neuro-healthy aging», *International journal of molecular sciences*, 22, 12 (2021).

Rominger, C. *et al.*, «Short-term fasting induced changes in HRV are associated with interoceptive accuracy: Evidence from two independent within-subjects studies», *Physiology & behavior* 241 (2021).

Roth, B. L.; y Gumpper, R. H., «Psychedelics as transformative therapeutics», *The American journal of psychiatry*, 180, 5 (2023), pp. 340-347.

Sakai, S. *et al.*, «Useful parameters for the motion analysis of facial skin care in Japanese women», *Journal of Physiological Anthropology*, 39, 1 (2020).

Sangiovanni, E. *et al.*, «Botanicals as Modulators of Neuroplasticity: Focus on BDNF», *Neural plasticity*, 2017 (2017).

Sanlier, N.; y Üstün, D., «Egg consumption and health effects: A narrative review», *Journal of food science*, 86, 10 (2021), pp. 4250-4261.

Schnorr, S. L. *et al.*, «Gut microbiome of the Hadza hunter-gatherers», *Nature communications*, 5, 3654 (2014).

Schroeder, A. N.; y Best, T. M., «Is self myofascial release an effective preexercise and recovery strategy? A literature review», *Current sports medicine reports*, 14, 3 (2015), pp. 200-208.

Schwarb, H. *et al.*, «Aerobic fitness, hippocampal viscoelasticity, and relational memory performance», *Neuroimage*, 153 (2017), pp. 179-188.

Selhub, E. M; Logan, A. C.; y Bested, A. C., «Fermented foods, microbiota, and mental health: ancient practice meets nutritional psychiatry», *Journal of physiological anthropology*, 33, 1-2 (2014).

Shevchuk, N. A., «Adapted cold shower as a potential treatment for depression», *Medical hypotheses*, 70, 5 (2008), pp. 995-1001.

Singh, N. A.; Mandal, A. K.; y Khan, Z. A., «Potential neuroprotective properties of epigallocatechin-3-gallate (EGCG)», *Nutrition journal*. 15, 1 60 (2016).

Søberg, S. *et al.*, «Altered brown fat thermoregulation and enhanced cold-induced thermogenesis in young, healthy, winter-swimming men», *Cell reports. Medicine* 2, 10 (2021).

Soga, M.; Gaston, K. J.; y Yamaura, Y., «Gardening is beneficial for health: A metaanalysis», *Preventive medicine reports*, 5 (2016), pp. 92-99.

Sokal, P.; y Sokal, K., «The neuromodulative role of earthing», *Medical hypotheses*, 77, 5 (2011), pp. 824-826.

Spencer, S. J. *et al.*, «Food for thought: how nutrition impacts cognition and emotion», *NPJ science of food*, 1, 7 (2017).

Srinivasan, T. M, «Entrainment and coherence in biology», *International journal of yoga*, 8, 1 (2015), pp. 1-2.

Staunton, H., «The function of dreaming», *Reviews in the neurosciences*. 12, 4 (2001), pp. 365-371.

Stecco, C. *et al.*, «Microscopic anatomy of the visceral fasciae», *Journal of anatomy*, 231, 1 (2017), pp. 121-128.

Stewart, N. A. J.; y Lonsdale, A. J., «It's better together: The psychological benefits of singing in a choir», *Psychology of Music*, 44, 6 (2016), pp. 1240-1254.

Strack, F.; Martin, L. L.; y Stepper, S., «Inhibiting and facilitating conditions of the human smile: A nonobtrusive test of the facial feedback hypothesis», *Journal of personality and social psychology*, 54, 5 (1988), pp. 768-777.

Suarez-Rodriguez, V. *et al.*, «Fascial Innervation: A Systematic Review of the Literature», *International journal of molecular sciences*, 23, 10 (2022), p. 5674.

Suda, K.; y Matsuda, K., «How microbes affect depression: underlying mechanisms via the gut-brain axis and the modulating role of probiotics», *International journal of molecular sciences*, 23, 3 (2022), p. 1172.

Sullivan, K. M. et al., «Roller-massager application to the hamstrings increases sit-and-reach range of motion within five to ten seconds without performance impairments», *International journal of sports physical therapy*, 8, 3 (2013), p. 228.

Tack, J. et al., «The gastrointestinal tract in hunger and satiety signalling», *United European gastroenterology journal*, 9, 6 (2021), pp. 727-734.

Tapper, K., «Mindful eating: what we know so far», *Nutrition bulletin*, 47, 2 (2022), pp. 168-185.

Tiwari, R. et al., «Analysis of heart rate variability and implication of different factors on heart rate variability», *Current cardiology reviews*, 17, 5 (2021).

Toribio-Mateas, M., «Harnessing the Power of Microbiome Assessment Tools as Part of Neuroprotective Nutrition and Lifestyle Medicine Interventions», *Microorganisms*, 6, 2 (2018), p. 35.

Tracey, K.J., «The inflammatory reflex», *Nature* 420, 6917 (2002), pp. 853-899.

Tracey, K.J.; Czura, C. J.; e Ivanova, S., «Mind over immunity», *FASEB journal*, 15, 9 (2001), pp. 1575-1576.

Tribole, E.; y Resch, E., *Intuitive eating*, St. Martin's Publishing Group, Estados Unidos, 2012.

Tsatsoulis, A.; y Fountoulakis, S., «The protective role of exercise on stress system dysregulation and comorbidities», *Annals of the New York Academy of Sciences*, 1083 (2006), pp. 196-213.

Tudor-Locke, C.; y Bassett, D., «How many steps/day are enough? Preliminary pedometer indices for public health», *Sports medicine*, 34, 1 (2004), pp. 1-8.

Turner, A. et al., «Interactions between Bitter Taste, Diet and Dysbiosis: Consequences for Appetite and Obesity», *Nutrients*, 20, 10 (2018), p. 1336.

Wallace, C. J. K.; y Milev, R., «The effects of probiotics on depressive symptoms in humans: a systematic review», *Annals of general psychiatry*, 16, 14 (2017).

Wang, H. et al., «Effect of probiotics on central nervous system functions in animals and humans: a systematic review», *Journal of neurogastroenterology and motility*, 22, 4 (2016), pp. 589-605.

Wastyk, H. C. et al., «Gut-microbiota-targeted diets modulate human immune status», *Cell*, 184, 16 (2021), pp. 4137-4153.

Weineck, F. et al., «Improving interoceptive ability through the practice of power posing: A pilot study», *PloS One*, 7, 14 (2019).

Weineck, F. et al., «Using bodily postures to reduce anxiety and improve interoception: A comparison between powerful and neutral poses», *PloS One*, 9, 15 (2020).

White, D. J. et al., «Anti-stress, behavioural and magnetoencephalography effects of an l-theanine-based nutrient drink: a randomised, double-blind, placebo-controlled, crossover trial», *Nutrients*, 8, 1 (2016).

Wicks, D. et al., «Impact of bitter taste on gastric motility», *European journal of gastroenterology & hepatology*, 17, 9 (2005), pp. 961-965.

Wiedeman, A. M. et al., «Dietary choline intake: Current state of knowledge across the life cycle», *Nutrients*, 10, 10 (2018).

Woo, C. C. et al., «Overnight olfactory enrichment using an odorant diffuser improves memory and modifies the uncinate fasciculus in older adults», *Frontiers in neuroscience*, 17, 1200448 (2023).

Yamashita, S. et al., «Effects of egg yolk choline intake on cognitive functions and plasma choline levels in healthy middle-aged and older Japanese: a randomized double-blinded placebo-controlled parallel-group study», *Lipids in health and disease*, 22, 1 (2023).

Ylilauri, M. P. *et al.*, «Association of dietary cholesterol and egg intakes with the risk of incident dementia or Alzheimer disease: the kuopio ischaemic heart disease risk factor study», *The American journal of clinical nutrition*, 105, 2 (2017), pp. 476-484.

Young, H. A.; y Benton, D., «Heart-rate variability: a biomarker to study the influence of nutrition on physiological and psychological health?», *Behavioural pharmacology*, 29, 2-3-Spec Issue (2018), pp. 140-151.

Yu, D. J. *et al.*, «Comparison of moderate and vigorous walking exercise on reducing depression in middle-aged and older adults: A pilot randomized controlled trial», *European journal of sport science*, 23, 6 (2023), pp. 1018-1027.

Yu, Y. *et al.*, «Impact of blood glucose control on sympathetic and vagus nerve functional status in patients with type 2 diabetes mellitus», *Acta diabetológica*, 57, 2 (2020), pp. 141-150.

Yusuf, S. *et al.*, «Effect of potentially modifiable risk factors associated with myocardial infarction in 52 countries (the INTERHEART study): case-control study», *Lancet*, 364, 9438 (2004), pp. 937-952.

Zahari, Z. L. *et al.*, «An effectiveness of EEG signal based on body earthing application», *International Journal on Advanced Science, Engineering and Information Technology*, 12, 6 (2022).

Zampi, D. D., «Efficacy of Theta Binaural Beats for the Treatment of Chronic Pain», *Alternative therapies in health and medicine*, 22, 1 (2016), pp. 32-38.

Zeisel, S. H., «Choline: critical role during fetal development and dietary requirements in adults», *Annual review of nutrition*, 26 (2006), pp. 229-250.

Zhao, W. *et al.*, «Health benefits of daily walking on mortality among younger-elderly men with or without major critical diseases in the new integrated suburban seniority investigation project: a prospective cohort study», *Journal of epidemiology*, 25, 10 (2015), pp. 609-616.

Zügel, M. *et al.*, «Fascial tissue research in sports medicine: from molecules to tissue adaptation, injury and diagnostics: consensus statement», *British journal of sports medicine*, 52, 23 (2018), p. 1497.